NHKあさイチ

2週間で変わる！
整う、「腸活」

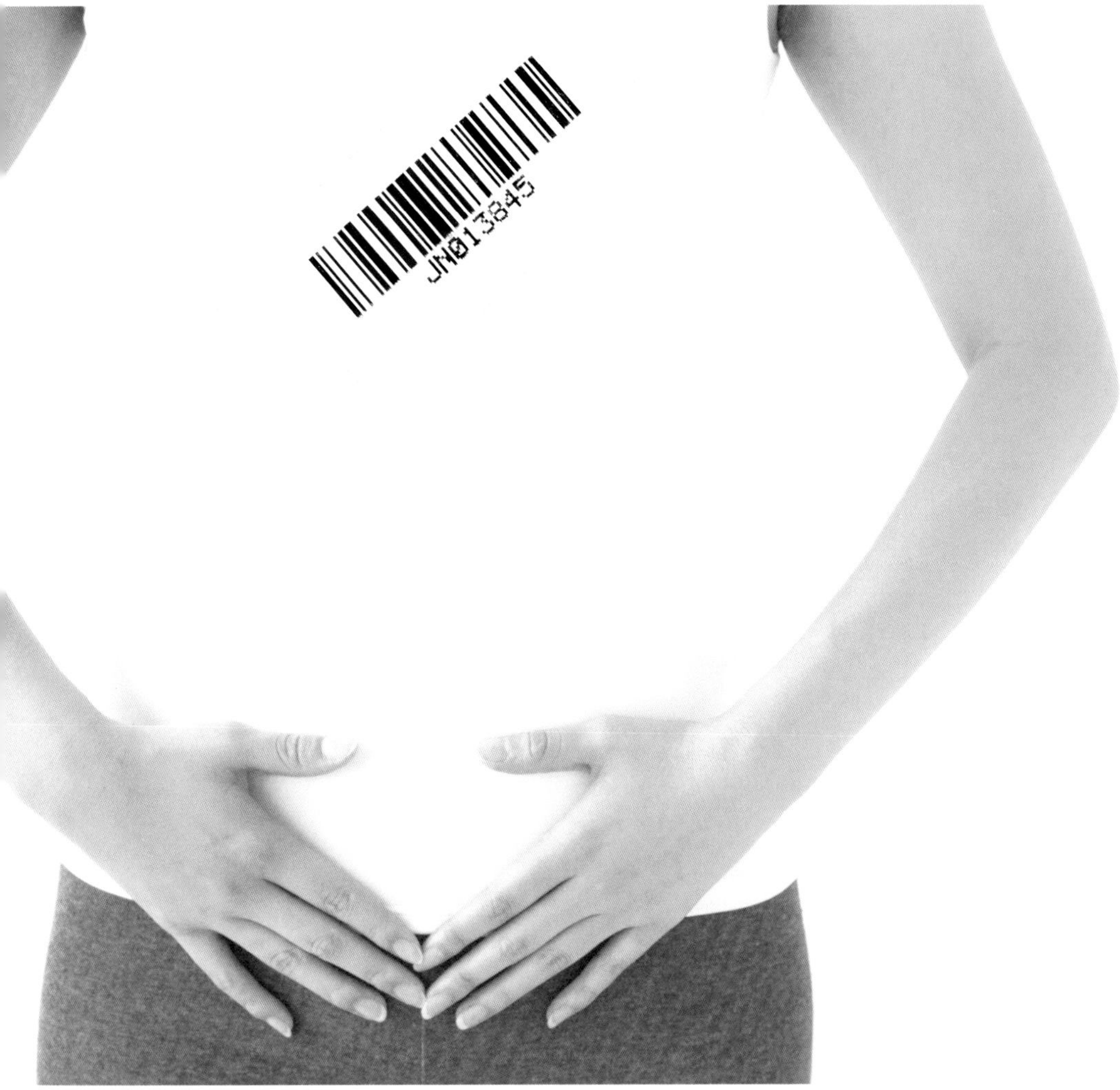

主婦と生活社

「毎朝、いちばん欲しい情報を！」をモットーに
朝の情報番組としておなじみの、ＮＨＫ「あさイチ」。
番組で反響の大きかった「腸活」にまつわる放送回の情報を
一冊にまとめました。

本書では、最新の研究結果をはじめ、
番組に出演した専門家たちによる解説など、
「あさイチ」制作班が丁寧に取材を重ねた、信頼できる情報が満載です。
おいしくて体にうれしい腸活レシピや、エクササイズ、各種セルフチェックなど、
本書があなたの腸活のお役に立てたら幸いです。

CONTENTS

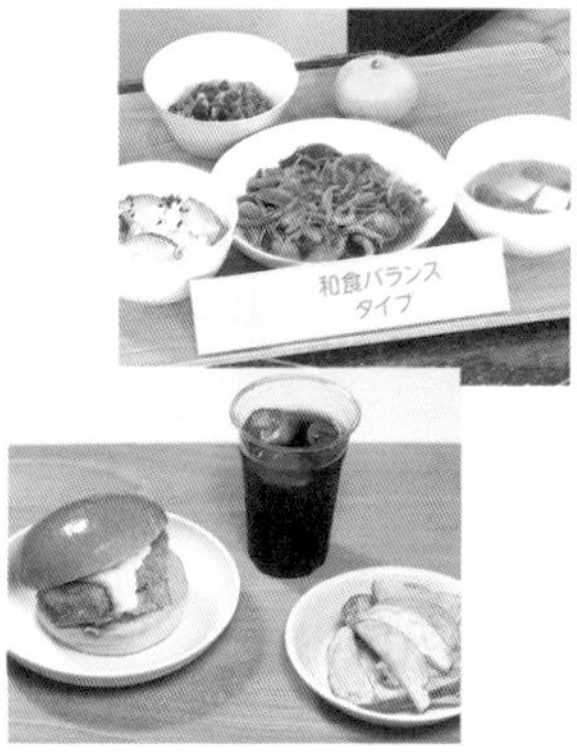

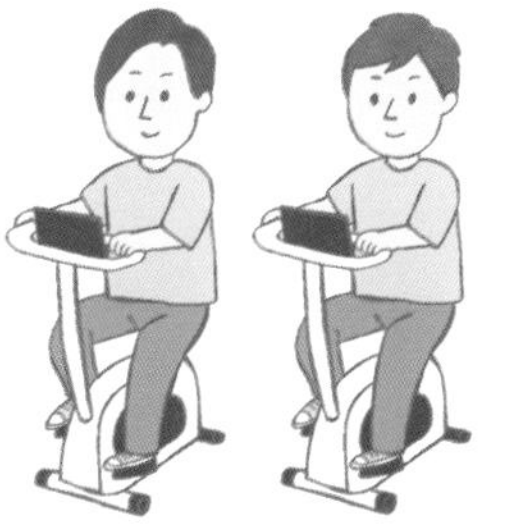

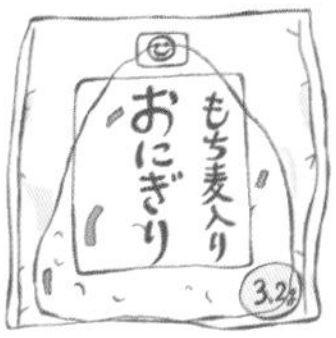

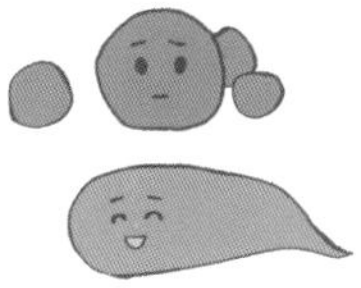

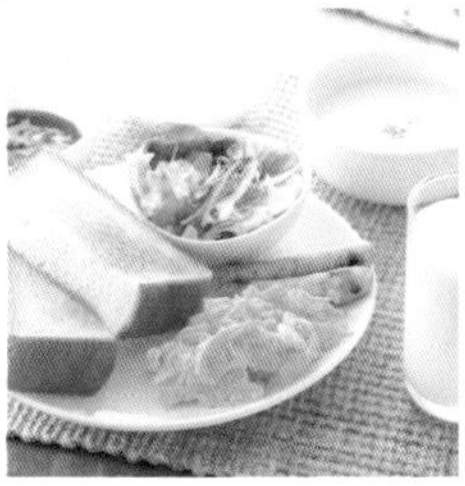

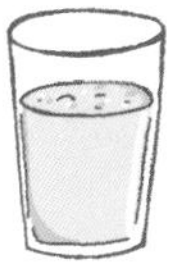

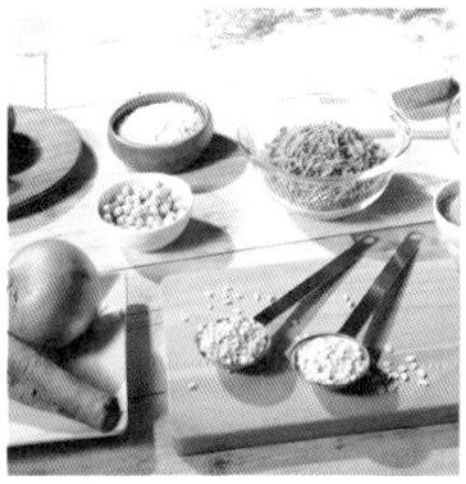

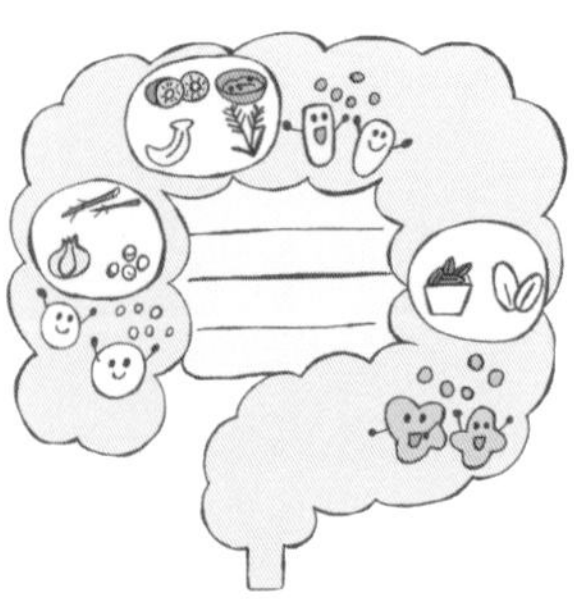

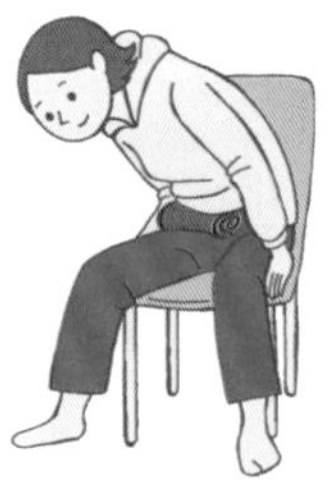

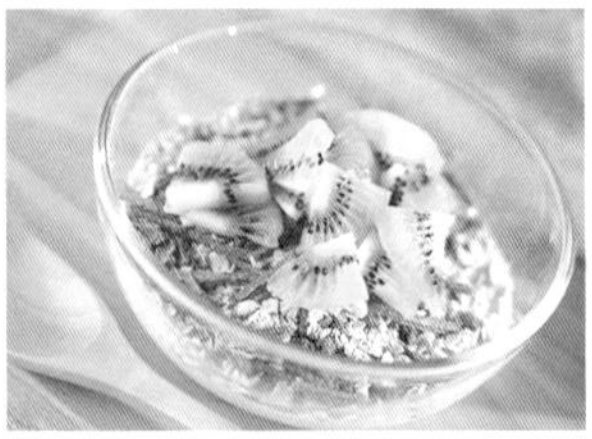

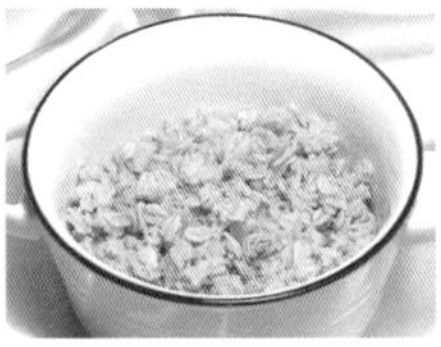

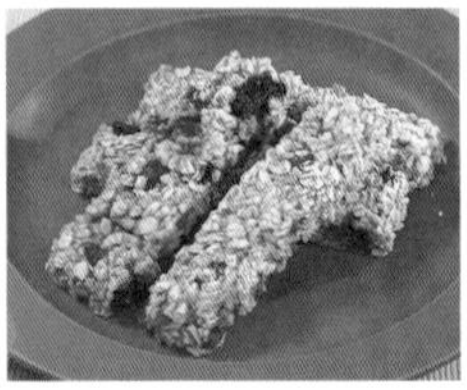

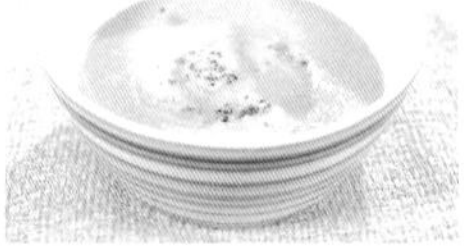

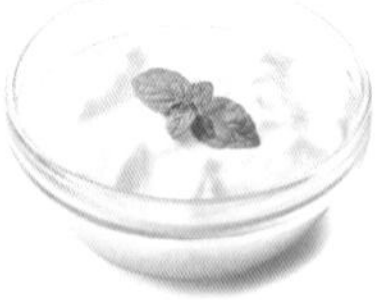

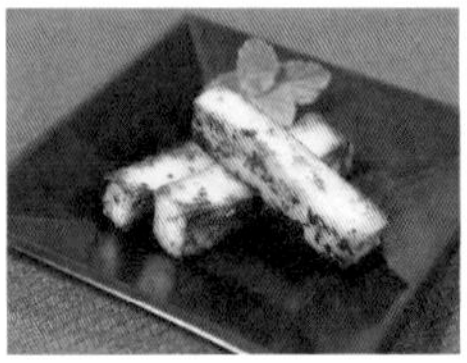

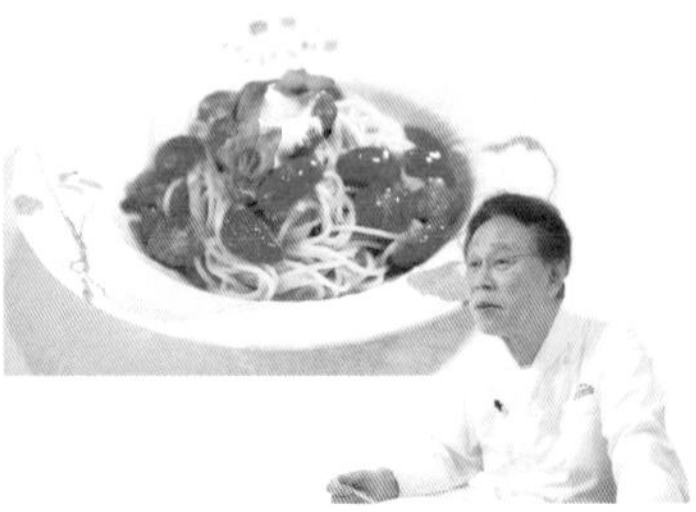

CONTENTS

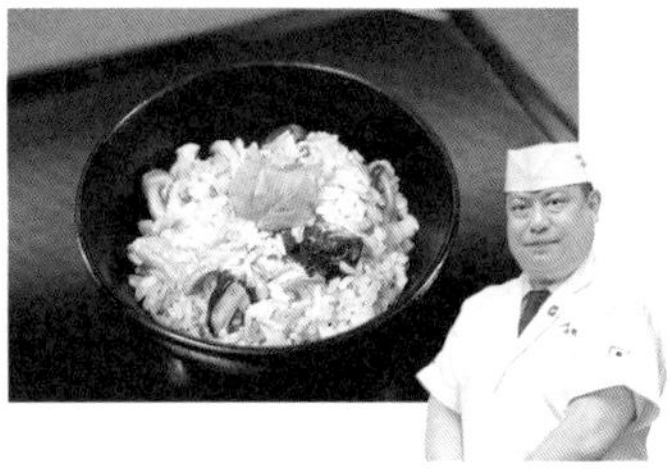

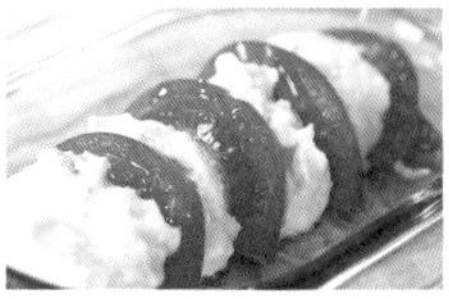

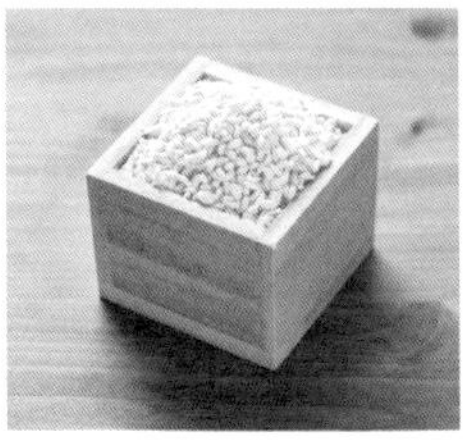

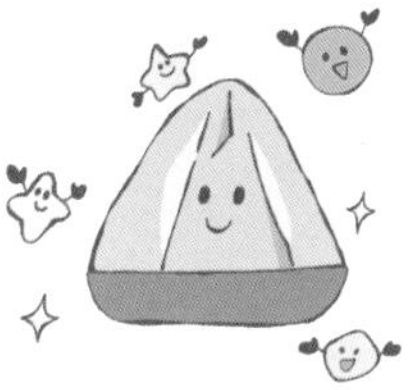

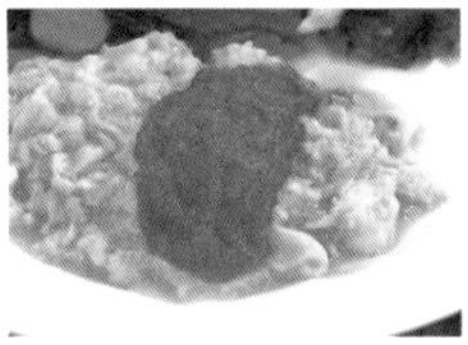

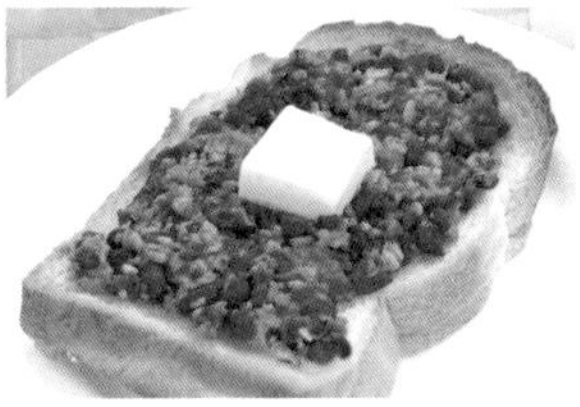

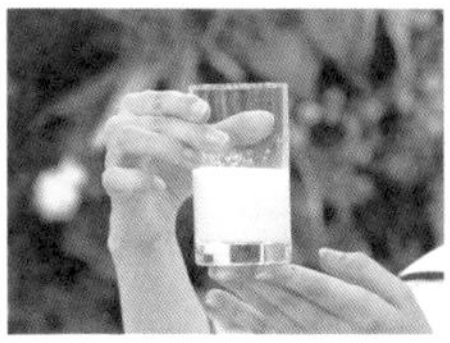

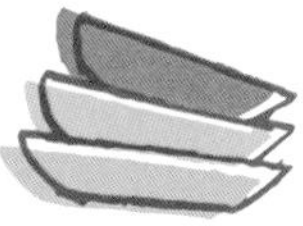

【本書について】
- 本書に掲載している研究データ、画像等の情報は、とくに記載のないかぎり、番組放送当時のものです。
- 本書にご登場いただいた方の情報（年齢、数値等）は、とくに記載のないかぎり、番組放送当時のものです。
- 各レシピに出てくる調理時間や時間経過については、調理器具の大きさ、材質、火力の強さなどで変わってきます。あくまでも目安と考え、適宜、調整してください。

※本書は当社刊行物『NHKあさイチ』に掲載した記事を厳選し、さらに新しいレシピ・記事も加え、再編集したものです。
※本書の情報は2023年10月現在までのものです。

第１章

２週間がんばれば、
腸は変わる！

腸内細菌の増やし方・育て方

私たちの腸の中には、じつに１０００種類、１００兆個以上もの腸内細菌がいるとされ、その働きが健康に大きくかかわっていることがわかっています。最新研究をもとにした腸活最前線をお伝えします。

写真協力◎ピクスタ　イラスト◎Michi　文◎新田聡子、小林杏菜

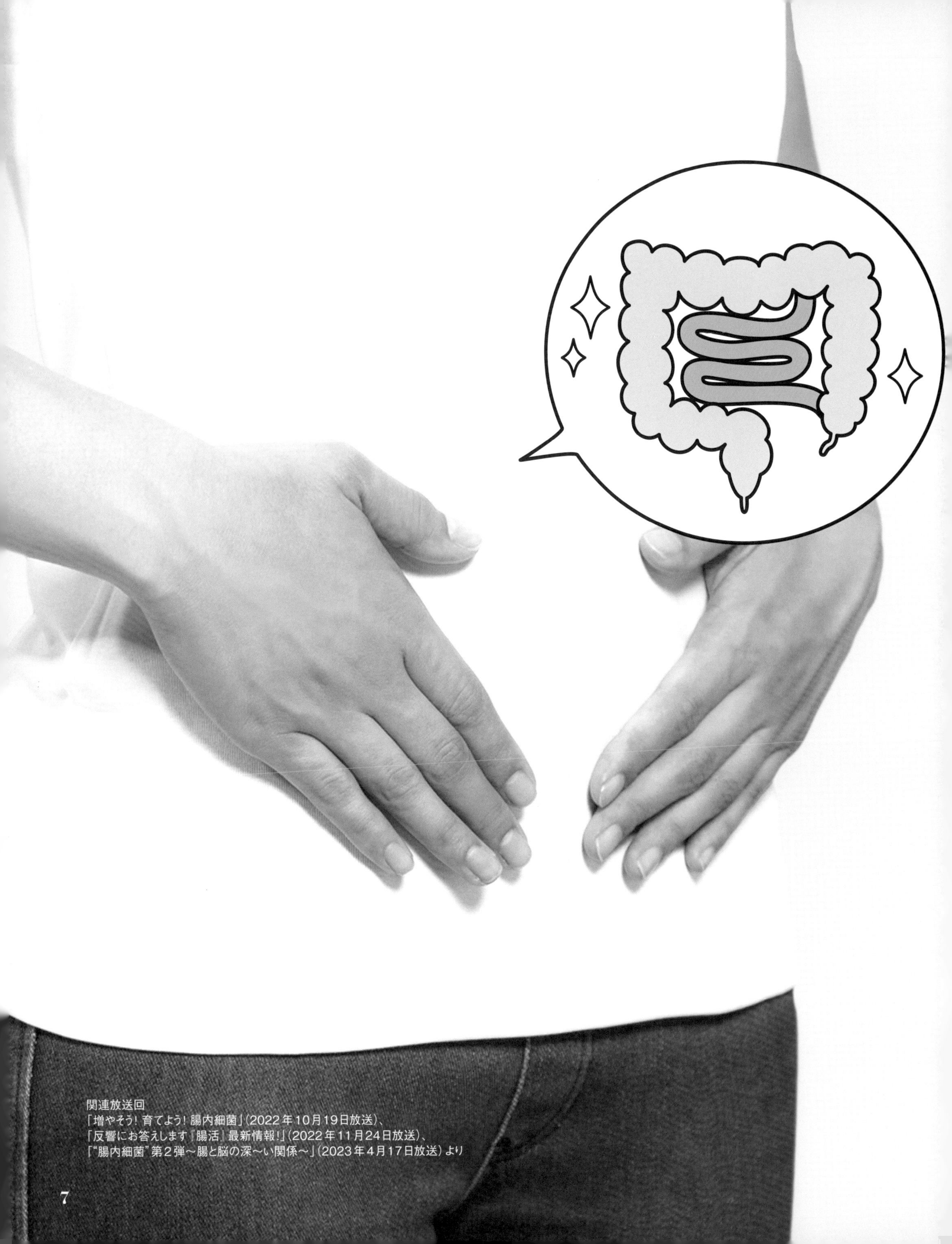

関連放送回
「増やそう! 育てよう! 腸内細菌」(2022年10月19日放送)、
「反響にお答えします『腸活』最新情報!」(2022年11月24日放送)、
「"腸内細菌"第2弾～腸と脳の深～い関係～」(2023年4月17日放送)より

まずはチェック！ 最近よく食べるのは？

あなたの食事の傾向はどのタイプ？

日本人の腸内細菌は大きく5つのタイプに分かれることがわかってきました。それぞれ食事内容に傾向があるそうで、「最近、こういう食事が多いな」と思ったら、同じタイプの可能性大です。

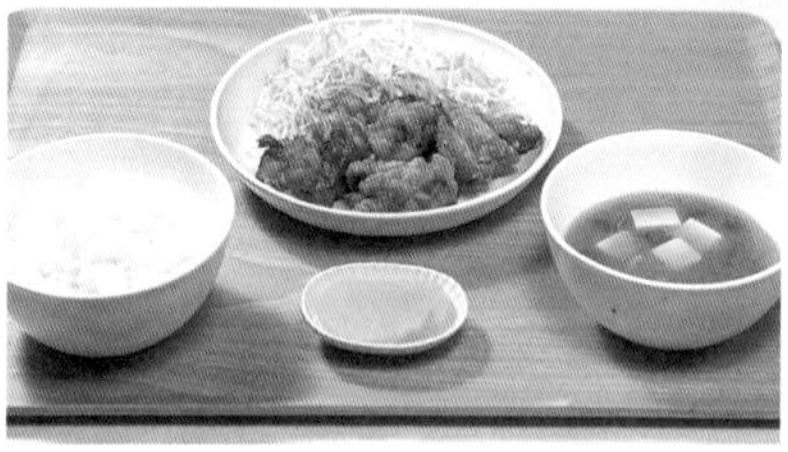

メニュー

- 鶏の唐揚げ
- 白ご飯
- みそ汁
- お漬物

たんぱく質・脂質・炭水化物のバランスを見ると、たんぱく質と脂質が多すぎる。この2つをとりすぎると、体によくない腸内細菌を増やしてしまうことに。

↓

たんぱく質・脂質
とりすぎ

A
タイプ

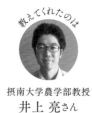

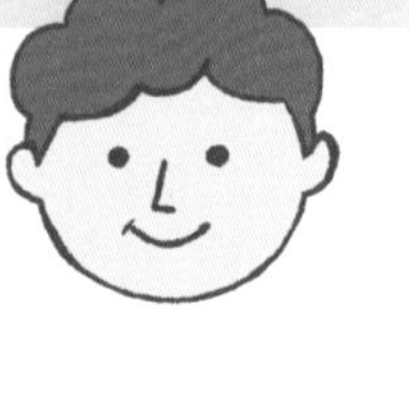

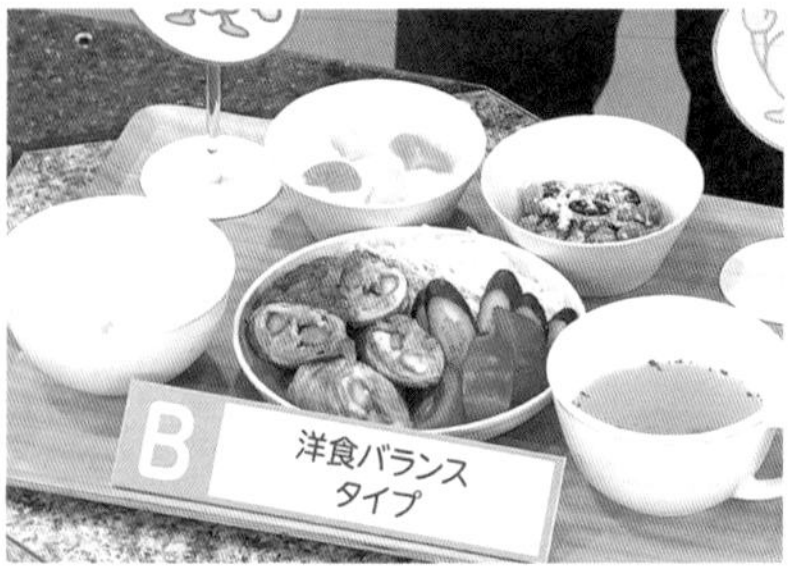

メニュー

- 野菜の肉巻き
- 生野菜
- スープ
- 白ご飯
- ヨーグルト＆フルーツ
- 豆サラダ

生きた菌と食物繊維が豊富な健康食。ヨーグルトで生きた菌を、豆や野菜で食物繊維をとっている。肉は揚げずに焼くことで、脂質やカロリーが抑えられる。

↓

洋食
バランス型

B
タイプ

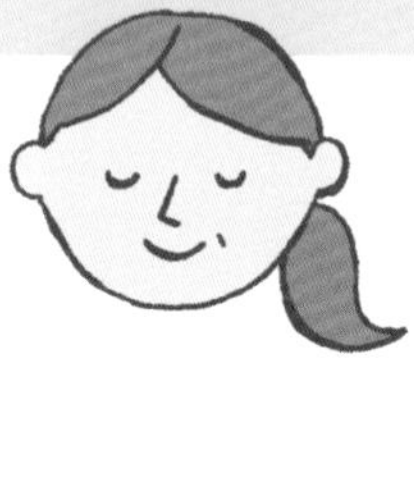

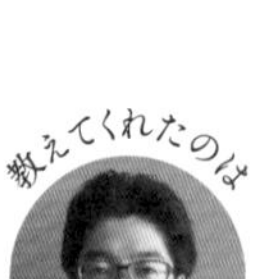

摂南大学農学部教授
井上 亮さん

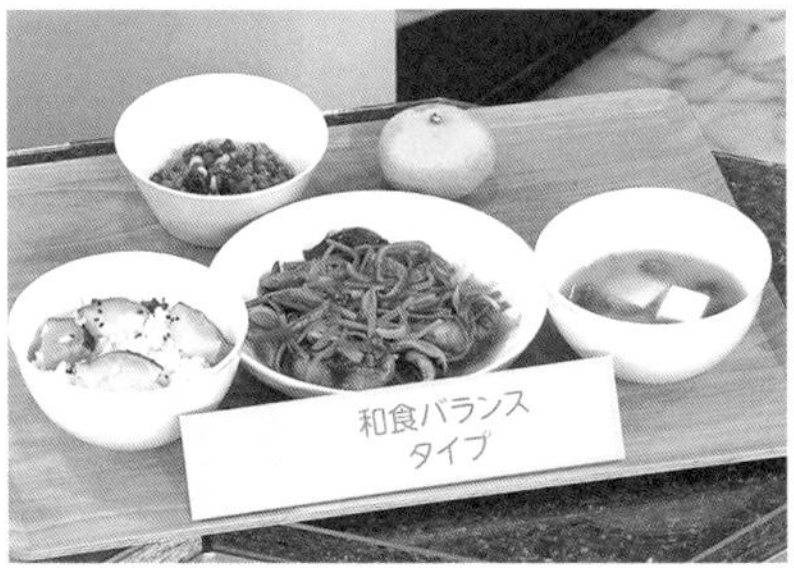

メニュー

- 南蛮漬け
- さつまいもご飯
- 納豆
- みそ汁
- 果物

生きた菌と食物繊維が豊富でバランスのよい健康食。納豆で生きた菌を、さつまいもや南蛮漬けの野菜で食物繊維をとっている。いも類は食物繊維が豊富。

和食
バランス型

E
タイプ

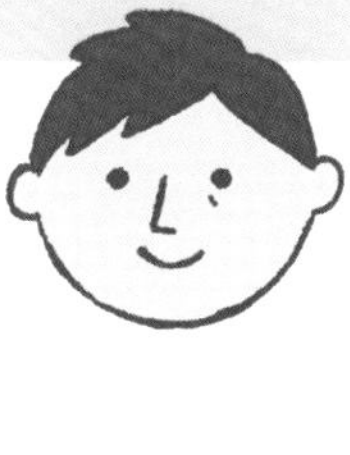

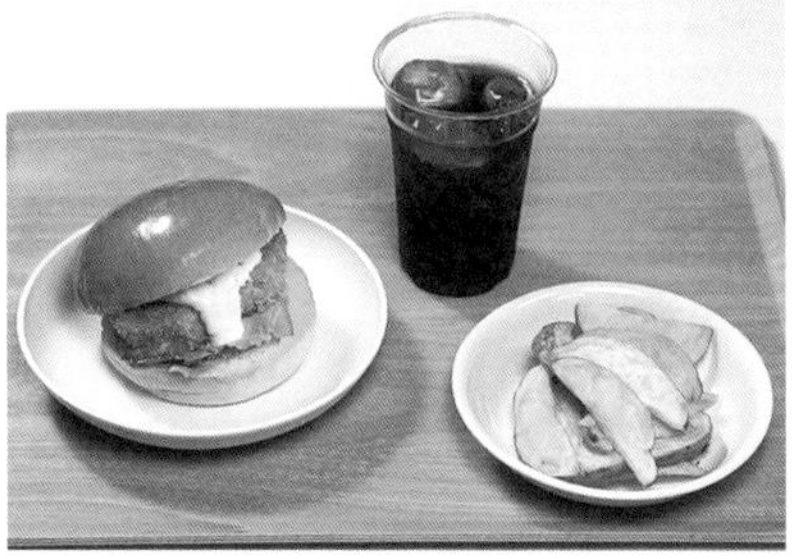

メニュー

- フィッシュフライバーガー
- フライドポテト
- コーラ

揚げ物やタルタルソースなど、脂質とたんぱく質が多い食事で、栄養的にアンバランス。さらにコーラなどの清涼飲料水は砂糖が多く、ショ糖もとりすぎ。

たんぱく質・脂質・
ショ糖とりすぎ

D
タイプ

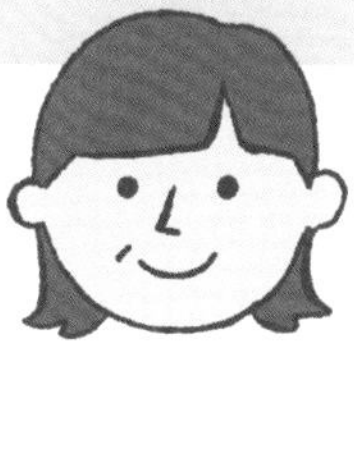

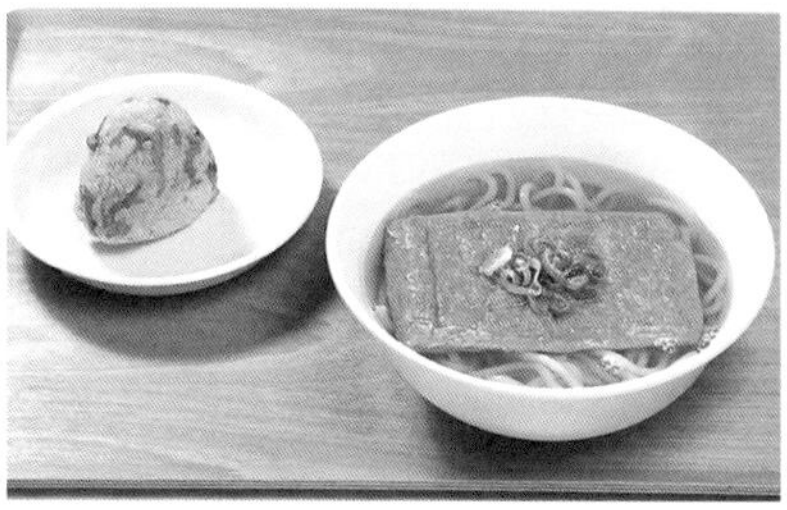

メニュー

- きつねうどん
- 炊き込みご飯のおにぎり

炭水化物（うどん）×炭水化物（ご飯）の組み合わせで、炭水化物にかたよりすぎ。野菜はほとんどなく、たんぱく質も少ないため、バランスが悪い。

炭水化物
とりすぎ

C
タイプ

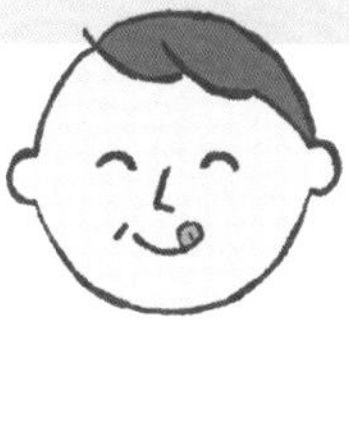

腸内細菌の数、種類、割合は1人ひとり異なっている

腸の〝見える化〟ができる時代、食事や生活習慣を見直すきっかけに

太りやすさや病気の傾向などもわかる

　1000種類以上あるとされる腸内細菌は、腸の中で、個々の細菌が集まって複雑な微生物生態系を構築しています。この微生物群集を腸内細菌叢《そう》と呼び、その種類やバランスは1人ひとり異なるそう。

　前のページで紹介したように、ふだんの食事の傾向から、5つの腸内細菌のタイプをある程度、推測することもできますが、正確に自分の腸内細菌叢を知りたい場合は、検査を受けてみては。

　じつは今、腸内細菌は簡単に調べられるようになっています。検査方法や料金はサービス提供会社によって異なりますが、棒

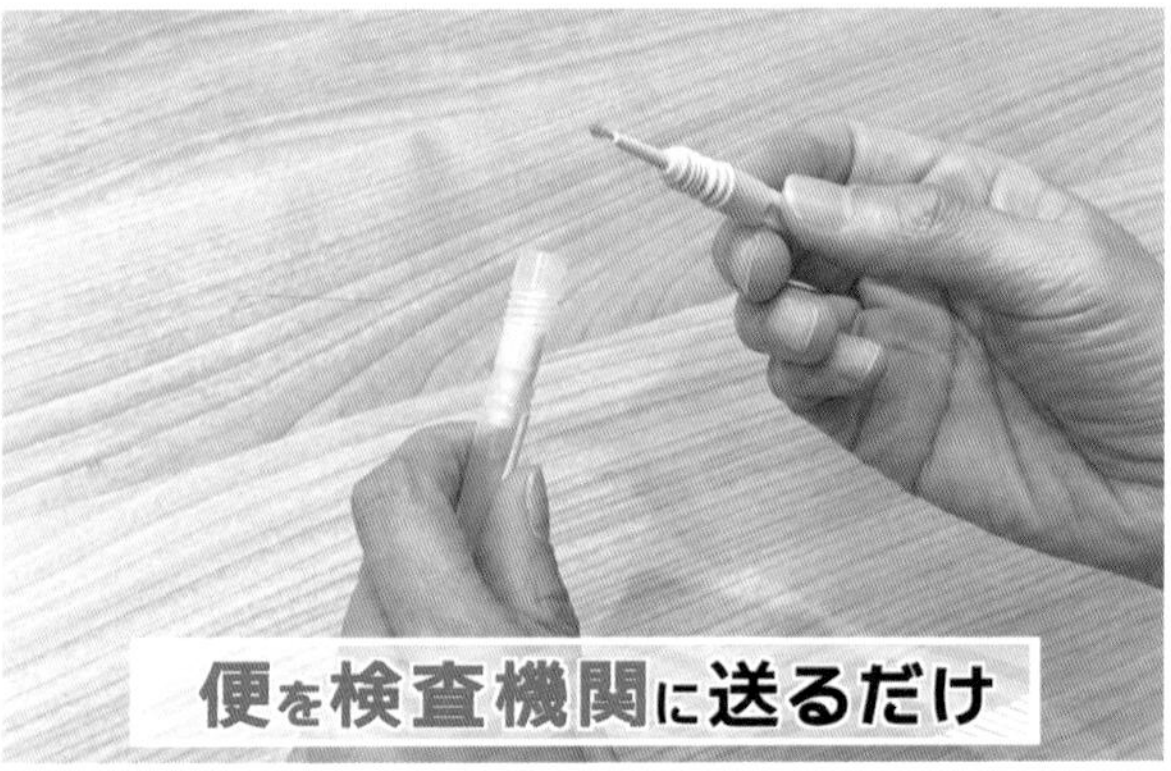

便を送るだけで腸内環境がわかる

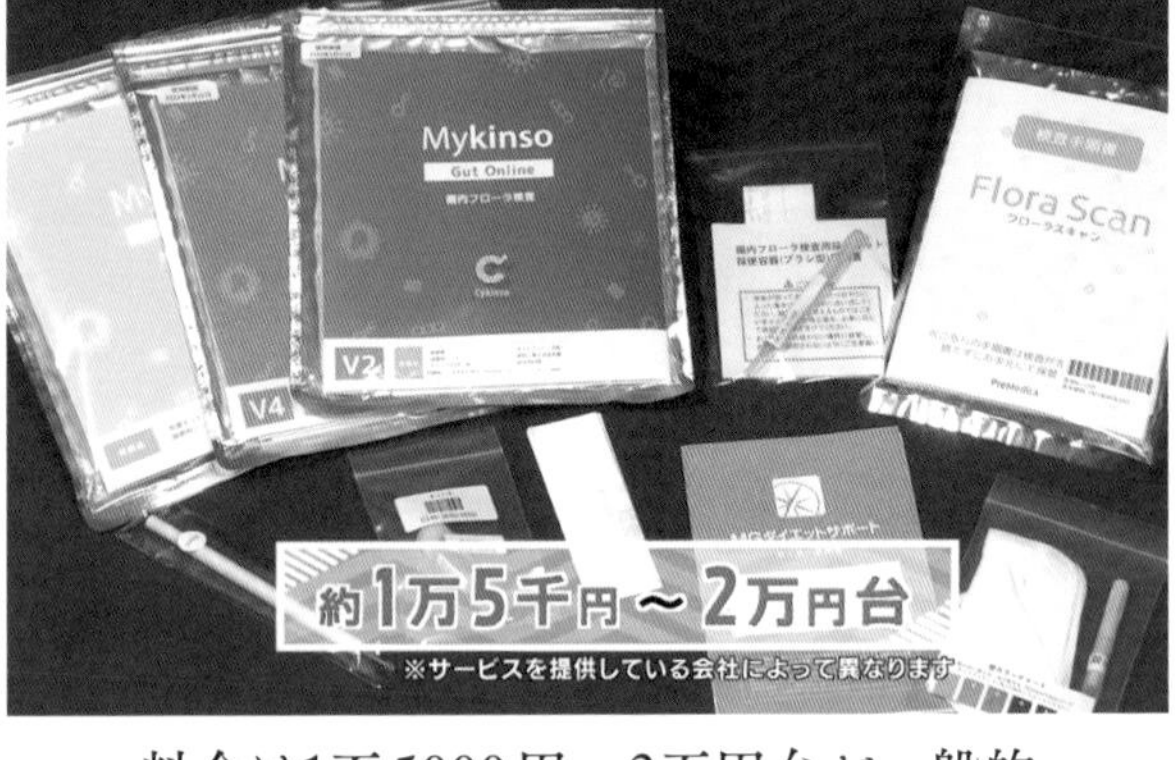

料金は1万5000円～2万円台が一般的

の先で便をほんの少しとり、検査機関に送るだけのものがほとんどです。料金は1万5000円〜2万円台が一般的です。

検査結果からは、さまざまなことがわかります。どんな種類の菌がどのくらいの割合でいるのか、たとえば腸内環境を整えるビフィズス菌がどれくらいいるのかといったこと。また菌の種類やバランスから、下痢や便秘になりやすい体質なのか、さらには太りやすい体質なのかどうかといったことまで教えてくれるところもあります。

東京都の葛飾検診センターでは、2021年に腸内細菌の検査を取り入れたところ、予想を3倍近く超える800人もの申し込みがあったといいます。検査を申し込んだ人からは「急に下痢になったり便秘になったりするのですが、理由がわからなくて。もしそれが検査でわかるなら」という声も。同センター長の吉原一郎さんは、「(検査によって)腸の見える化ができるようになりました。自分の腸を知って、毎日の食習慣を工夫し、どんどん自分の腸をよくしていける。そういう時代になったんだと思います」と言います。

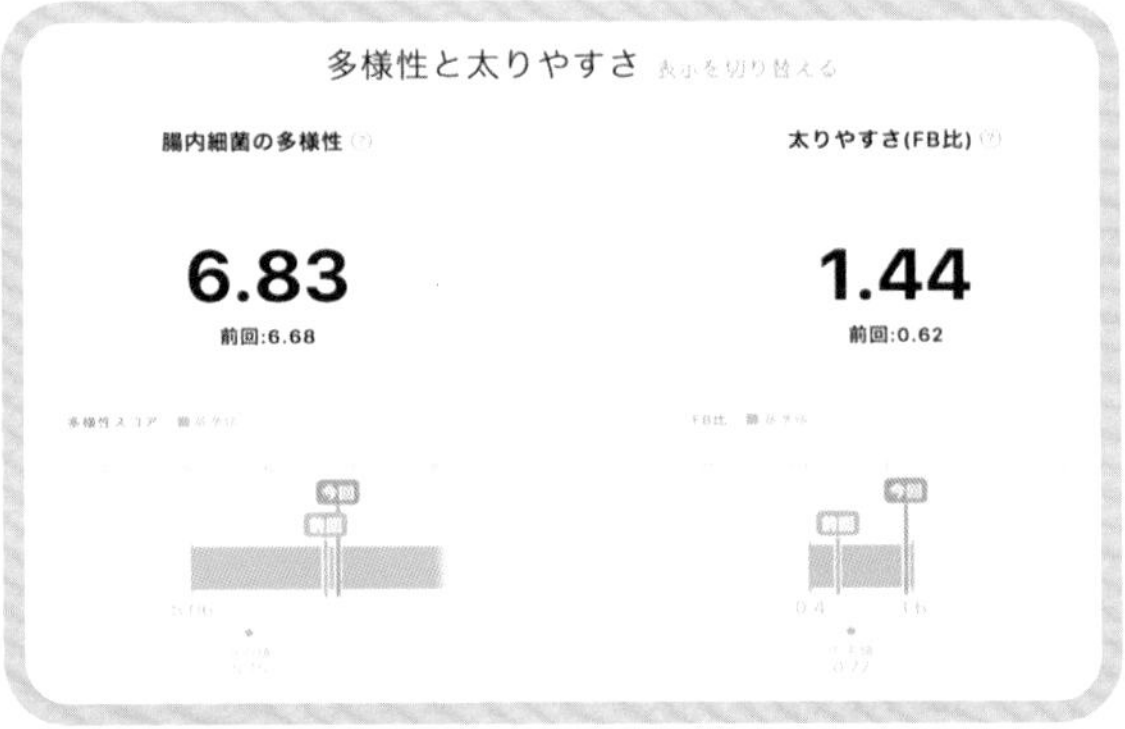

画像提供◎マイキンソー

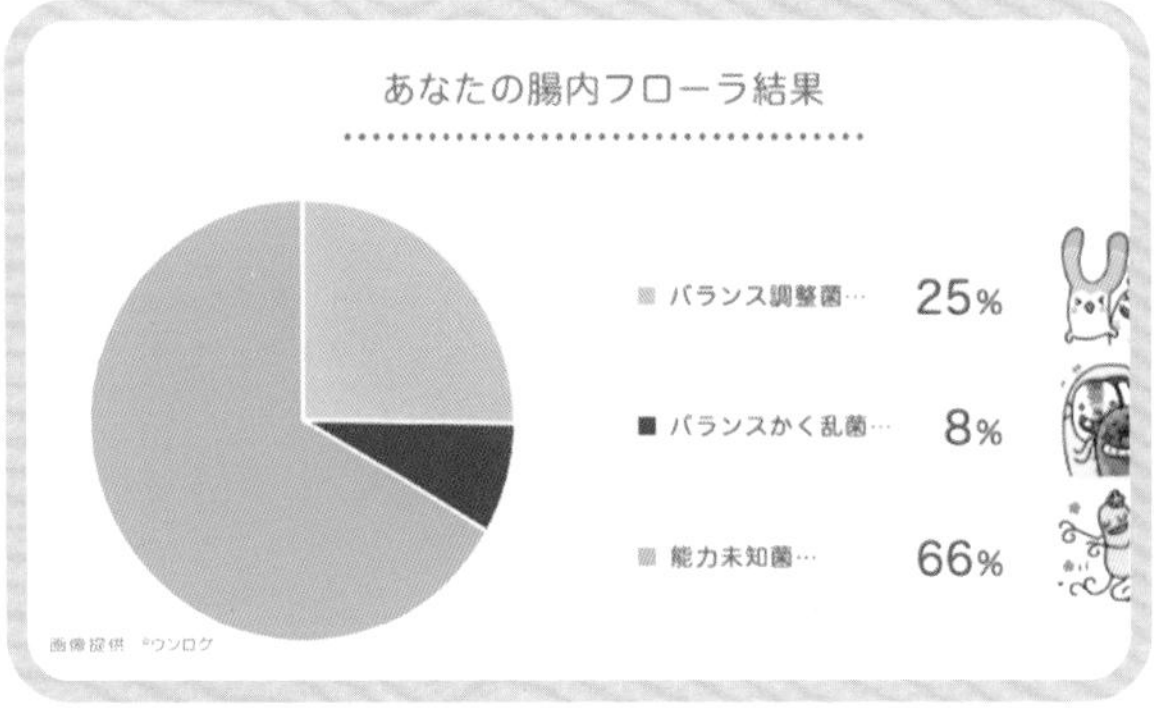

画像提供◎ウンログ

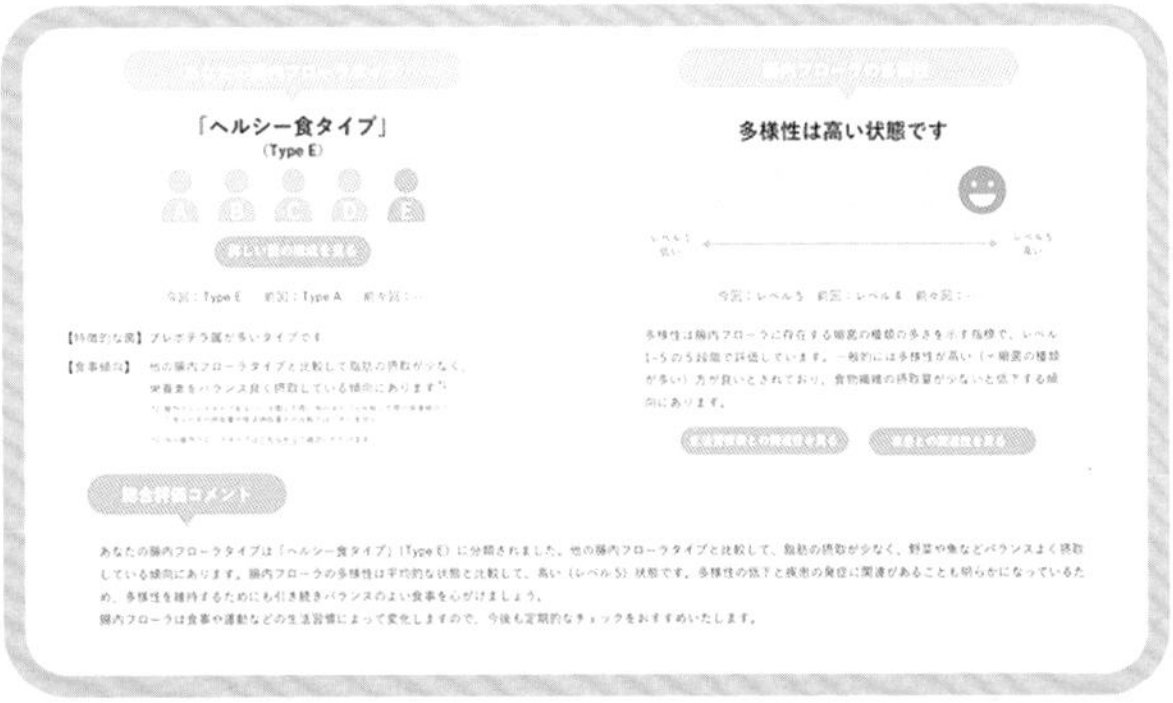

画像提供◎Flora Scan®

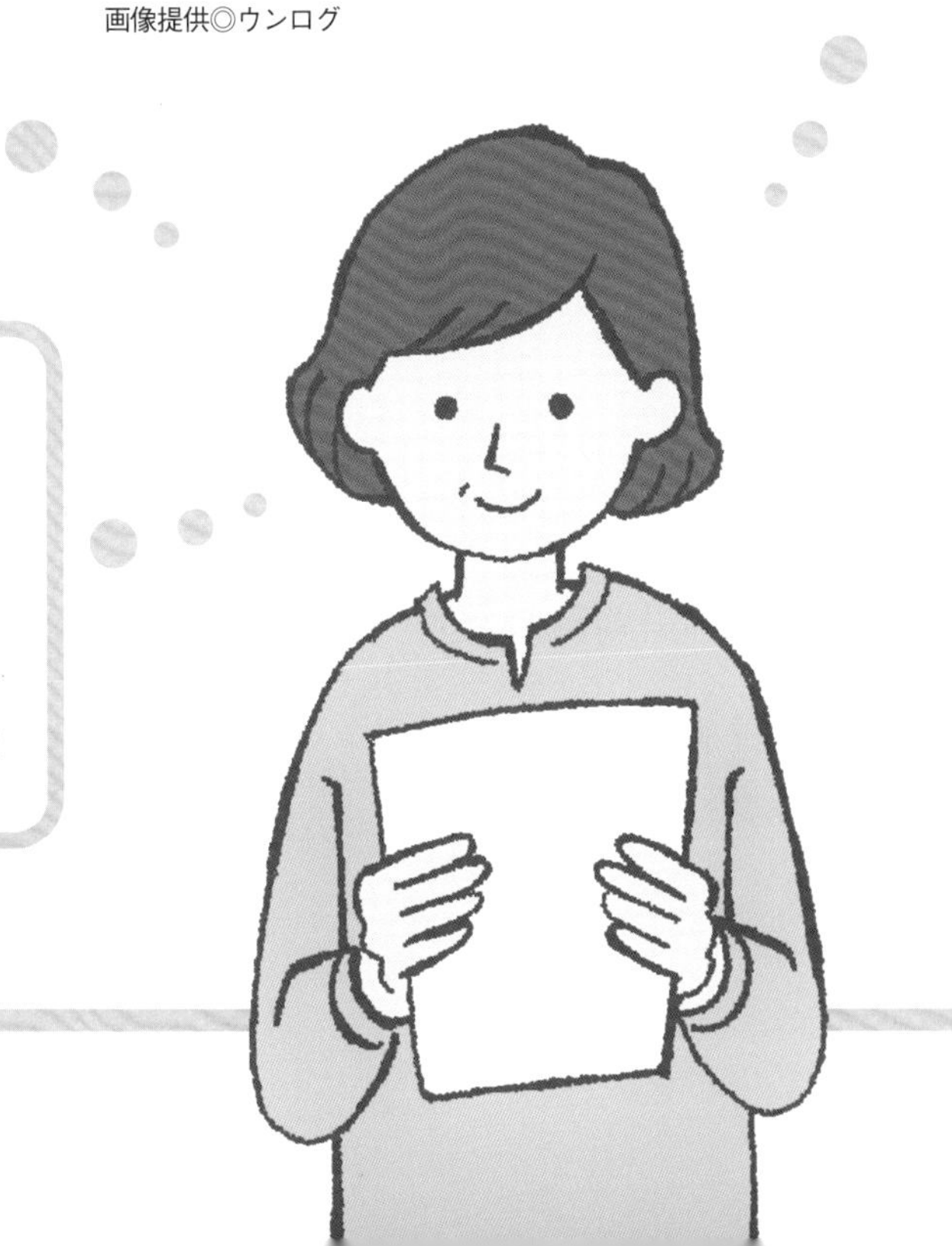

最新研究から

日本人の腸内細菌は大きく5タイプに分類される

タイプごとの病気との関係もわかってきた

京都府立医科大学大学院教授の内藤裕二さんたちが行っている研究では、２０２１年にＡＩ（人工知能）で１８００人分の腸内細菌データを解析したところ、日本人の腸内細菌叢は、左で示したように、大きく５つに分類されることがわかりました。

イラストの体の部分に塗られたそれぞれの色は腸内細菌の種類を表し、タイプにより腸内細菌のバランスが違うことがわかります。

さらに分析を進めた結果、腸内細菌のタイプと病気との関連も見えてきました。

内藤さんによると、Ａ、Ｃ、Ｄタイプの人は、病気との関連が高かったそう。８ページで紹介した食事傾向から推測して、もし、自分がこれらのタイプに近そうな場合はいったいどうしたらよいのでしょうか。

内藤さんによれば、まずは2週間、腸にいい生活を続けることで、腸内細菌のバランスは変えることができるのだそう。16ページで紹介している実験では、1か月で腸内細菌タイプがＡからＥに改善する結果が出ました。Ａ、Ｃ、Ｄタイプでも諦めないで！　今日から腸活、始めましょう。

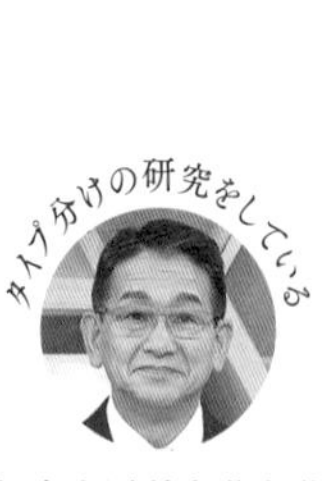

京都府立医科大学大学院
教授
内藤裕二さん

A
タイプ

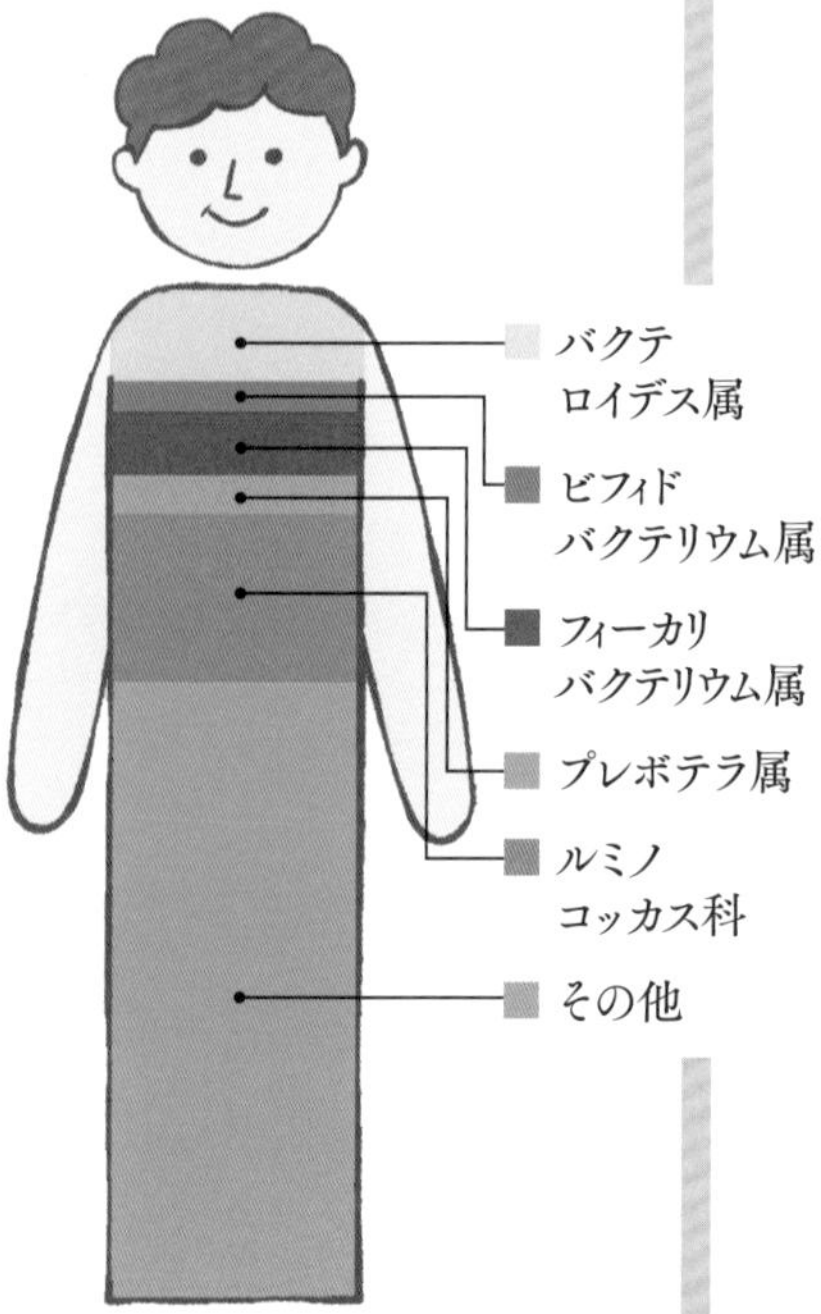

高血圧リスク
約11倍

糖尿病リスク
約12倍

心疾患リスク
約14倍

※Ｅタイプを１とした場合の比率。

E タイプ

D タイプ

C タイプ

B タイプ

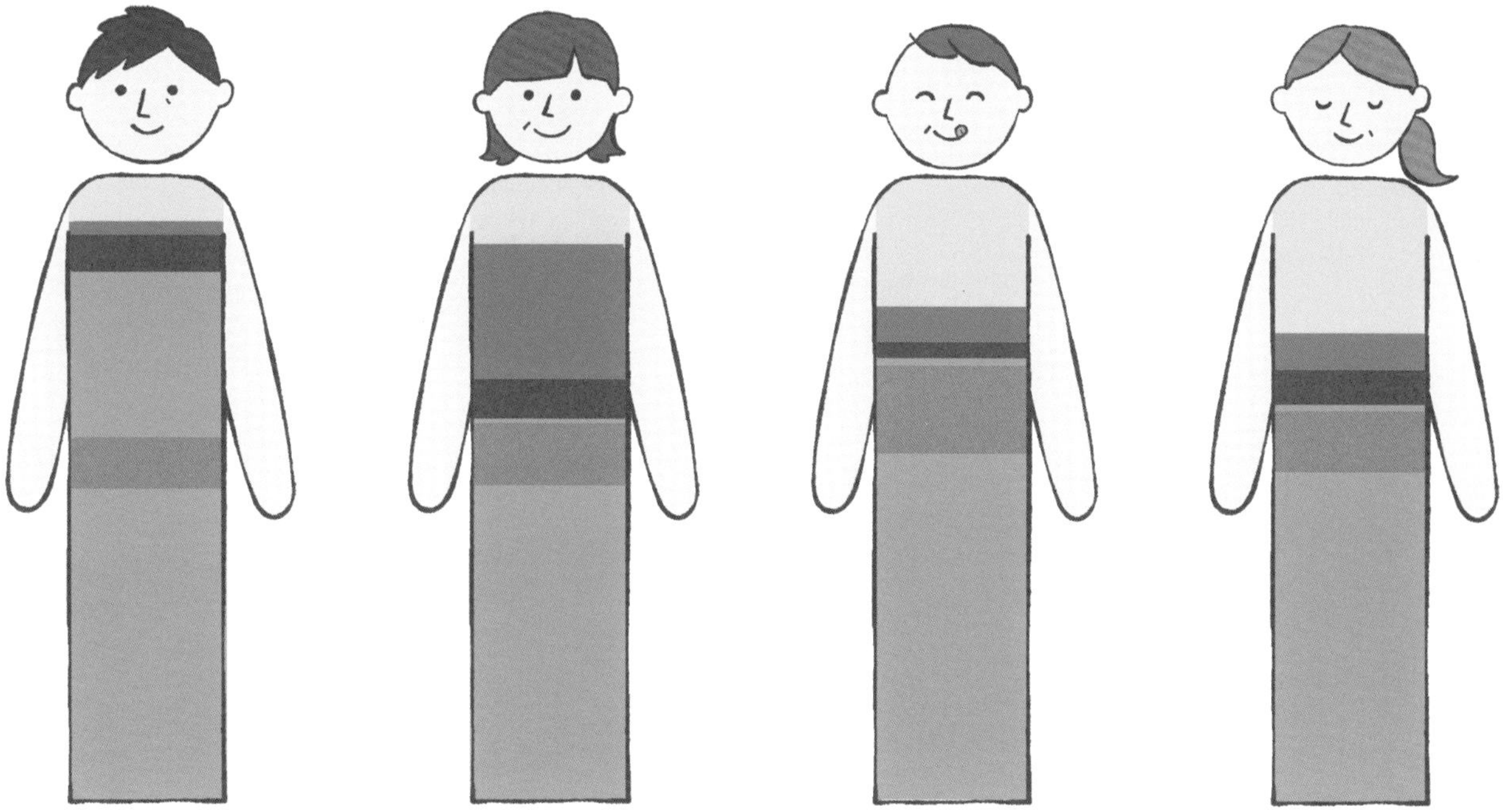

E タイプ

健康な人が多い

D タイプ

炎症性
腸疾患リスク
約**27**倍

機能性
胃腸症リスク
約**15**倍

糖尿病リスク
約**12**倍

C タイプ

炎症性
腸疾患リスク
約**12**倍

B タイプ

健康な人が多い

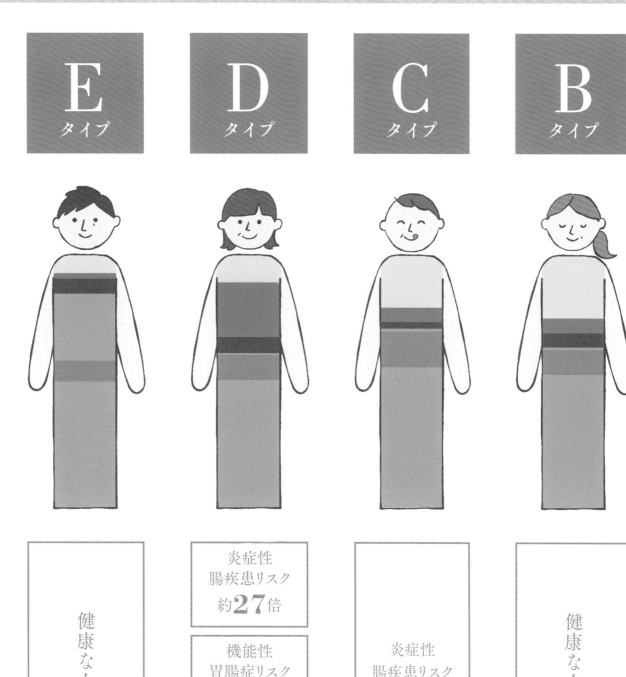

少しの工夫で健康食に！　大切なのは、食物繊維と生きた菌

おすすめ 食事改善例&ポイント

自分は病気との関連が高いタイプかも、と落ち込まなくて大丈夫。毎日の食事で、腸内細菌は増やせます。それぞれの改善ポイントを参考に、今日から取り入れてみては。

たんぱく質・脂質とりすぎ　A タイプ

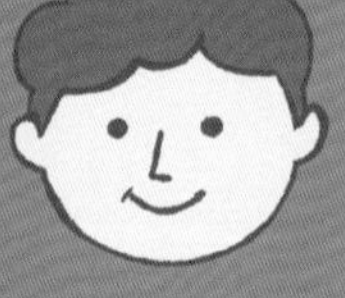

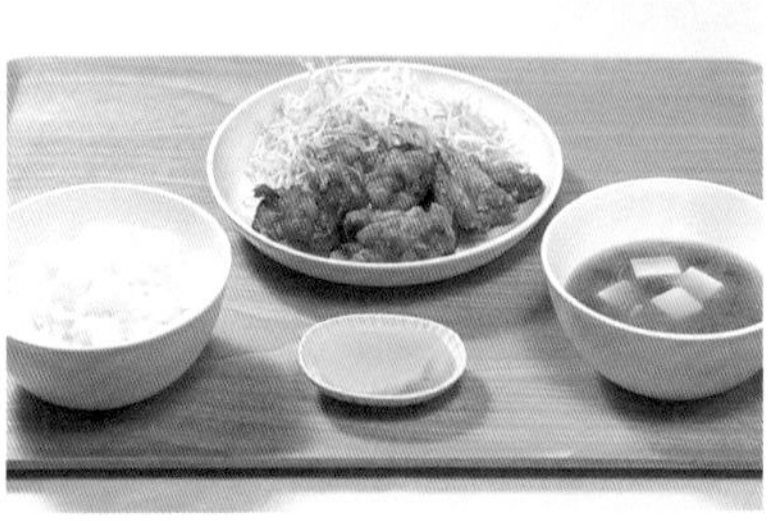

＋

Plus!

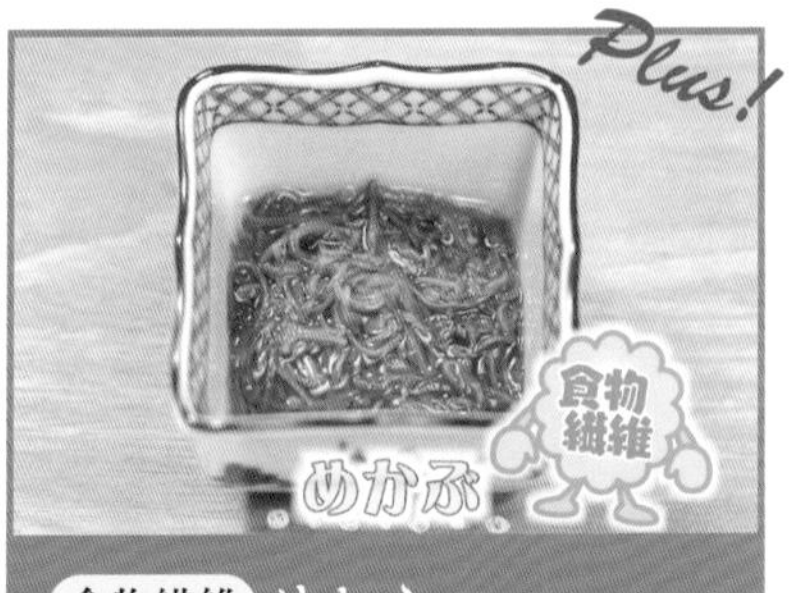

食物繊維　めかぶ

から揚げを
根菜と鶏の黒酢あんかけに

Good!

生きた菌　**たくあん**
漬け方にもよるが、
漬物には乳酸菌が含まれている。

食物繊維の豊富なめかぶをプラス。鶏肉は量を減らし、揚げると脂質が多くなるため、調理法も焼きに変更。食物繊維の豊富なさつまいも、れんこんなどの野菜を加え、黒酢あんかけに。

洋食バランス型　B タイプ

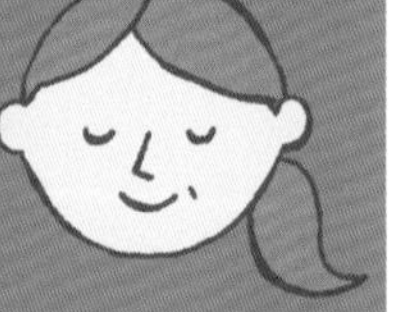

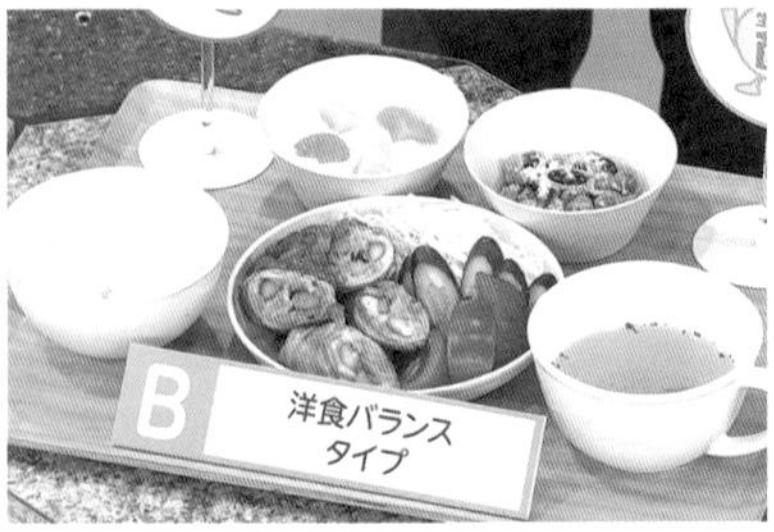

Good!

生きた菌　**ヨーグルト**
食物繊維　**豆のサラダ**
食物繊維　**アスパラガスの肉巻き**

生きた菌の代表ヨーグルトと、食物繊維の豊富な豆や野菜がたっぷり。肉巻きの中身をいんげんにすると食物繊維がさらに増える。ポイントは肉を焼いていること。揚げ物は脂質が多くなるので、焼く調理法がおすすめ。

教えてくれたのは

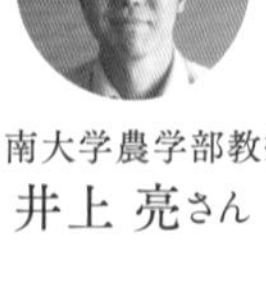

摂南大学農学部教授
井上 亮さん

和食バランス型

E タイプ

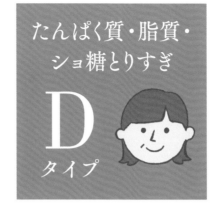

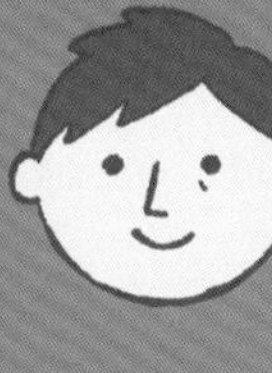

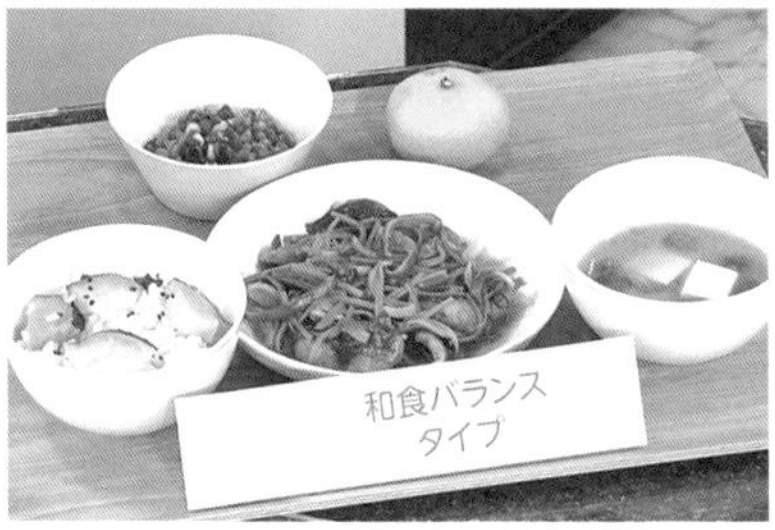

Good!

生きた菌と食物繊維 **納豆**
食物繊維 **さつまいもご飯**
食物繊維 **南蛮漬け**

納豆は大豆製品なので食物繊維と生きた菌の両方がとれるおすすめの食材。ご飯に入れたさつまいもや、魚の南蛮漬けに加えた多種類の野菜で、食物繊維の種類もバラエティ豊か。

たんぱく質・脂質・ショ糖とりすぎ

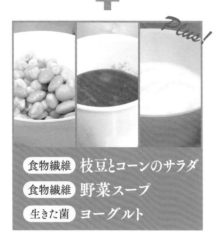

D タイプ

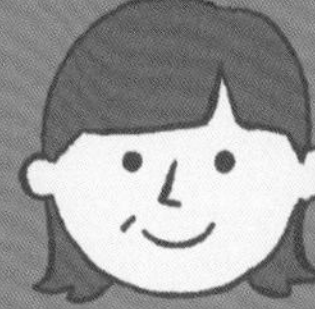

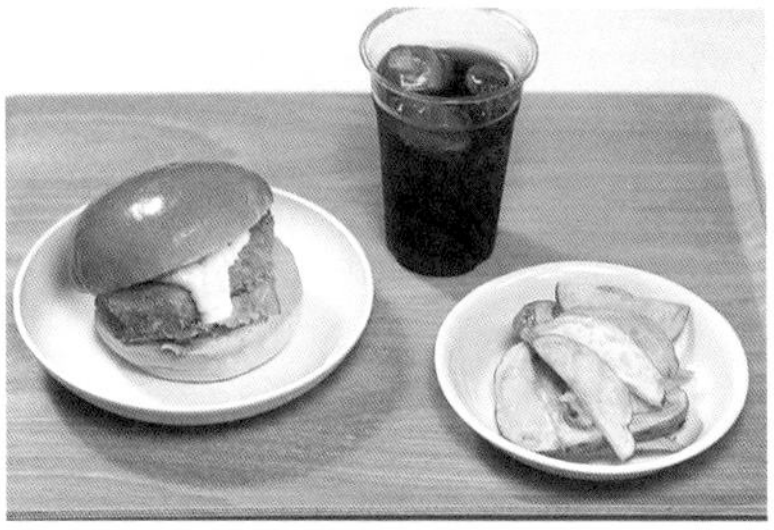

＋

Plus!

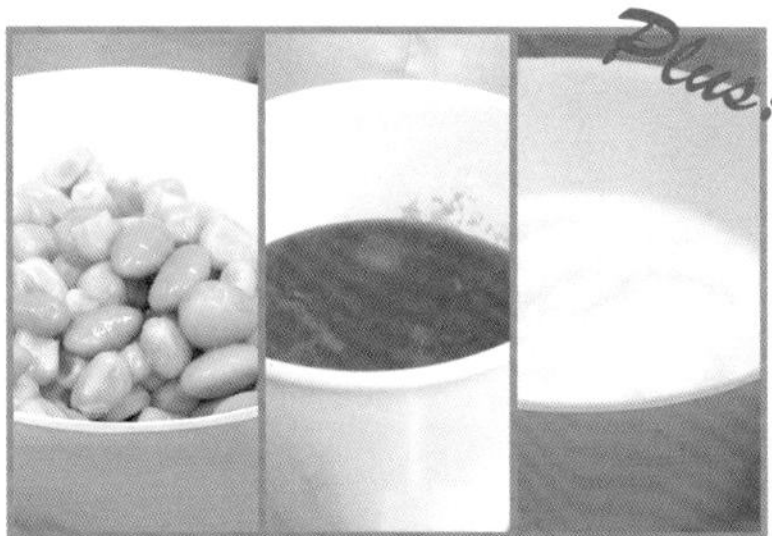

食物繊維 **枝豆とコーンのサラダ**
食物繊維 **野菜スープ**
生きた菌 **ヨーグルト**

フライドポテトは量を減らす

コーラはウーロン茶に

ポテトは半量にして脂質をカット。食物繊維がかなり足りないので、枝豆とコーンのサラダ、野菜たっぷりスープの2品をプラス。ショ糖の多いコーラはやめてウーロン茶に。生きた菌はヨーグルトで。

炭水化物とりすぎ

C タイプ

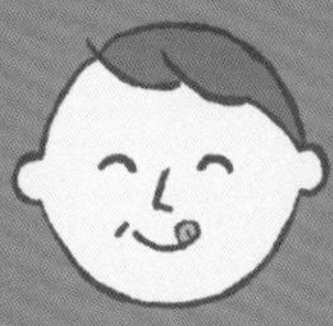

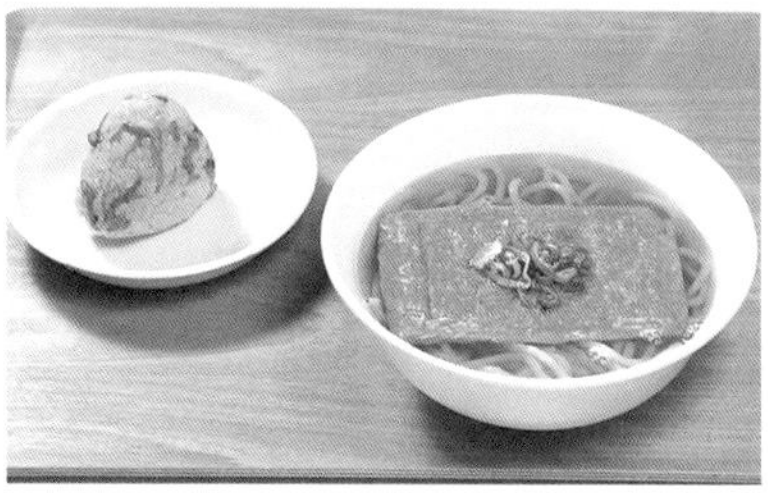

＋

Plus!

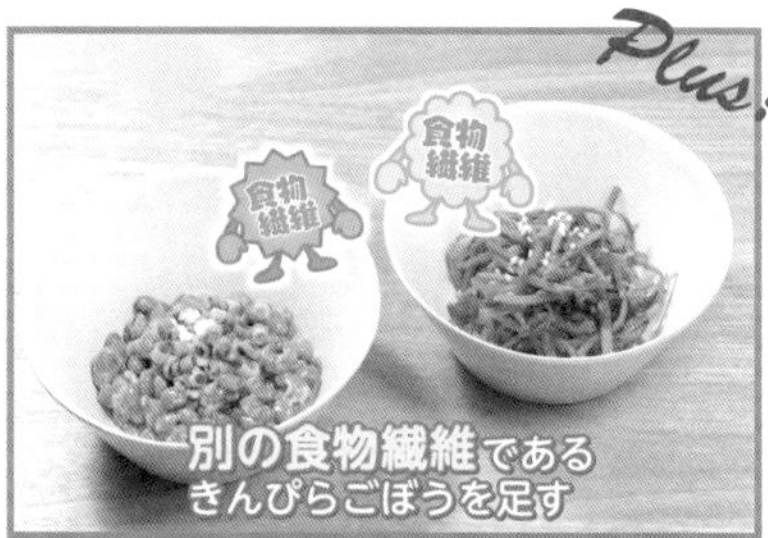
食物繊維
食物繊維
別の食物繊維である
きんぴらごぼうを足す

食物繊維 **きんぴらごぼう**
生きた菌と食物繊維 **納豆**

おにぎりはナシに

炭水化物が多すぎるため、おにぎりはやめて、きんぴらごぼうをプラス。歯ごたえがあるので満腹感がアップして、食物繊維もとれる。納豆で生きた菌と食物繊維も。食物繊維の種類を増やすのもポイント。

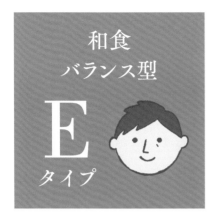

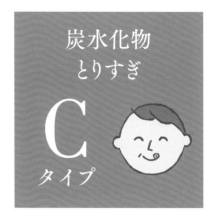

あさイチ番組スタッフがためしてみました！

腸内細菌は変わるのか⁉ 1か月チャレンジ

番組スタッフ2人の便から、腸内細菌のタイプを検査。食生活を見直し、腸にいい食事を1か月続けてもらいました。その結果は……？

チャレンジャー1人目

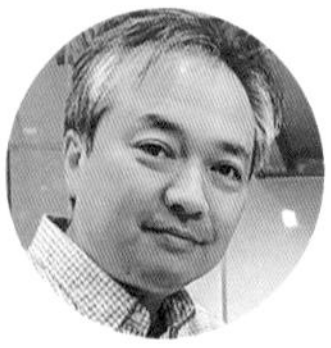

番組プロデューサー

● 男性（46歳） ● 腸内細菌タイプA
● 173㎝／やや太り気味 ● 好きなもの：ラーメン
● 運動はあまりしない

ラーメンが好きで、晩や朝もがっつり食べるため、
結果として炭水化物よりもたんぱく質・脂質が突出して多い。

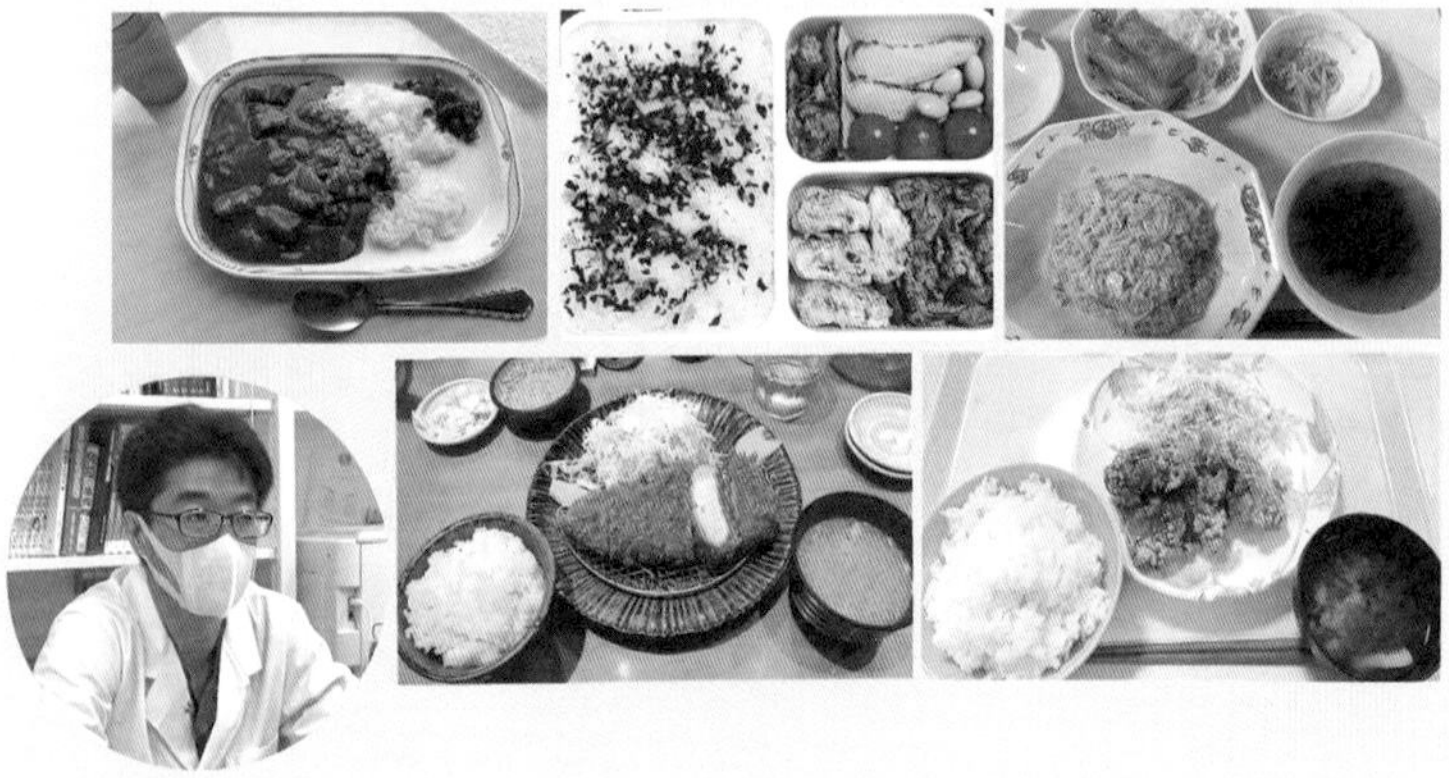

ふだんの食事

チャレンジャー2人目

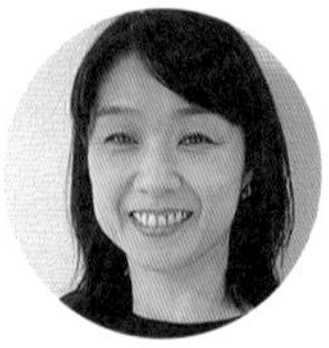

番組デスク

● 女性（46歳） ● 腸内細菌タイプA
● 167㎝スリム体型 ● 好きなもの：魚卵
● 自転車通勤（片道20分）

あじの開きやサラダなど健康的な食生活の番組デスク。
炭水化物が少なく、相対的に脂質とたんぱく質の割合が高い。

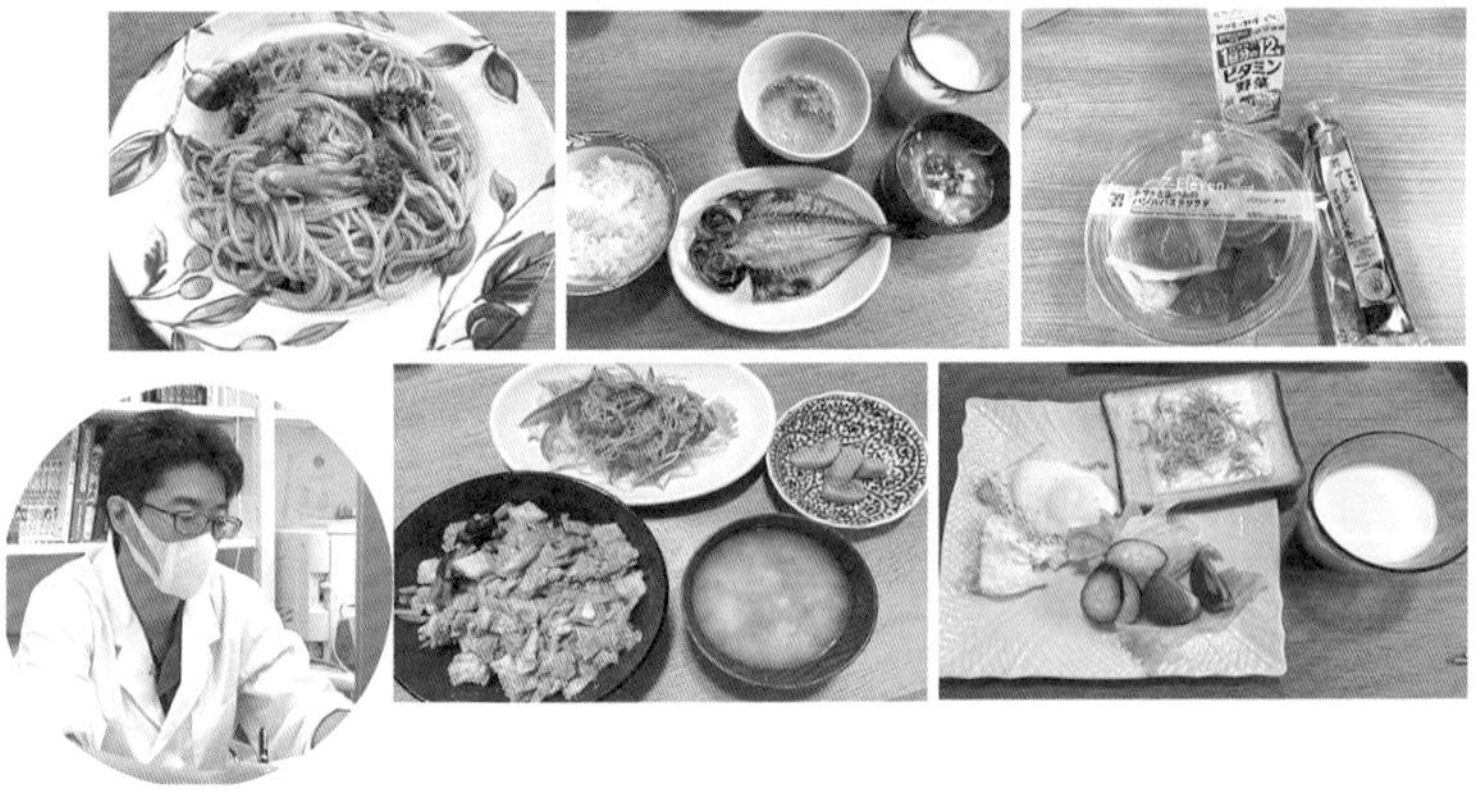

実験に協力・解説してくれたのは

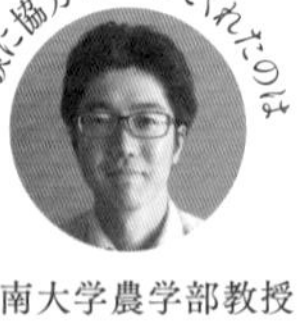

摂南大学農学部教授
井上 亮さん

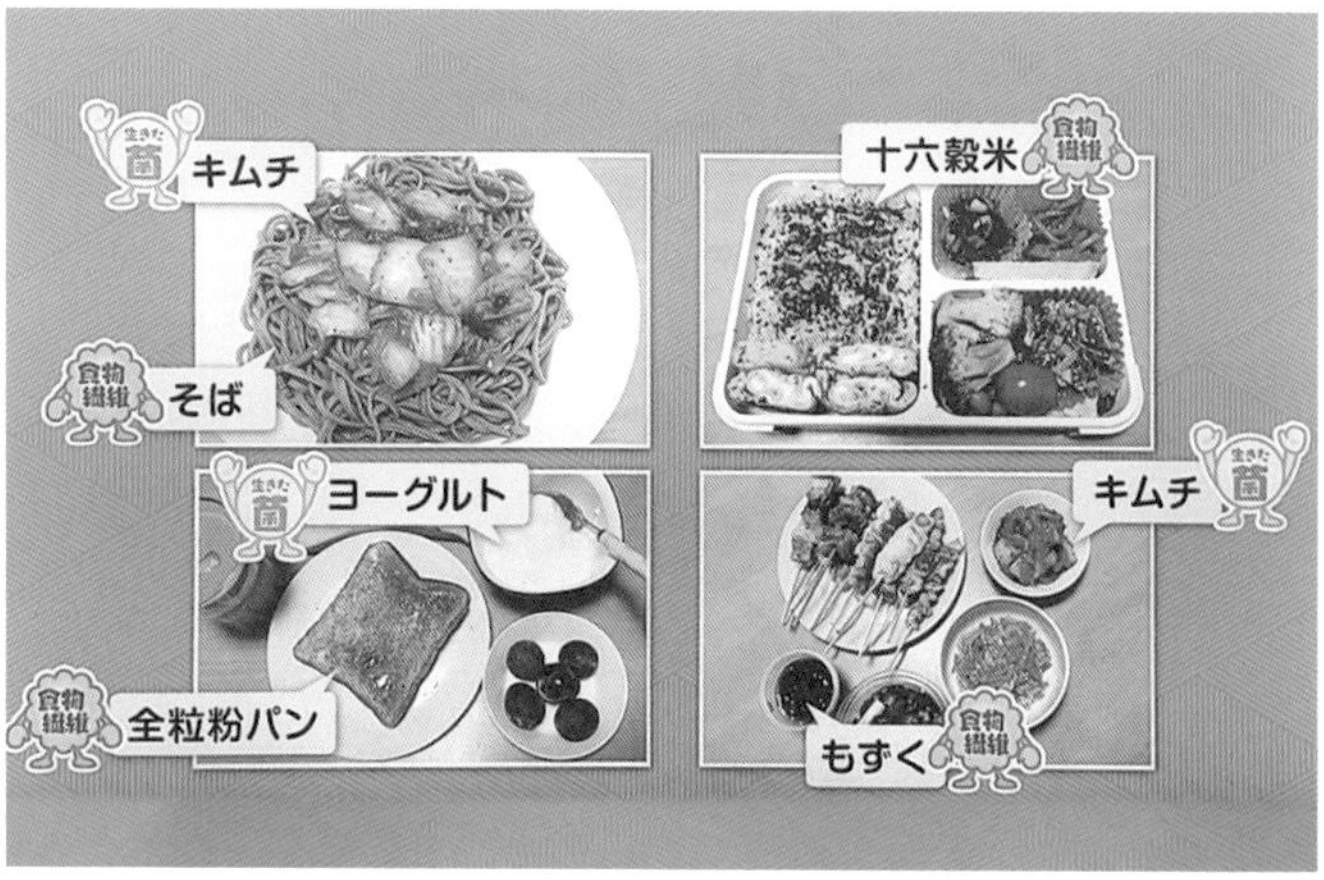

改善のポイントは、とんかつやから揚げなどたんぱく質と脂質が多めのものを、動物性から植物性にすることと、食物繊維の摂取量を増やすこと。ラーメンをそばに変更し、白米は十六穀米に。海藻類や発酵食品を毎日とるようにした結果、いい働きをする腸内細菌が格段にアップ！

Aタイプ

変化なし

ところが

いい菌は大きく増えた！

- ⬆プレボテラ属 36倍
- ⬆ビフィドバクテリウム属 12倍
- ⬆フィーカリバクテリウム属 4倍

結果 ＜・・・・ 1か月チャレンジ ＜・・・

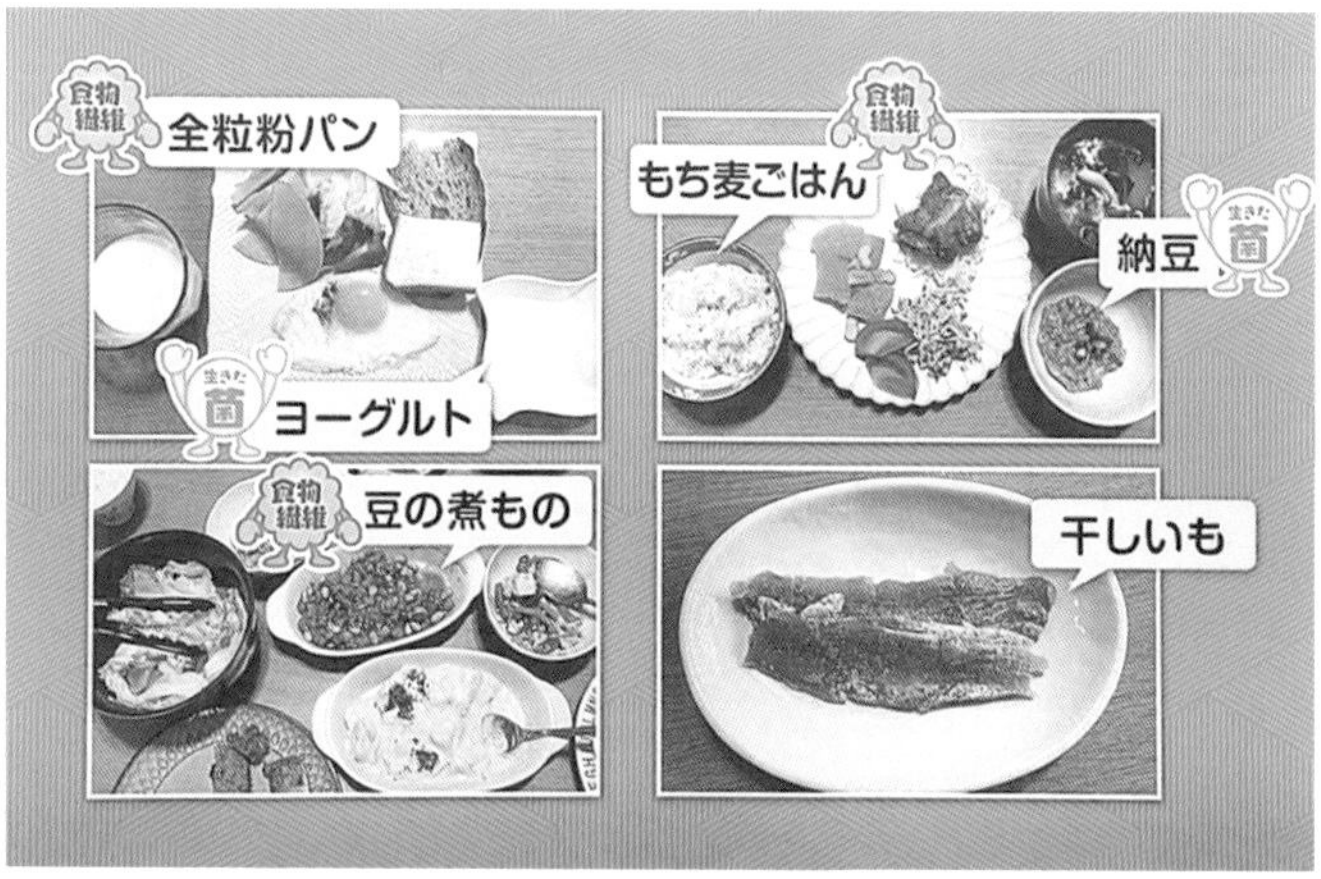

「いも類やかぼちゃなどで糖質や炭水化物をとれば、栄養バランスは問題なし」（井上さん）。パンを全粒粉パンに、白米をもち麦ご飯にし、ヨーグルトや納豆で生きた菌をプラス。おやつは干しいもに。すると健康なEタイプの腸内細菌に変化！

Aタイプ

健康な人が多い

Eタイプに変化！

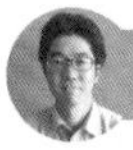

井上さんから…

チャレンジ前の番組プロデューサーは「教科書的な悪い例」、久しぶりにこんな悪い例を見たなという感じの腸内細菌叢でしたね（笑）。番組デスクは少し補えば栄養バランスも問題なく、もともとの腸内細菌も多様。同じAタイプでも本当に両極端でしたが、１か月チャレンジで２人ともに変化がありました。

腸が整えば、心も整う!?

「脳《のう》腸《ちょう》相関」って?

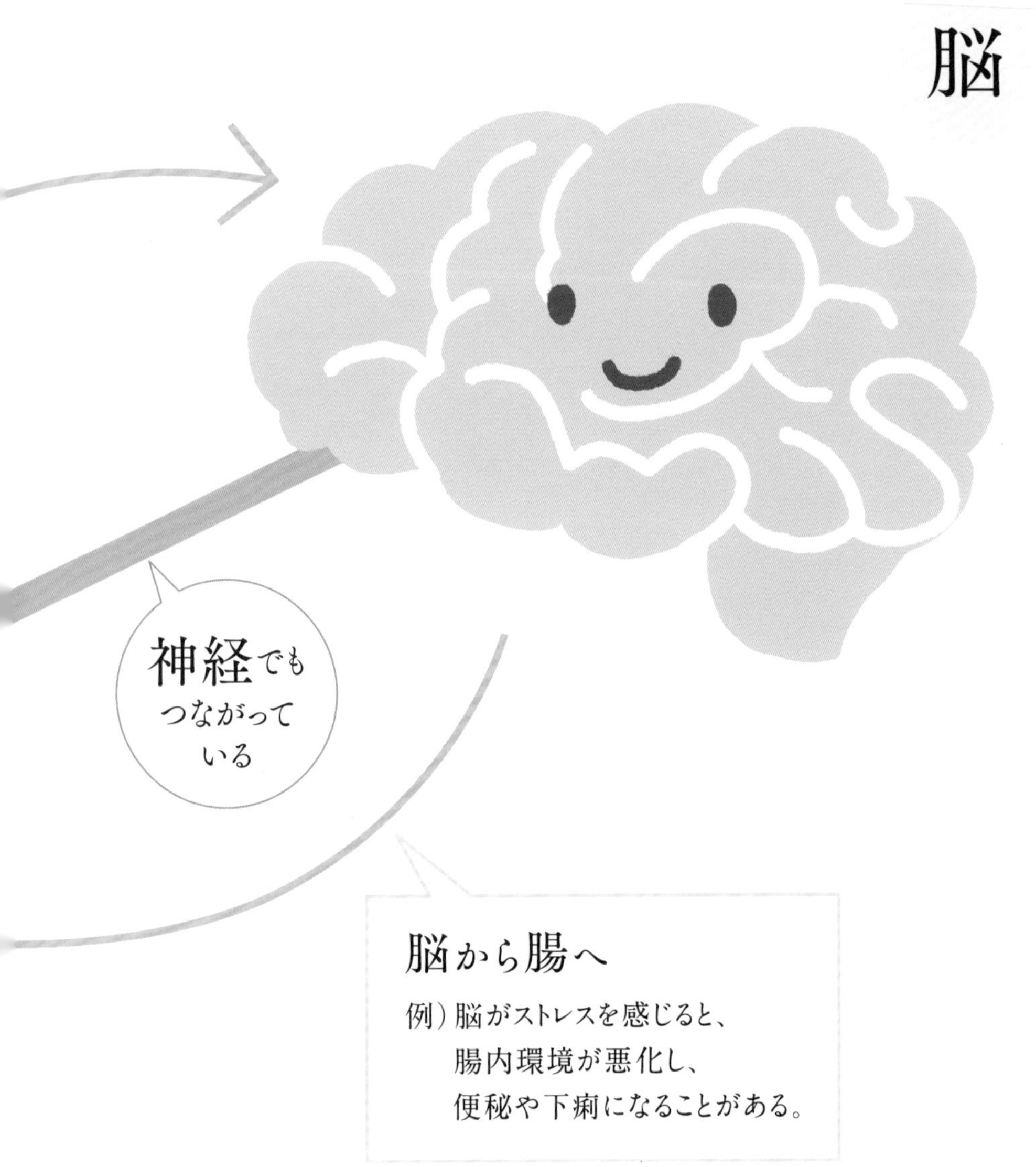
脳
神経でもつながっている
脳から腸へ
例）脳がストレスを感じると、腸内環境が悪化し、便秘や下痢になることがある。

教えてくれたのは

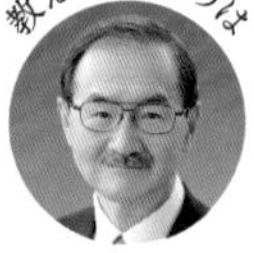

東北大学大学院教授
福土 審さん

脳と腸は情報をやりとりして深くつながっている

最近の研究で、腸は体の意外な部分と深くかかわっていることがわかってきました。それは感情や思考などをつかさどる、脳。「腸内細菌の変化が脳に伝わることが非常によくわかってきました。憂うつ感や不安のような感情は、腸内環境をよくすることで改善するというデータが出てきました」（福土審さん、以下同）

つまり、腸が整えば心も整う可能性があるというわけです。

心や精神の動きについて耳にする際、「セロトニン」という言葉を聞いたことのある人も多いのでは。精神を安定させる働きをする脳内の神経伝達物質の1つで、きちんと足りていると、ポジティブな感情や安心感を感じますが、不足すると不安になったり気分が落ち込んだりします。

このセロトニンが多くあるのが、じつは脳ではなく、腸なのです。

「最近になって、セロトニンを作り出す過程に腸内細菌がかなり役立っていることがわかってきました」

腸から脳へ

例）腸内環境が悪化すると、
不安になったり
ストレスを感じたりする。

精神を安定させる“神経伝達物質”、セロトニンの90％は腸にある！

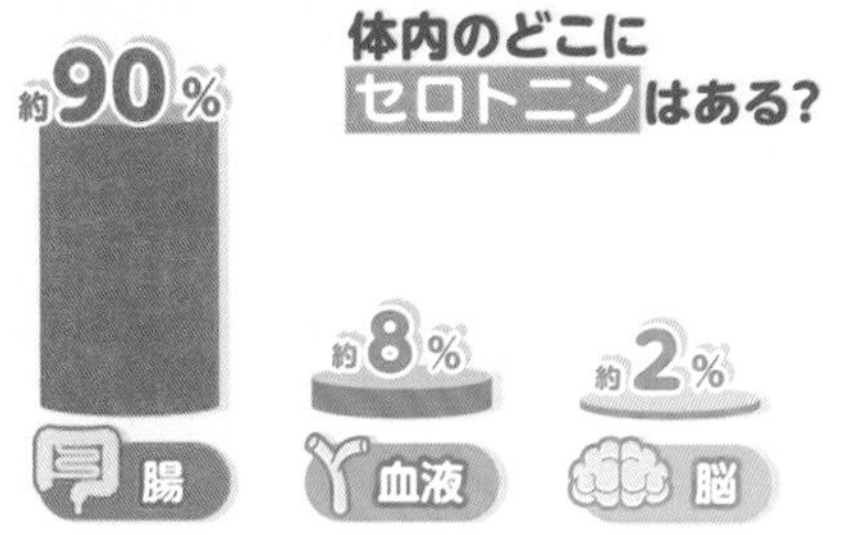

脳内の神経伝達物質の1つであるセロトニンは、じつに90％以上が腸の中に存在している（血液には約8％、脳には約2％）。

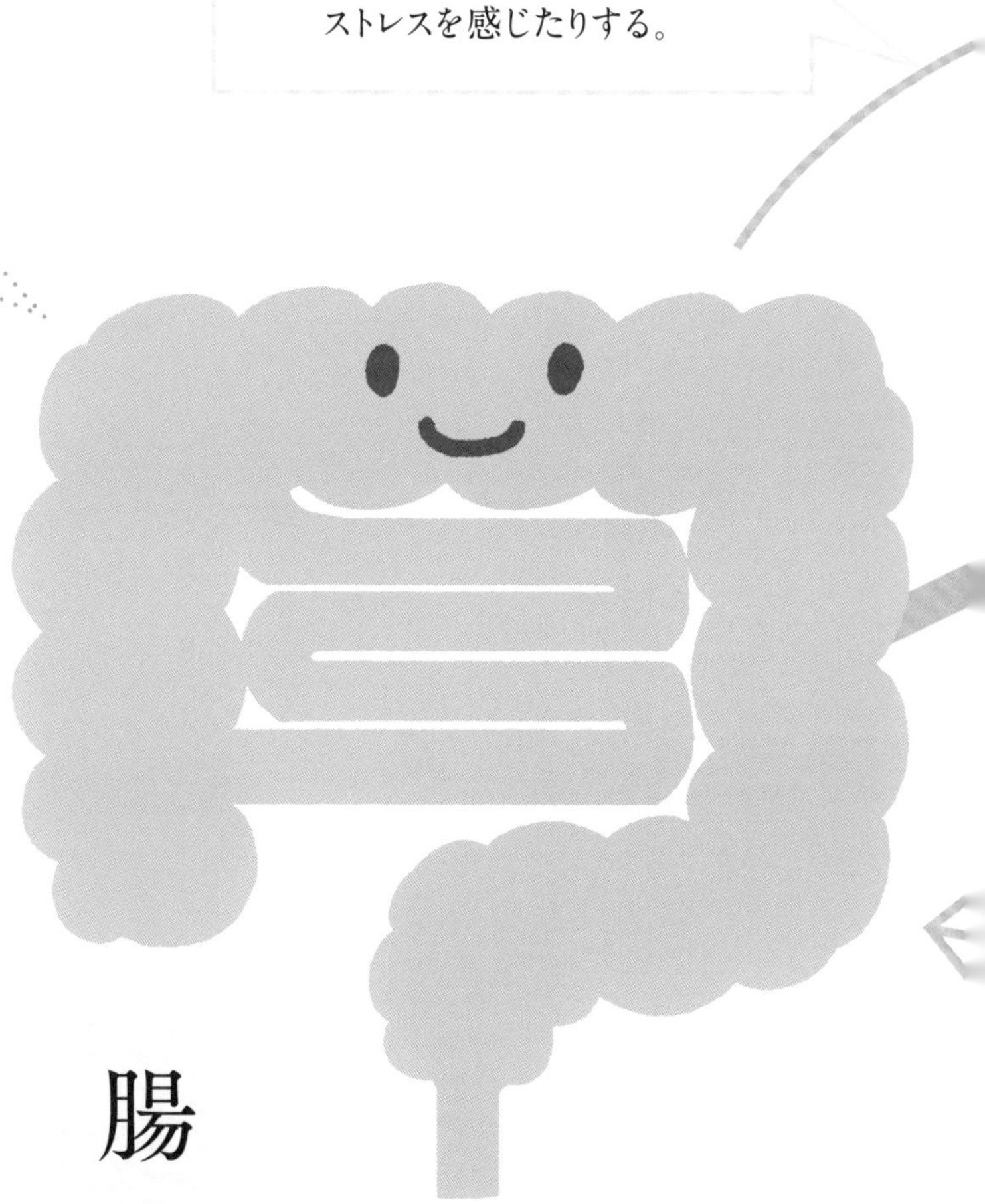

腸のぜん動運動を促す働きなどがあるセロトニンが、腸でつくられることは以前から知られていましたが、最新研究により、腸内細菌が、セロトニンのもとをつくっているかもしれないことがわかったのです。

「腸内細菌がつくる〝もと〟が脳に取り込まれてセロトニンに合成され、それが精神の安定などにもかかわっている。脳と腸は神経でもつながっていて、お互いに情報のやりとりをしているため、非常に深い関係にあることがわかっています」

さらに、うつ病、アルツハイマー、パーキンソン病などのさまざまな病気と腸とのかかわりもわかってきたそう。

「腸の病気が一因になっている可能性が明らかになってきました。過敏性腸症候群※が私の専門ですが、この病気が長期間続くと、不安症やうつ病になることがわかりました。また腸の調子を整えてやると、脳の中にある偏桃体《へんとうたい》という部分の活性化の程度が正常になり、うつ症状の改善にもつながるのではないかということもわかっています」

腸内環境と感情の関係が、分かちがたく非常に深く結びついていることが科学的にわかっているのです。

※腹痛と便秘や下痢を繰り返す病気。

最新研究から

腸内細菌が人間の持久力をアップさせる!?

特定の腸内細菌と持久力の関係が明らかに

2023年1月、腸内細菌の驚くべきパワーが明らかになりました。

「腸内細菌が、人間の持久力をアップできるということがわかってきました」

そう話すのは、慶應義塾大学特任教授の福田真嗣さん（以下同）。20年以上にわたり腸内細菌の研究を続けている福田さんは、大学や企業と協力し、青山学院大学の長距離ランナー48人の腸内細菌を調査しました。すると、「バクテロイデス・ユニフォルミス」という腸内細菌が、同年代の男性と比べて多くいることがわかったのです。

さらに3000mを走ったタイムと、バクテロイデス・ユニフォルミスの数の関係を調べたところ、菌数の多いランナーほどタイムが速いという結果になりました。

また、バクテロイデス・ユニフォルミスのエサとなる物質を探したところ、「α-シクロデキストリン（オリゴ糖で食物繊維の一種）」という成分が見えてきたといいます。

こうした研究の結果をふまえ、福田さんたちはある臨床実験を行いました。

運動習慣のある20〜40代の一般男性10人に8週間、α-シクロデキストリンを摂取してもらったところ、エクササイズバイクをこぐタイムが速くなり、加えて、バイクをこいだあとの疲労感も軽減したそう。

「当初は腸内細菌と持久力の関係はまったくわからず、可能性はあるかも、という程度だったため、結果には驚きましたね」

ほかにも腸内細菌のパワーにはさまざま

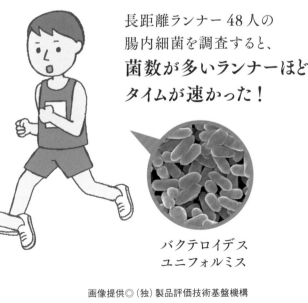

長距離ランナー48人の
腸内細菌を調査すると、
菌数が多いランナーほど
タイムが速かった！

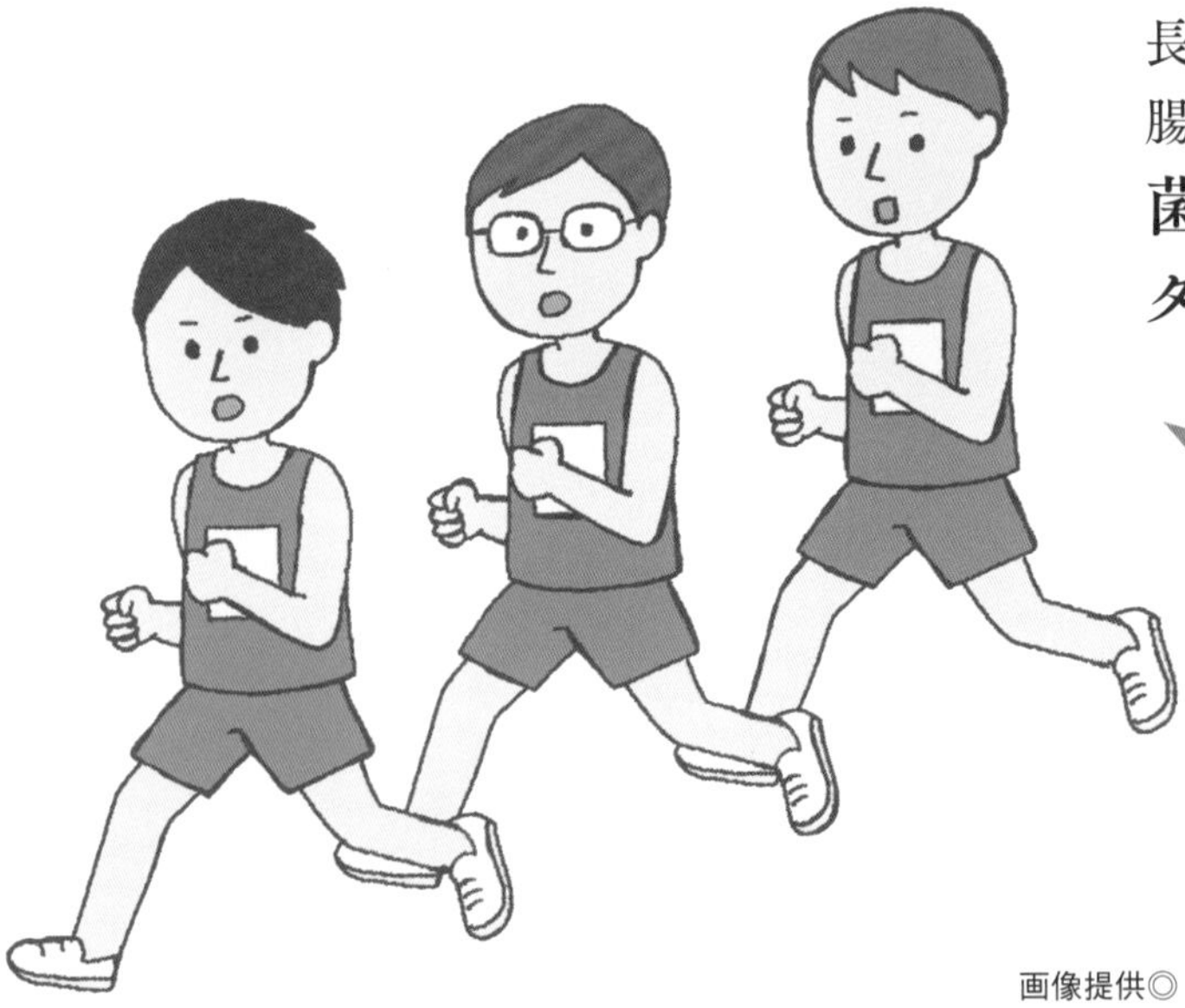

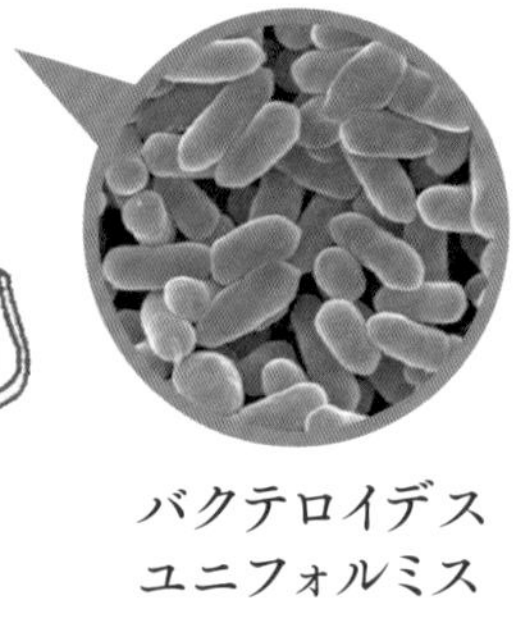

バクテロイデス
ユニフォルミス

画像提供◎（独）製品評価技術基盤機構

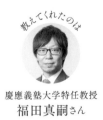

教えてくれたのは

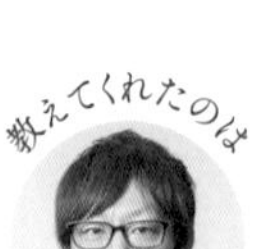

慶應義塾大学特任教授
福田真嗣さん

な可能性が広がっているといいます。

「これを食べると持久力がアップする、免疫力がアップする、試験前に記憶力を高められる、といったこともあるかも。私たちはそんな未来をつくりたいと思っています」

エサが重要！ 食物繊維の摂取は金メダルへの近道⁉

前出の内藤裕二さんによれば、持久力が高まったのは「短鎖脂肪酸」がカギになっているそう。腸内にいるバクテロイデス・ユニフォルミスがつくった短鎖脂肪酸が肝臓に作用して、肝臓がエネルギーをつくり、このエネルギーが筋肉を効率的に動かし、持久力が上がったと考えられるといいます。

「腸内細菌は重要ですが、もしかするとエサがいちばん重要かもしれません。この結果を見るとα-シクロデキストリンはまるでドーピングの薬のようにも思えますが、ふだん知らず知らずのうちにとっているような、ふつうの食物繊維の一種です。スポーツ選手のなかには、食物繊維の積極的な摂取を心がけてパフォーマンスを上げたり、メンタルを整えたりしている人もいます」（内藤さん）

バクテロイデス・ユニフォルミスの**エサ**となる **α-シクロデキストリン**（食物繊維の一種）**を摂取する実験では……**

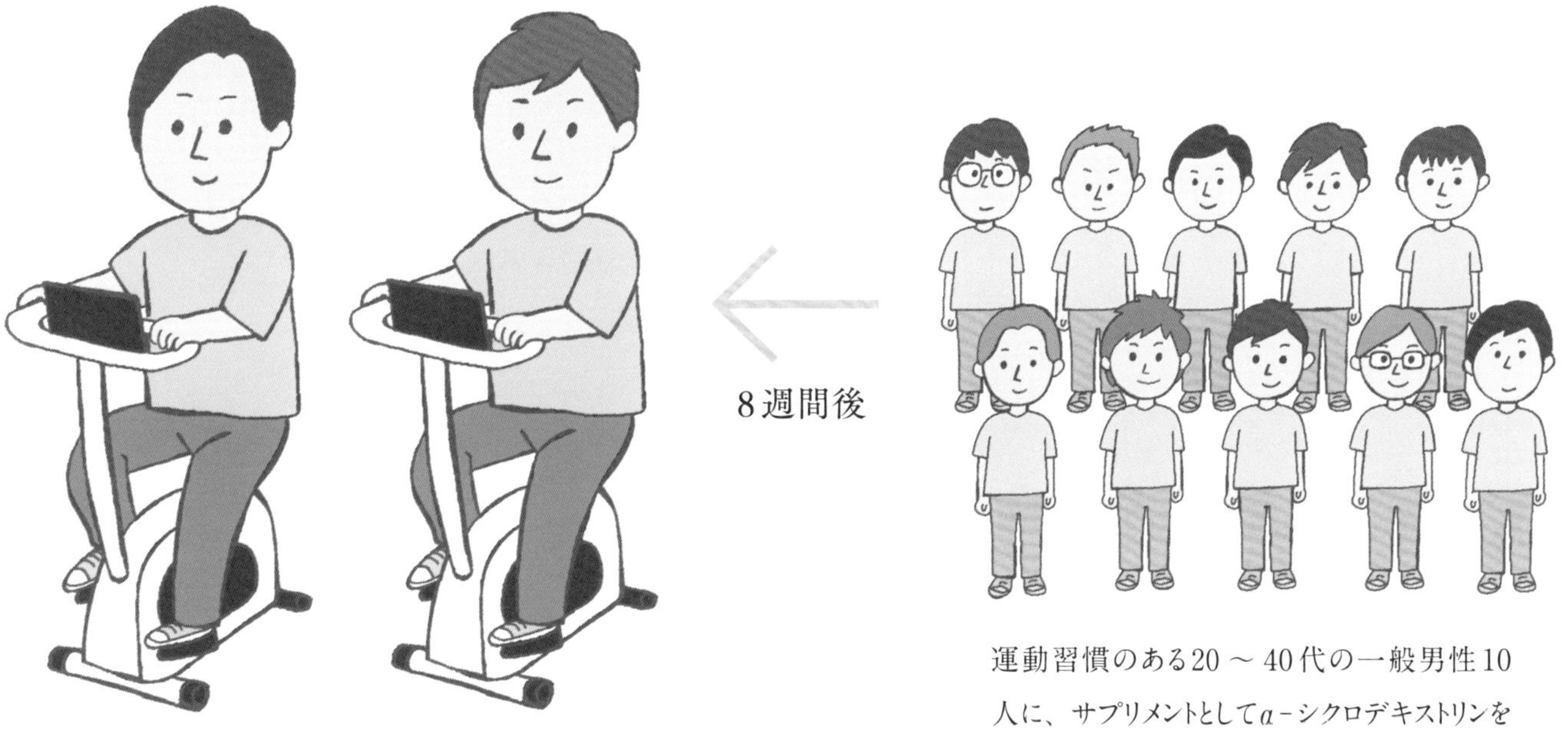

運動習慣のある20～40代の一般男性10人に、サプリメントとしてα-シクロデキストリンを8週間、摂取してもらった。

タイム10％短縮、
運動後の疲労感軽減

8週間後、エクササイズバイクを10㎞こぐタイムが、摂取前と比べ10％速くなり、50分間こいだあとの疲労感も軽減した。

出典◎Morita *et al*., Sci. Adv., 9: eadd2120, 2023

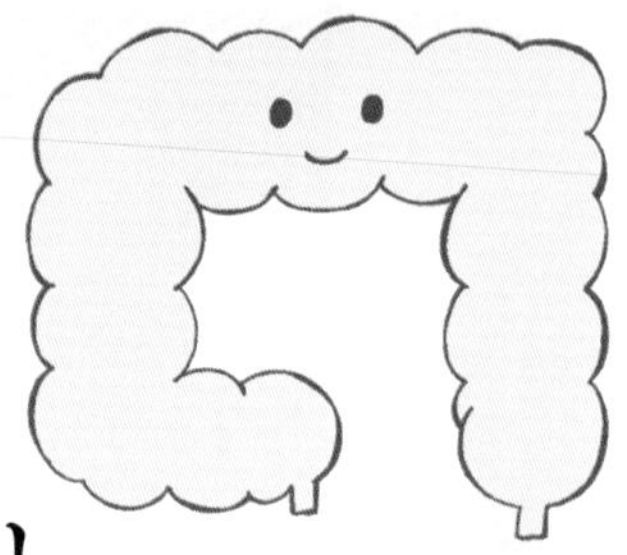

あなたの腸は何歳？

腸年齢セルフチェックシート

赤い項目は腸にいい生活習慣や環境。チェックの数だけ1歳若返ります。
青い項目は腸によくない生活習慣。チェックの数だけ1歳年をとります。
合計すると、実年齢からプラス・マイナス何歳でしたか？

各項目ごとに＋1

- □ 朝食をとらないことが週に4日以上ある
- □ 外食が週に4回以上ある
- □ コーヒーには砂糖を入れる
- □ アルコールは週に4回以上飲む
- □ 野菜不足だと思う
- □ 牛・豚・羊など肉類が好き
- □ 便秘である
- □ いきまないと便が出ないことが多い
- □ コロコロした便のことが多い
- □ オナラ・便が臭い／臭いと言われる
- □ 仕事でも、休日でも運動不足である
- □ タバコを吸う
- □ ストレスを感じている
- □ 寝不足である
- □ 肌荒れや吹き出物で悩んでいる
- □ 胃酸分泌抑制薬をのんでいる
- □ 抗生物質をよく服薬する
- □ コンビニエンスストアをよく利用する
- □ 仕事、買い物には車で出かける

各項目ごとに－1

- □ 豆腐・厚揚げが好き
- □ 塩分は制限している
- □ 玄米、麦など全粒穀類を3食に1度は食べる
- □ 朝食後に便が出ることが多い
- □ 見た目が若いと言われる
- □ 発酵食品が好き
- □ スープよりみそ汁が好みである
- □ 田舎、地方の出身である
- □ 3人以上のきょうだいがいる
- □ 週に3回以上運動をしている
- □ 深夜0時までには就寝している

合計

－ × □ 個　　＋ × □ 個

実年齢から　　　歳

京都府立医科大学大学院 内藤裕二教授の研究をもとに作成

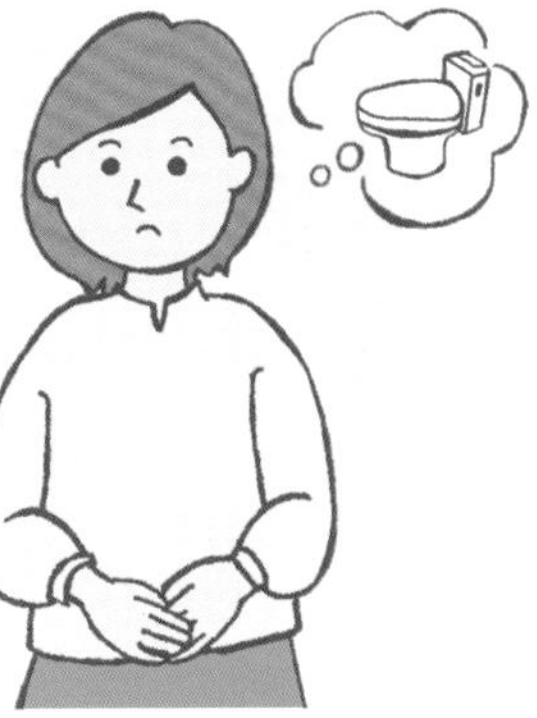

自分の腸内環境をチェック!

うんちは体調のバロメーター

下の表は、世界的に使われている、便の7段階表。

3～5が正常、1と2は便秘がちなど、色と形とにおいから、その人の腸内環境が予測できます。

日本人は3人に1人が便秘といわれているそう。あなたの便は大丈夫？

	種類		
1	ころころ		うさぎの糞のような硬くてコロコロ
2	ごつごつ	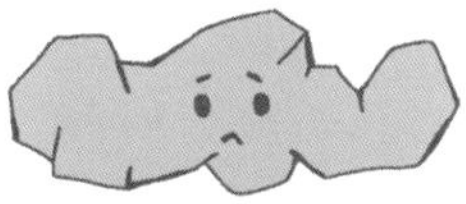	ごつごつしたソーセージ状で硬い
3	ひびわれ	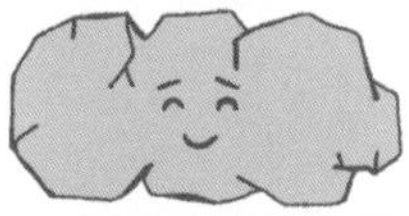	水分が少なくひび割れていて硬め
4	なめらかバナナ	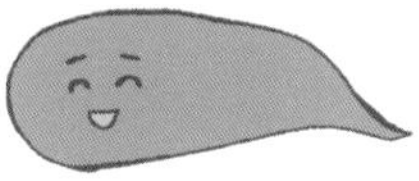	ソーセージ状で適度にやわらかい
5	やわらか	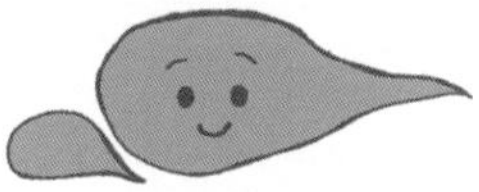	はっきりしたシワがありやわらかい
6	どろどろ	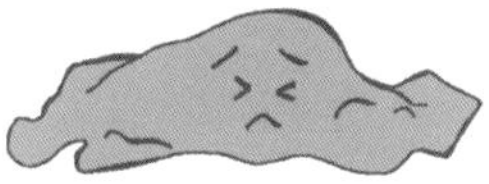	ふにゃふにゃして形がない
7	しゃばしゃば	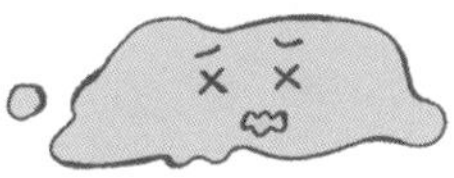	水分が多く固形物がなく液状

目安 3～5が週3日以上だと良

Lewis SJ, Heaton KW: Scand J Gastroenterol. 1997 Sep;32(9):920-4をもとに作成

毎日の食事で、腸をいきいき元気に！

腸内細菌を元気に育てる、食物繊維と生きた菌

食物繊維を多く含む食品の例（100gあたり）

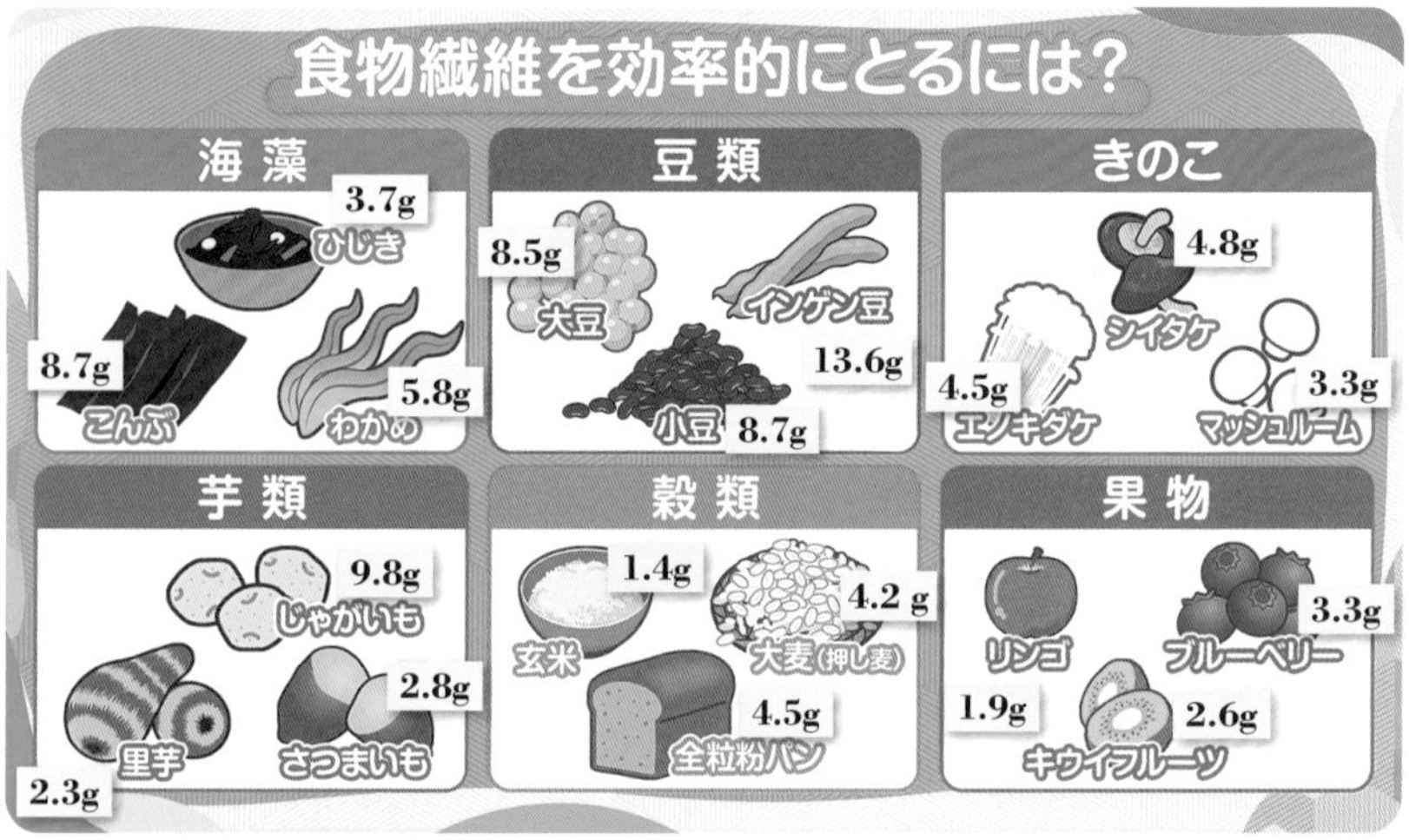

出典◎『日本食品標準成分表2020年版（八訂）』

自分の腸内細菌に、多様なエサを与えよう

腸内環境をよくするのに大切な食物繊維。日本人の1日あたりの摂取目標量は、女性は18g以上、男性は21g以上ですが、実際には目標量に達していない人が多いです。

そこで、食物繊維が豊富な食材を上の表にまとめてみました。わかめやひじきなどの海藻類、大豆やいんげん豆などの豆類、じゃがいもやさつまいもなどのいも類には、食物繊維が多く含まれています。

主食となる穀類も、精白していない全粒穀類には、食物繊維がたくさん含まれています。お米なら玄米、パンなら全粒粉パンや大麦入り、ライ麦パンを選ぶといいでしょう。白でなく茶色っぽいものが全粒穀類です。白米の場合は押し麦を混ぜて炊くと、食物繊維を増やすことができます。毎回でなくてもいいので、主食に全粒穀類をとるようにすると、食物繊維摂取量がぐんと増えます。

果物にも食物繊維が含まれているので、デザートには果物を選ぶといいでしょう。

加工食品やお菓子を選ぶときも、生きた菌や食物繊維が多いものをチョイス。ただし砂糖や塩分、バターなどの脂肪分が多く含まれるものも多いため、量はほどほどに。

内藤さんは、「日本人は甘みに弱いんです。ですから、砂糖とりすぎ、塩分とりすぎ、動物性脂肪とりすぎの方が多い。そこを制限したうえで食物繊維をとれば、いちばんお腹にいい」と言います。毎日の買い物で、生きた菌が入っているものや、食物繊維の多いものを選ぶようにすると、少しずつ腸内環境をよくしていくことができます。

教えてくれたのは

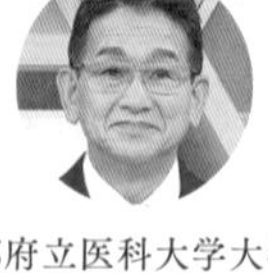

京都府立医科大学大学院
教授
内藤裕二さん

＼スーパーやコンビニで悩まなくなる!?／

買い物をするときのコツ

食品を買うときは、生きた菌の入ったものや食物繊維の多いものを
選ぶようにすれば、コツコツ腸活できます！

おにぎりは、玄米やもち麦が入ったものを！

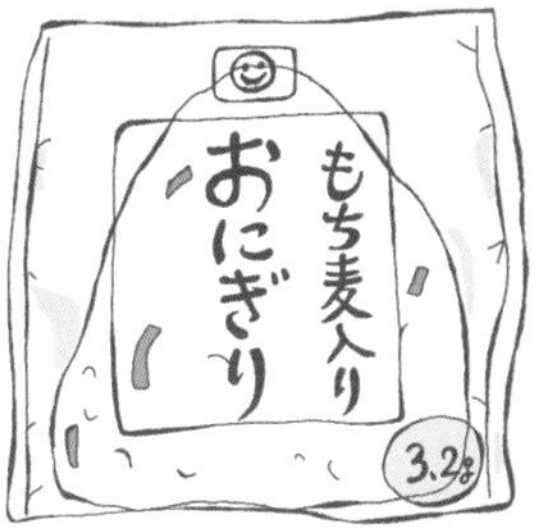

玄米やもち麦、雑穀入りのおにぎりにすると、食物繊維がたくさんとれる。

サラダは海藻や豆が入ったものを！

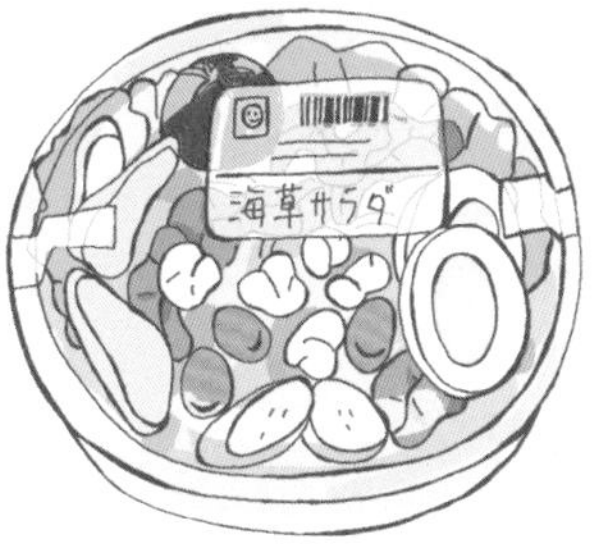

海藻類や豆類には食物繊維が豊富。ラベルなどの表示も参考にして選ぼう。

パンはふすま※や全粒粉が入ったものを！

ライ麦パン、大麦パン、全粒粉パンなどを選ぶと、食物繊維を増やせる。

※小麦粒の表皮部分のこと。

チーズは「ナチュラルチーズ」を！

プロセスチーズよりも、生きた乳酸菌が入っているナチュラルチーズに。

※一部には製法の都合上、生きた乳酸菌が含まれていないものもあります。

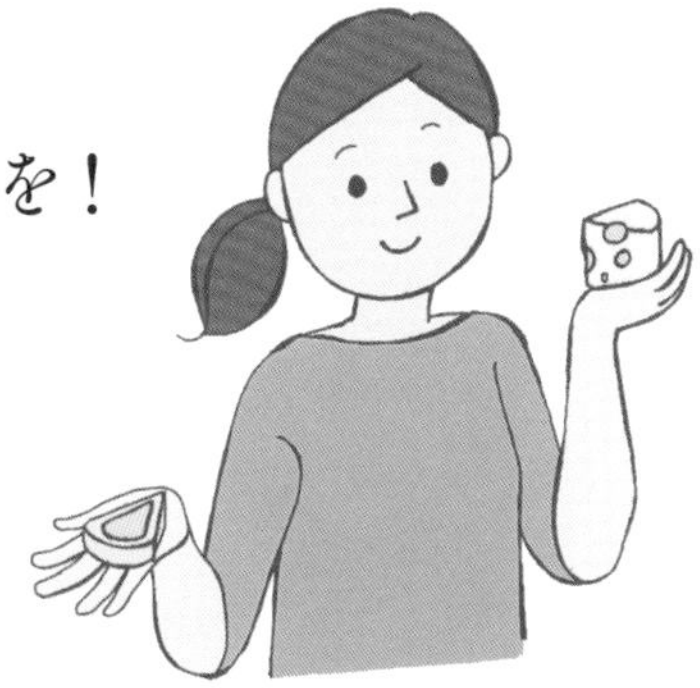

生きた菌、ヨーグルトの選び方は60ページからもご参考に！

お菓子が食べたいときは、食物繊維が豊富なポップコーンやようかんを選ぶのも手

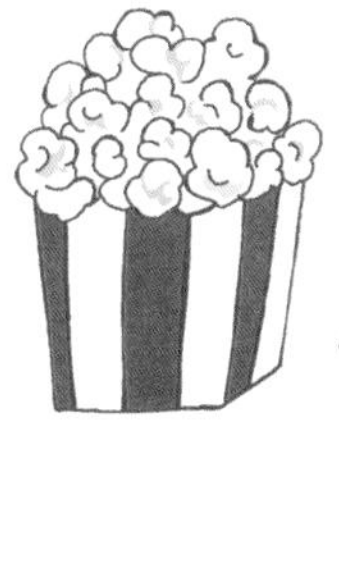

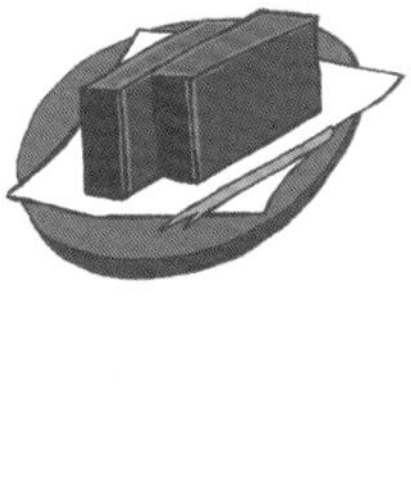

ポップコーンには食物繊維が豊富。ようかんも豆と海藻で食物繊維が多い。

約1000種類いるとされる腸内細菌は、エサの好みもさまざま

食物繊維（＝腸内細菌のエサ）をとるコツ〝1品足し〟でバラエティ豊かに！

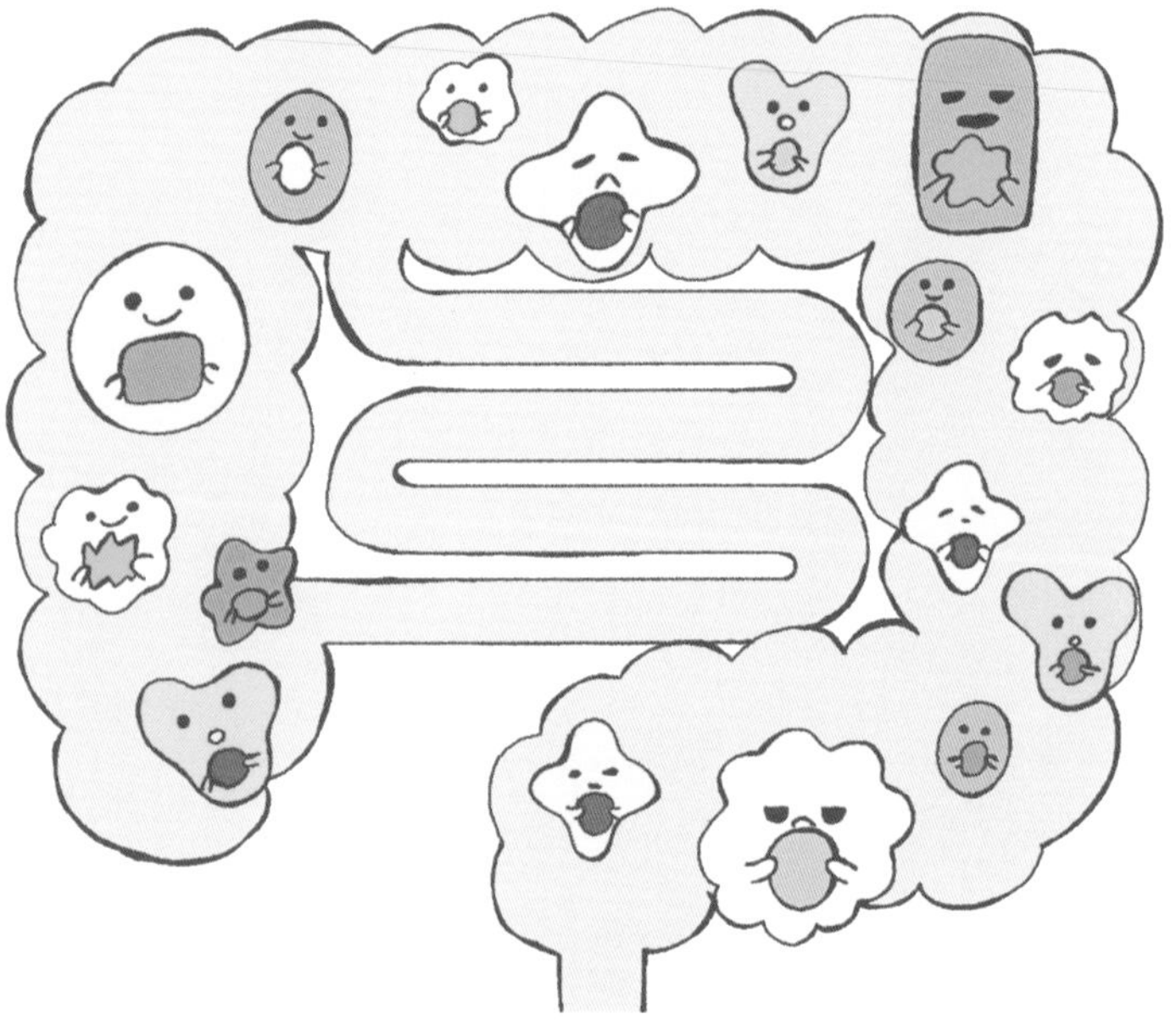

いろいろな食物繊維をちょっとずつとることを意識してみる

1000種類ほどいるといわれている腸内細菌は、エサとなる食物繊維の好みがそれぞれ異なっているため、腸内細菌を元気に育てるためには食物繊維の種類もそれだけ多様なものが必要になります。

「細菌によって、得意とする食物繊維が違ってきます。なんでも食べる細菌もいますし、ものすごく偏食な細菌もいます。そうした腸内細菌をまんべんなく育てようと思うと、食物繊維のバラエティをかなり広く与えないと育たないと思います」（井上さん、以下同）

どれだけ食物繊維の量が豊富でも、特定の食品だけ食べればいいわけではなく、いろいろな食品からさまざまな種類の食物繊維をとることが大切ということ。

そうは言っても、忙しい毎日の食事で、どの食品にどんな種類の食物繊維が含まれていて、どれだけとればいいかなんて、いつも食物繊維のことばかり考えなくてはいけないのは現実的ではありませんよね。

そこで、ふだんの生活のなかでも効率的に食物繊維をとりやすくなるコツを、井上さんにうかがいました。左のページを参考に、ちょい足しや1品足しから始めて、ぜひ腸内細菌を育てる〝育菌〟の実践を！

研究によれば、砂糖、油、塩分を控えて食生活を改善すると、12ページで紹介した腸内細菌のタイプが2週間で少しずつ変わる人がいるとわかっています。まずは期限を決めて2週間、腸内細菌をハッピーにする食生活にトライしてみては。

教えてくれたのは

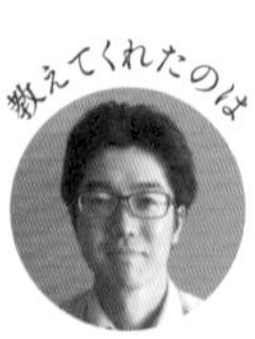

摂南大学農学部教授
井上 亮さん

朝 昼 晩 で実践、"育菌"！

いろいろな食物繊維を取り入れる工夫

いろいろな種類の食物繊維を取り入れるのはなかなか大変。
そこで、井上さんに実践例を教えてもらいました。腸活を手軽＆効果的に実践するには
3食それぞれに「ちょい足し」「1品足し」から始めるのがおすすめ！

朝

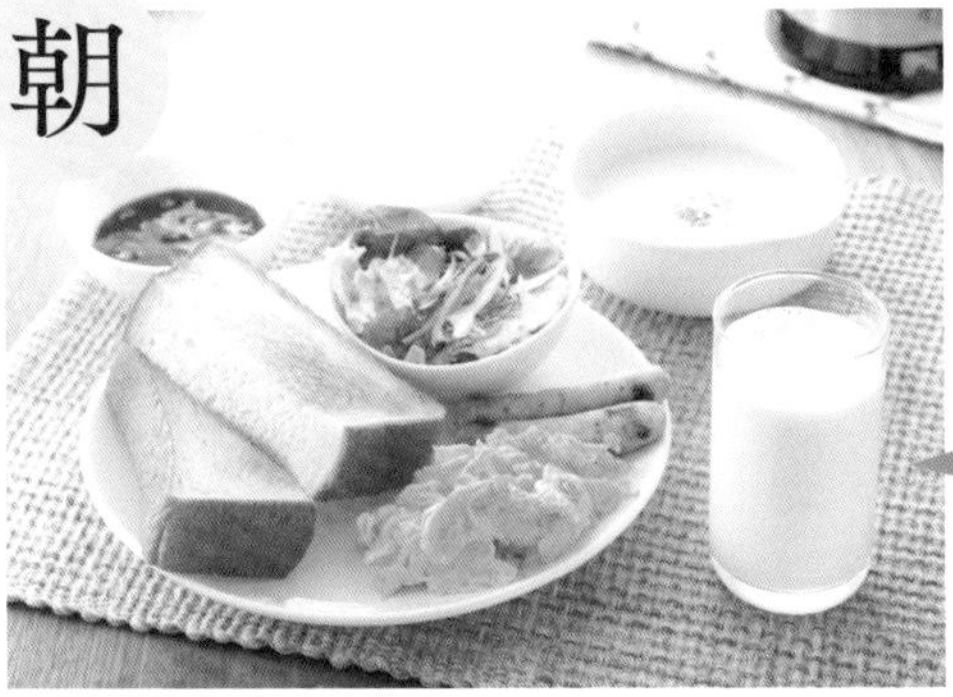

パン選びのコツ

全粒粉やライ麦など雑穀入りのもの

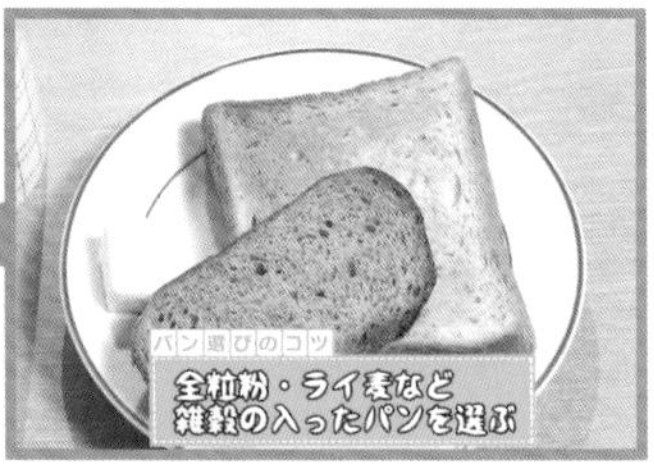
パン選びのコツ
全粒粉・ライ麦など
雑穀の入ったパンを選ぶ

せっかく食べるなら、雑穀入りのものを選ぶと食物繊維の種類を増やせます。

昼

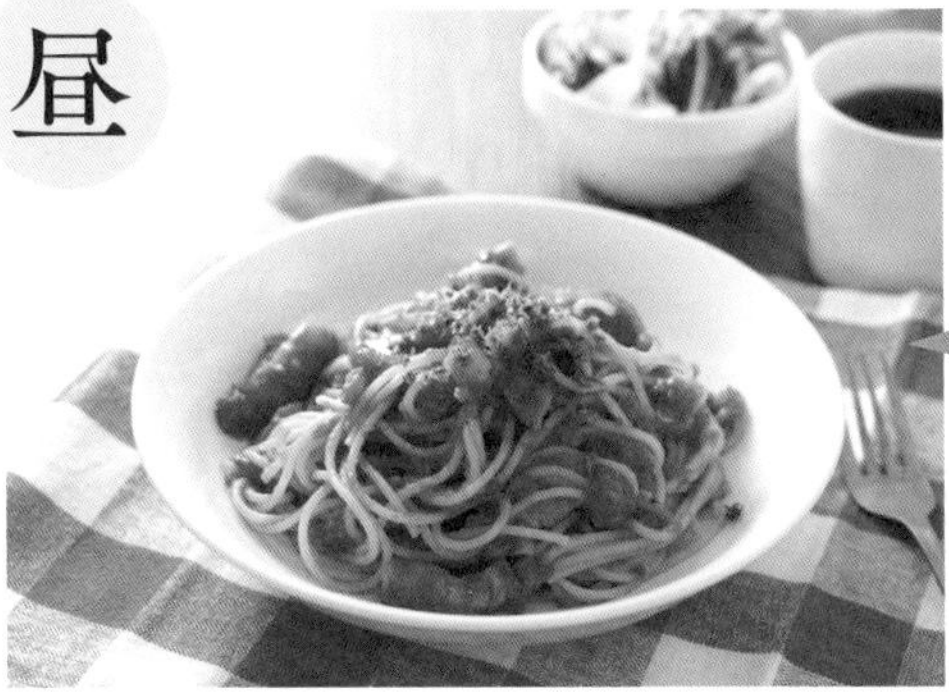

麺選びの目安 **白いものよりも、色の濃いものを**

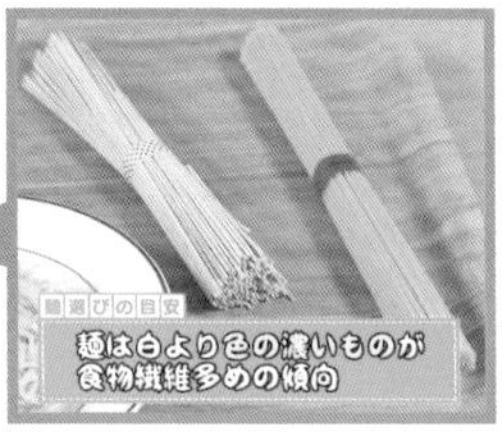
麺選びの目安
麺は白より色の濃いものが
食物繊維多めの傾向

麺は色が濃いほうが食物繊維多めの傾向。おすすめはそばですが、パスタなら全粒粉のものにして、具材も納豆ときのこ類など食物繊維の多いものを組み合わせるとより効果的。

忙しいお昼時でも、豆や海藻サラダをちょこっと足すと育菌に。

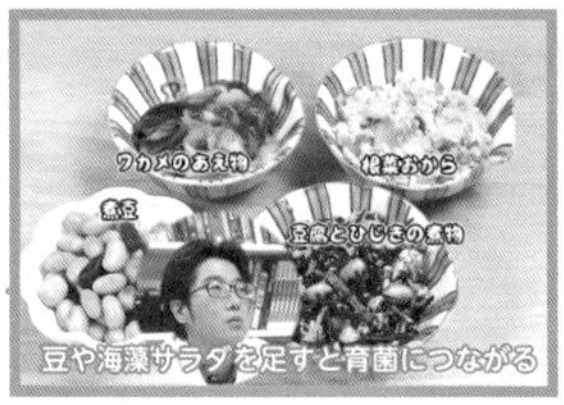
ワカメのあえ物
根菜おから
煮豆
豆腐とひじきの煮物
豆や海藻サラダを足すと育菌につながる

晩

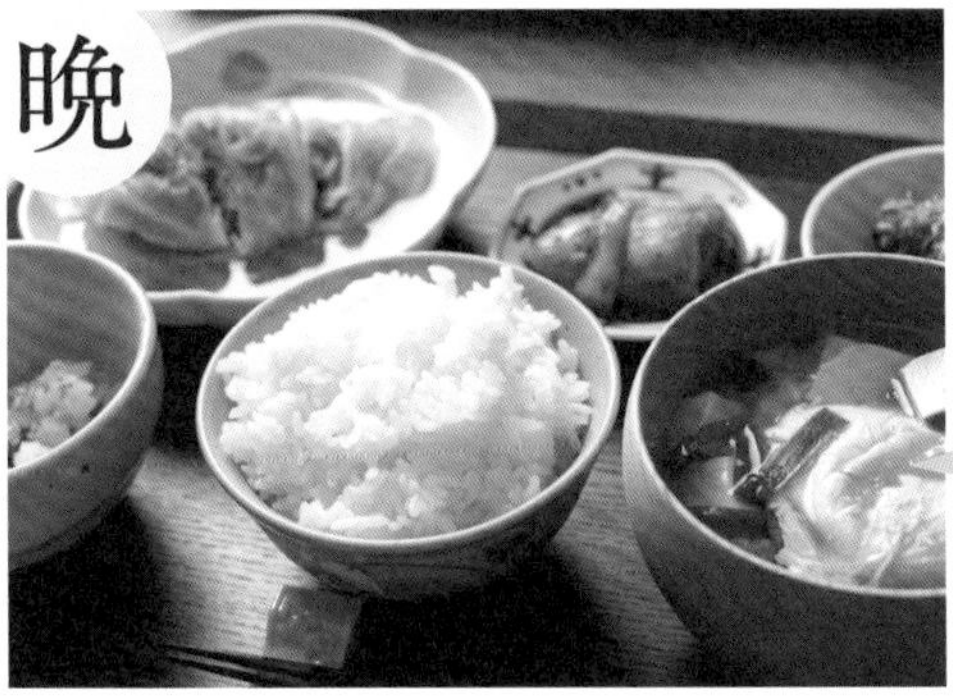

主食の置き換えは効果大！

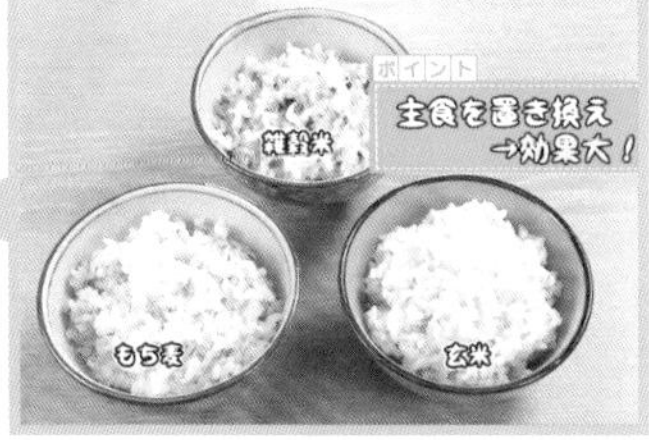
ポイント
主食を置き換え
→効果大！
雑穀米
もち麦
玄米

1日に1食だけでも、主食を雑穀米や玄米、もち麦などに置き換えると、食物繊維の種類も量も増やせます。

専門家スペシャルインタビュー

免疫力やメタボなど、私たちは腸内細菌にコントロールされているのかもしれません

自分の腸内細菌は3歳までに決まる!?

腸内細菌を愛してやまない内藤さんによれば、健康には腸内細菌の多様性が必要だといいます。

「どの菌がいいというのではなくて、多様性が大事なんです。人間の社会と同じで、いろいろな腸内細菌がいるほうがいい。腸内細菌が多様であれば健康長寿でいられるし、逆に菌の種類が減って寂しくなってくると、病気のリスクが高まる。健康をめざすには、多様な腸内細菌をいかにつくるかがテーマだと私は思います」

ところが、ちょっと気になる腸内細菌の真実も教えてもらいました。じつは腸にすみつく腸内細菌の種類は、3歳までに決まってしまうというのです。

これに関連するのが、22ページのセルフチェックシートにある「田舎、地方の出身である」と「3人以上のきょうだいがいる」という項目です。

母親の胎内にいるとき、赤ちゃんの腸内は無菌状態。生まれたあと、いろいろな人と触れ合い、いろいろなものを食べ、空気中のいろいろな菌を吸うことで、腸内に細菌がすみついていきます。

そうやって〝腸内細菌のレギュラーメンバー〟が決まるのが3歳ごろ。あとはもう新しい菌がすみつくことはありません。

「都会のきれいなマンションよりも、極端に言えば牧場で育つほうがいいかもしれない（笑）。大家族や自然豊かな環境で育った人のほうが、3歳までにたくさんの菌をもらえ、腸内細菌が多様になるということがわかっています」

とはいえ、3歳を過ぎたら腸内環境は変えられないということではありません。腸内細菌の固定メンバーが決まると、食べ物からとる菌がすみつくことはできませんが、腸内を通りながら働いてくれます。ヨーグルトなどで乳酸菌をとると、その菌は腸内を通るときに、いい働きをたくさんして、最後に出ていくのです。

「ですから、生きた菌を含む食べ物は、毎日とるのが大切なんです」

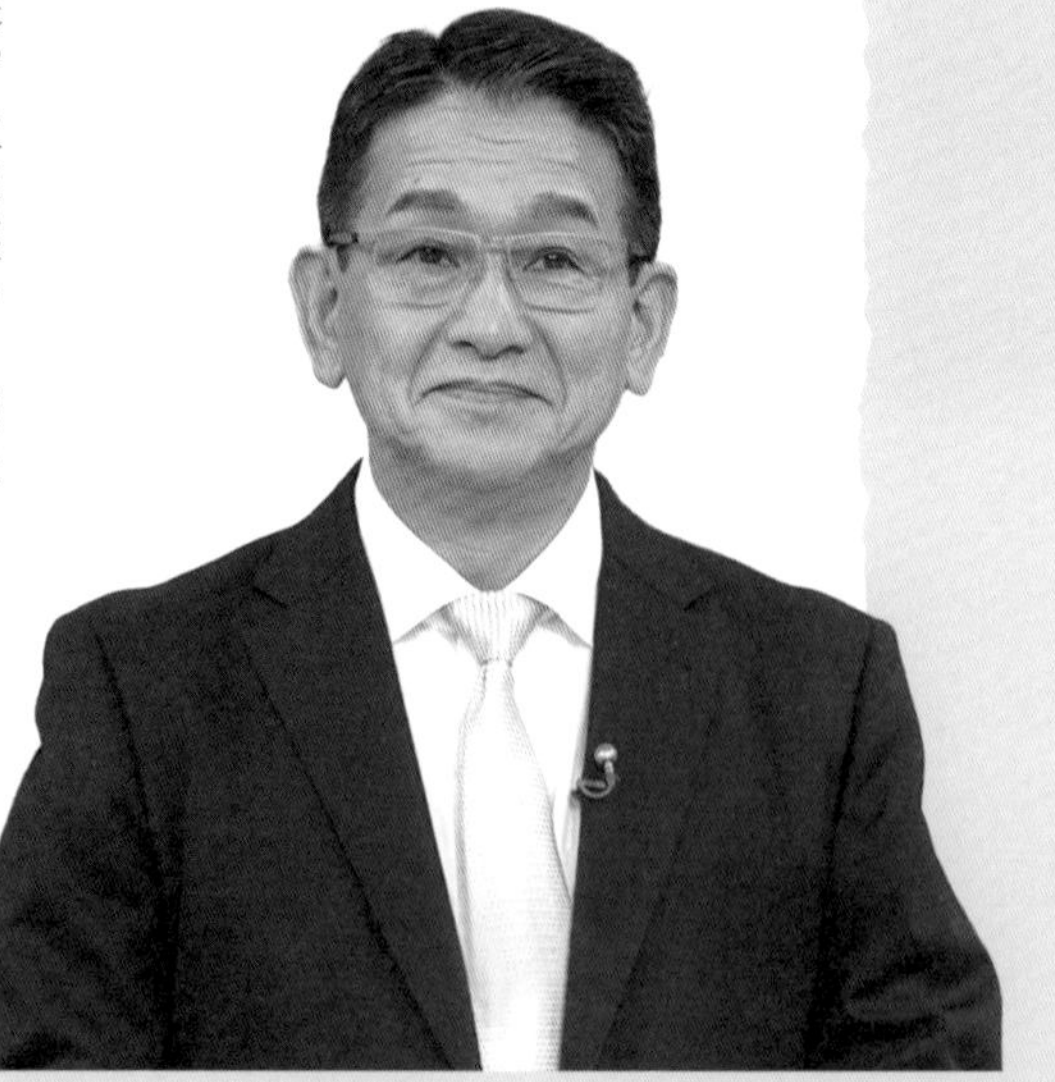

教えてくれたのは

内藤裕二さん

京都府立医科大学大学院教授。腸内細菌を研究して40年。40ページで紹介する腸内細菌と健康長寿との関連なども研究を進めている。

そして腸内細菌のエサである食物繊維をとることで、もともといる菌も、食べ物から入る菌も、みんな元気になって数を増やしていきます。

「食物繊維により持久力が上がるなどの働き（20ページで紹介）だけでなく、メタボの予防や免疫の維持などにもかかわることがわかってきています。ですから、もしかすると私たちは、腸内細菌がつくる短鎖脂肪酸によってコントロールされているということなのかもしれません」

腸内環境は変えられる！まずは意識することから

やはり腸内環境を改善することが健康維持につながるというのは、さまざまな研究からも明らかなようです。

23ページの表では、便の状態から自分の腸内環境を予測することもできます。

「便秘のときは腸の中に便が長くとどまるため、余計な毒物や、がんのもとになるものもできてくる。日本人は今、3人に1人が便秘といわれていますが、これは一種のアラームというか、危険な信号でもある」

腸内環境や体調のバロメーターとして、自分の便の色と形、においをチェックする習慣をつけてみては。

もし、便の調子がいまいちだったり、病気のリスクが高い腸内細菌タイプの可能性が高かったり、腸年齢が実際より高かったとしても、悲観的になることはありません。

内藤さんによると、腸内環境は、がんばれば2週間で変わるそう。食物繊維と生きた菌をしっかりとることで、腸内環境は変えることができます。

「1日にとりたい食物繊維は20g、病気の予防のためには25gが目安です」

忙しい毎日でも、本気で腸内環境を整えたい！　という人のために、内藤さんが毎朝飲んでいるという食物繊維たっぷりのスムージーのレシピを教えてもらいました。このレシピのポイントは、いろいろな種類の食物繊維がとれるところ。

「続けることが大事です。私は5年くらい続けていて、ラジオ体操のあと、朝食前にスムージーを飲むのが毎日の日課です」

手軽に食物繊維がとれるお助けドリンクとして、ぜひおためしを。

内藤さんの

スペシャルスムージーレシピ

内藤さんは、食物繊維たっぷりの
自家製スペシャルスムージーを
毎朝飲んで、
腸内環境を整えているそう。

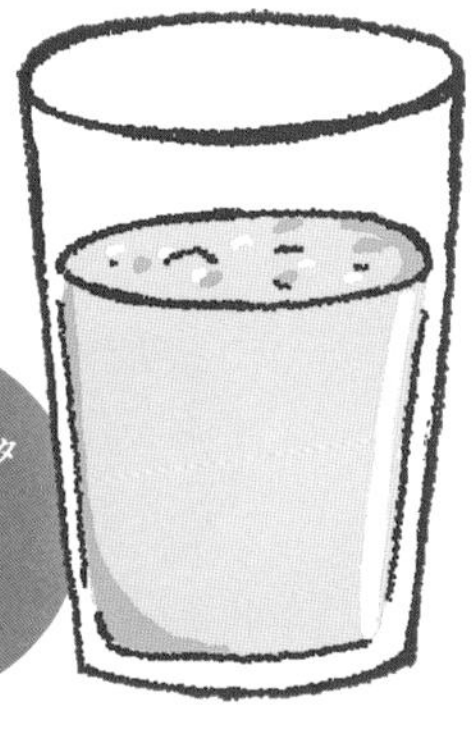

食物繊維 約10g

1人分の栄養価データ
287kcal
塩分：0g
脂質：8.5g

〈材料〉

豆乳……200mℓ
バナナ……½本
食物繊維サプリ（水溶性食物繊維の粉末）……5g
※食物繊維の量が5g分
青汁粉末……大さじ1
はちみつ……適量
（お好みで）
えごま油……小さじ1
きな粉……小さじ1

〈作り方〉

材料をすべて入れてミキサーにかけるだけ。

専門家に聞く

腸内細菌Q&A

Q 夕食でビールやワインを飲むのが至福の時です。アルコールのせいで腸内細菌は半減してしまいますか？

A アルコールが腸内環境に悪いということはありません。ただし、アルコールを飲むとお腹がゆるくなることがあると思います。それが続くと腸内環境が悪化するおそれがあるため、飲みすぎには気をつけてください。おつまみに枝豆やナッツ、めかぶなどを取り入れると食物繊維の種類も量も増やせますよ。（井上さん）

●

Q オナラが臭いです。家族にも、同じものを食べているのに臭いと言われます。腸内環境に関係がありますか？

A オナラのにおいと腸内環境は密接に関係しています。硫黄臭は腸内環境が乱れている指標とされますが、漬物のようなにおいなら問題なし。家族のなかで自分だけ臭いのであれば、自分に合わない食材があるのかもしれません。（内藤さん）

●

Q 毎日同じヨーグルトを食べていると効果が薄れますか？

A 自分の体に合っているヨーグルトを無理やり変える必要はありませんが、いろいろな製品が出ているので、ためしてみるのも楽しそうですね。もし便がやわらかくなりすぎたり、お腹を壊したりするようなら、やめるのも1つの方法です。（内藤さん）

●

Q 納豆やめかぶをよく食べていますが、まとめ買いして冷凍しても大丈夫ですか？

A まったく問題ありません。冷凍などを利用して、継続的に海藻類や豆類をとることが大切です。（内藤さん）

Q 子どもが豆類をあまり好まず、納豆は加熱調理をしています。火を通しても菌の効果は変わりませんか？

A 火を通すと菌はある程度、死んでしまいますが、大切なのは豆を食べること。豆製品は食物繊維と植物性たんぱく質が豊富で、腸内環境にいいものがたくさん含まれています。日本人はもっとがんばって豆を食べましょう。（内藤さん）

●

Q 腸内細菌検査で、ビフィズス菌も乳酸菌も0%という結果でした。もともといない菌をがんばってとっても意

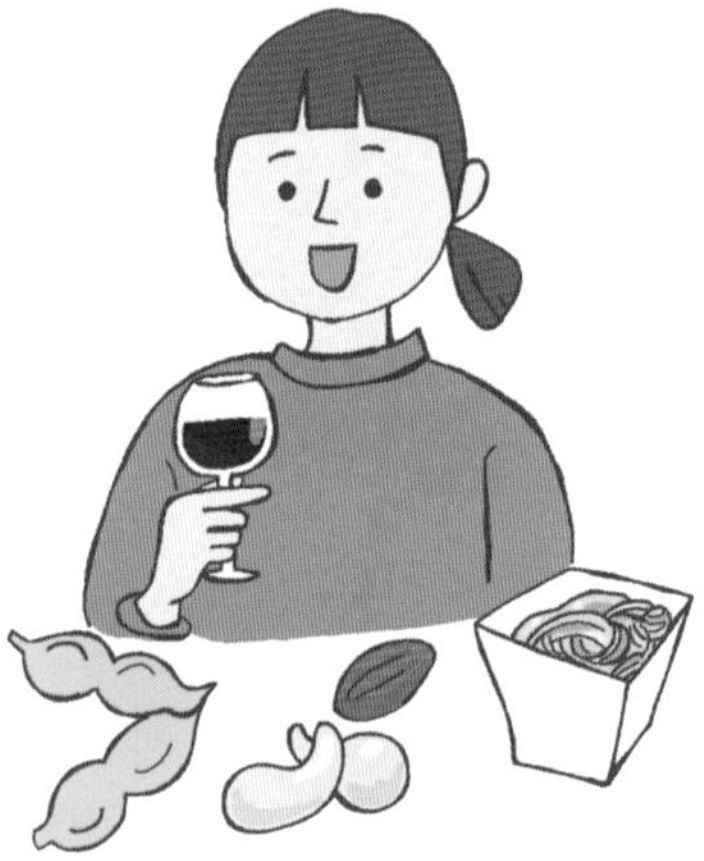

答えてくれたのは

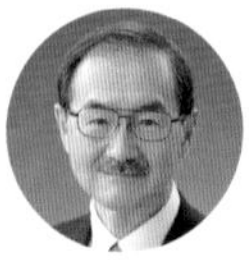

東北大学大学院
教授
福土 審さん

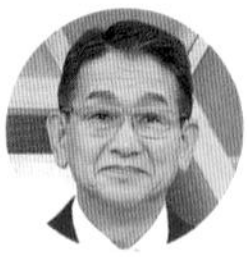

京都府立医科大学
大学院教授
内藤裕二さん

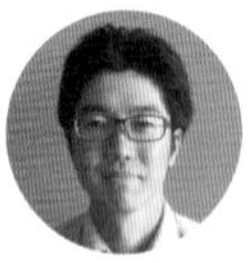

摂南大学農学部
教授
井上 亮さん

味がないのでしょうか？

A 食事でとった菌は腸内には定着しませんが、腸を通るときにいい働きをしてくれるので、積極的にとるのはいいことです。またビフィズス菌や乳酸菌がいなくても、代わりをしてくれる菌がいます。多様な菌がいればまったく問題ありませんので、心配しなくても大丈夫です。（内藤さん）

Q 忙しいときは、なかなか食物繊維たっぷりの食事を用意できないこともあります。１００％の野菜ジュースなどで食物繊維をとることはできますか？

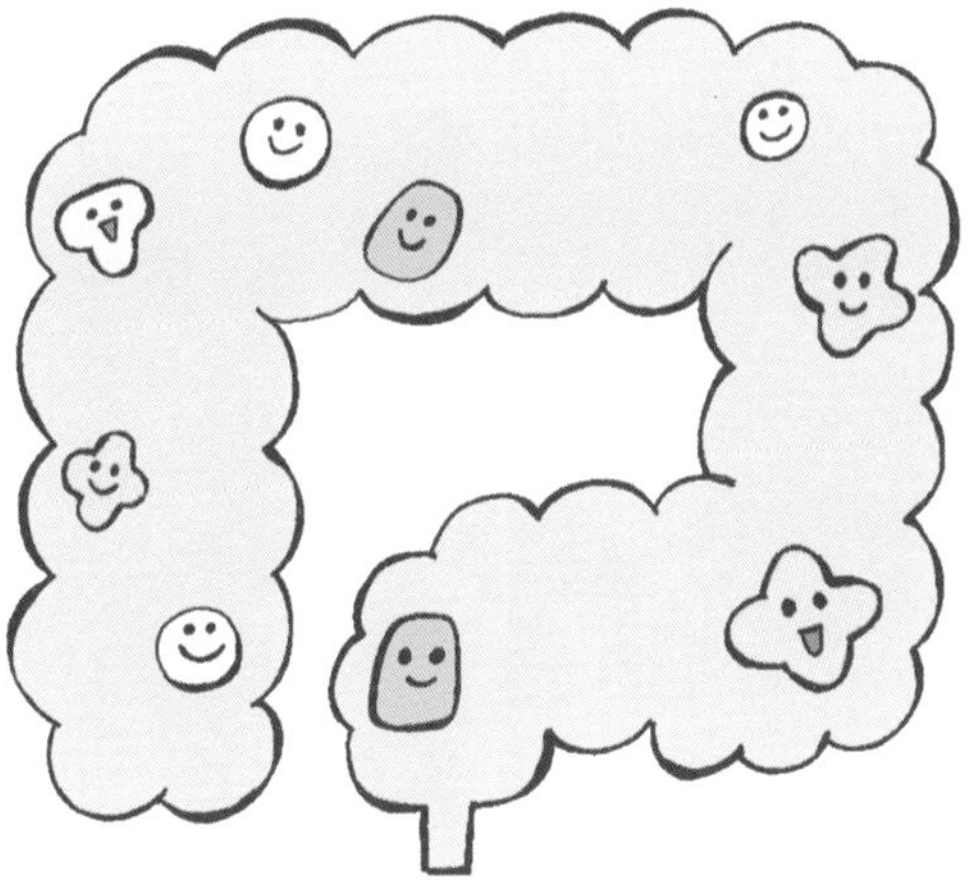

A 野菜を毎食たくさんとるのは難しいと思いますし、摂取できる食物繊維の種類に変化も出るため、たまには野菜ジュースやスムージーを取り入れるのもありだと思います。ただし、ヘルシーそうに見えても意外と糖分が多かったり、塩分が入っている場合もあるため、とりすぎにはご注意を。（井上さん）

Q 便秘薬を常用すると認知症になる可能性があると聞いたのですが、本当ですか？

A 便秘薬を長く使うことによって認知症になるというデータはないので、不確かな情報です。ただし、便秘症が長く続くことで、認知症のリスクになるという研究結果はあります。（福士さん）

Q 高校生の子どもが、過敏性腸症候群と診断されました。腸活で治すことはできますか？

A 診断を受けた場合は、しっかりと医師の指導のもとで治療することが大切です。ご自分で判断せず、医療機関を受診してください。（福士さん）

Q 成長期の子どもがいるのに、15ページで紹介されているEタイプのような肉抜きの食事は難しいと思ってしまいます。どうしたらいいでしょうか？

A あまり難しく考えなくて大丈夫です。食事はみんなで楽しく食べることが大切ではないでしょうか。ただし、根菜類や雑穀といった〝植物由来の食物繊維〟が大事なキーワードなので、そこを忘れずに。いろいろな食材を食べる、バランスが大切です。（内藤さん）

Q 腸内環境は3歳までに決まる（28ページで紹介）ということですが、1歳からの腸内環境の作り方を教えてください。

A まだまだ研究中で、明確にこれがいい、という答えがないのが現状です。1つだけ、都会よりも農場などの田舎で育った子どものほうが腸内環境が豊かであるということはわかっていますが、あまり偏ったことは考えないほうがいいと思います。食物繊維と生きた菌をとる食事を意識する程度で、のびのび育つのがいいのではないでしょうか。（内藤さん）

第2章

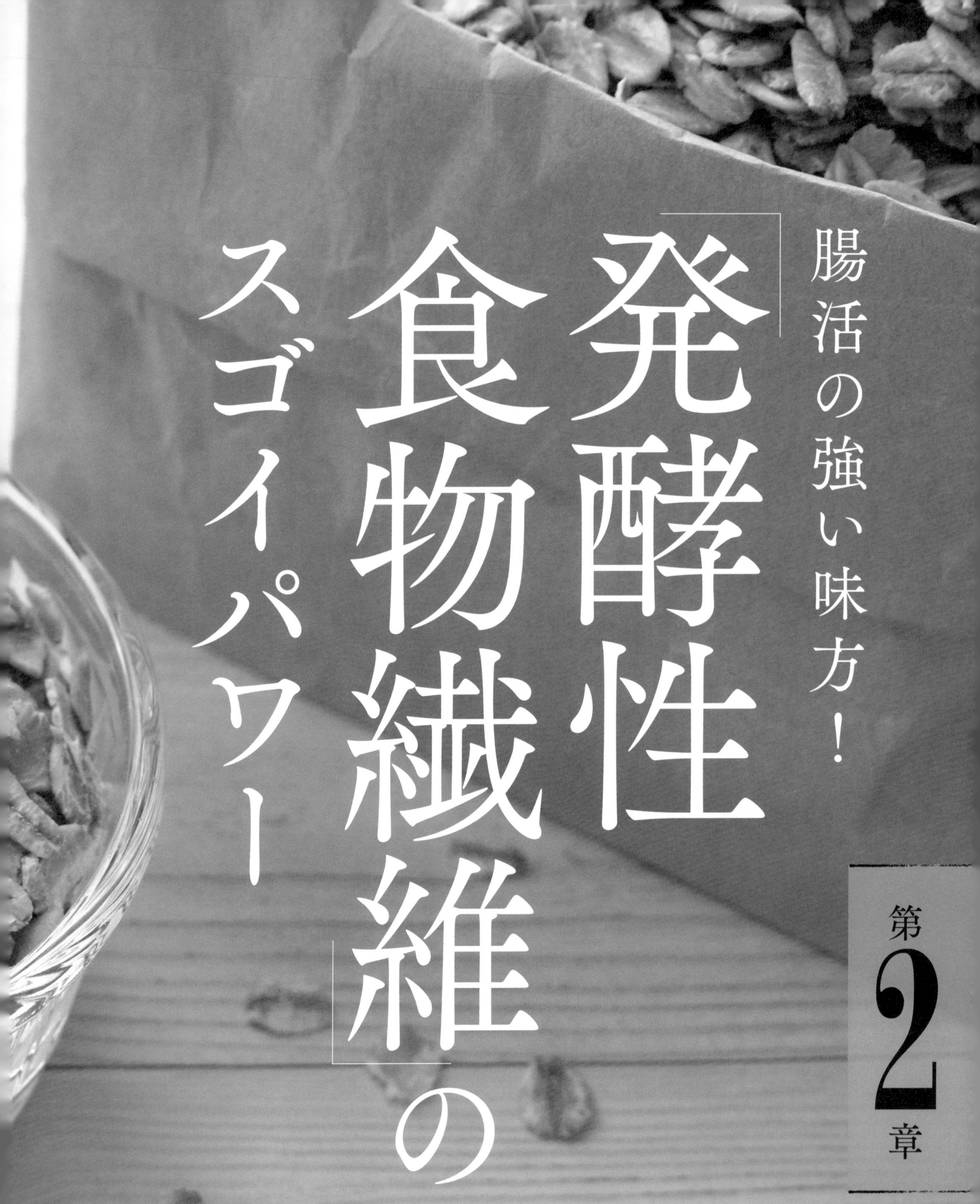

腸活の強い味方！

「発酵性食物繊維」のスゴイパワー

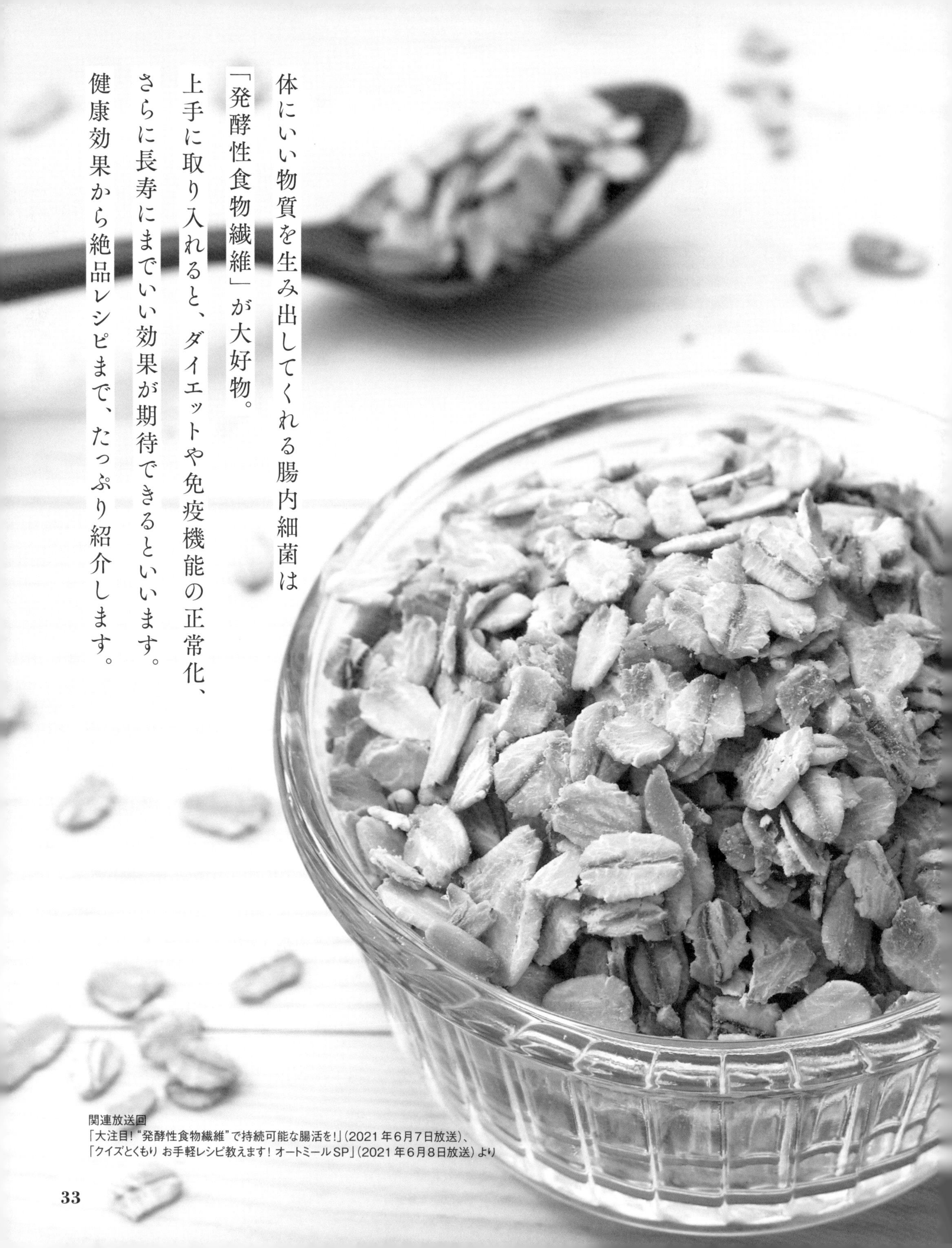

体にいい物質を生み出してくれる腸内細菌は
「発酵性食物繊維」が大好物。
上手に取り入れると、ダイエットや免疫機能の正常化、
さらに長寿にまでいい効果が期待できるといいます。
健康効果から絶品レシピまで、たっぷり紹介します。

関連放送回
「大注目！"発酵性食物繊維"で持続可能な腸活を！」（2021年6月7日放送）、
「クイズとくもり お手軽レシピ教えます！オートミールSP」（2021年6月8日放送）より

発酵食品を食べるだけで満足していませんか？

腸活の新常識！

腸内で発酵を促す、「発酵性食物繊維」のパワー

「発酵」がもたらす、うれしい健康効果

腸活といえばよく耳にするキーワード、「発酵」。納豆やヨーグルトなどの発酵食品を意識してとっているという人も多いのでは。でもじつは、大腸の中で発酵させることが大切なのだそう。

私たちの大腸には、約40兆個もの腸内細菌がいます。なかでも体にいい働きをする菌は、エサとなる食物繊維を分解する際に「短鎖脂肪酸」と呼ばれる物質を出します。この過程を発酵といいます。

今、注目されているのが、この発酵によってつくられる短鎖脂肪酸です。血管を通して体のすみずみまで行き渡ることで、肥満防止、血糖値を下げる、免疫機能を正常化するといった、体にいい効果をもたらすことがわかってきました。

「私たちの体にさまざまないい働きをしてくれる短鎖脂肪酸ですが、これをつくる善玉菌をうまく活用していない人も多いんです。善玉菌をもっと元気にしてあげないと、もったいないですね」（青江さん、以下同）

短鎖脂肪酸を生み出す腸内細菌の大好物が、発酵性食物繊維。ごぼうやたまねぎといった根菜類、キウイなどの果物、大豆や玄米、大麦などの穀物が、腸の中で発酵を促す食物繊維として見直されているそう。

ヨーグルトなどの発酵食品は、菌の補充にはなりますが数日間で通過していきます。「持続性という意味では、もともと自分が持つ菌に、エサである発酵性食物繊維を与えて元気にするほうが、より効果的です」

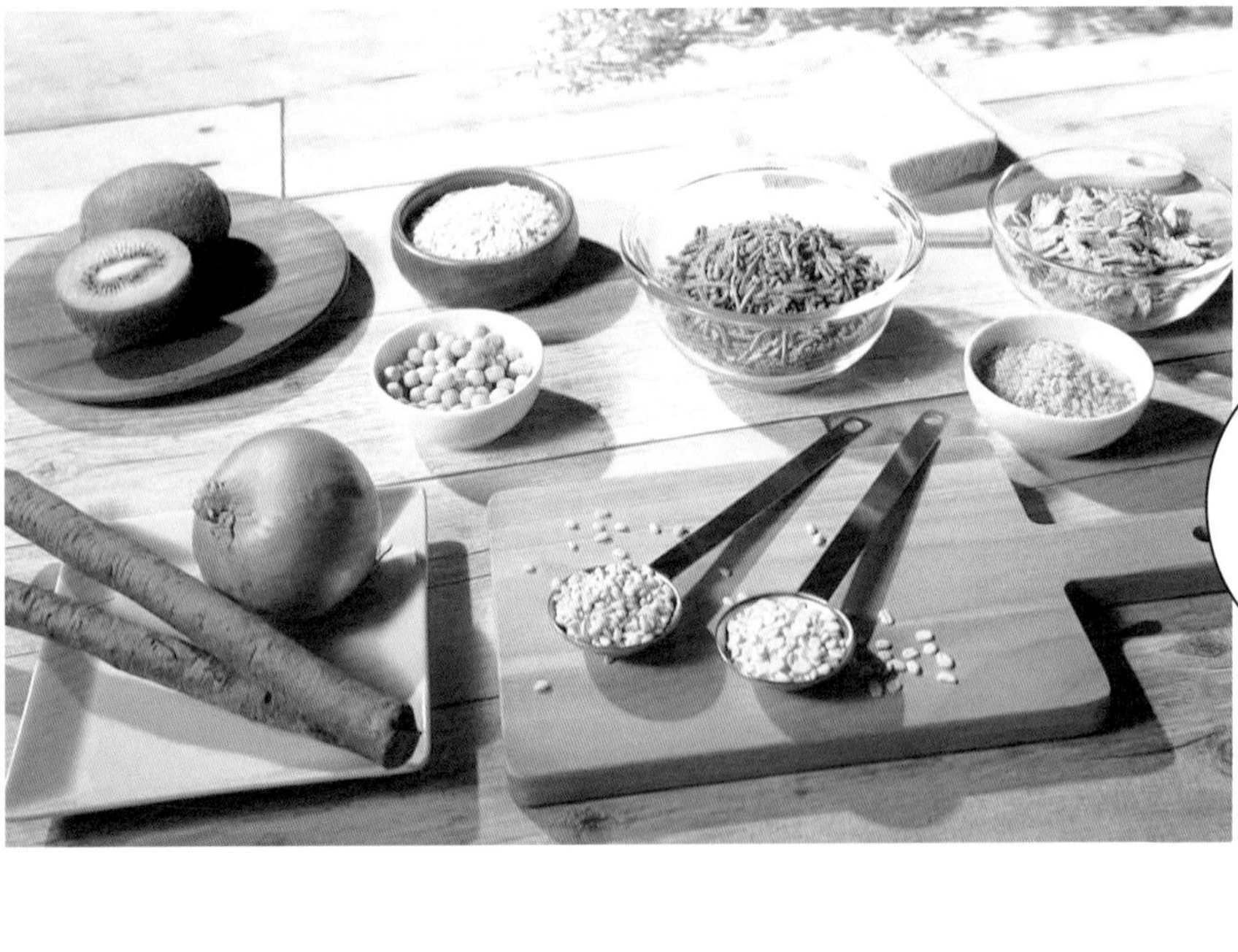

大切なのは、大腸の中で発酵させること

教えてくれたのは

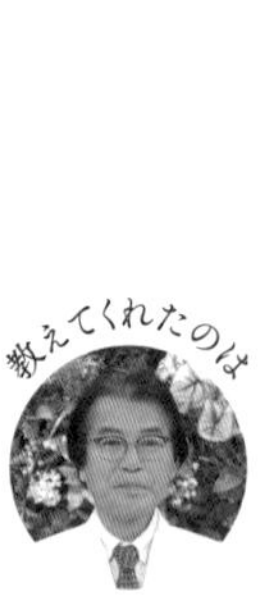

大妻女子大学教授
青江誠一郎さん

腸内の「発酵」のメカニズム

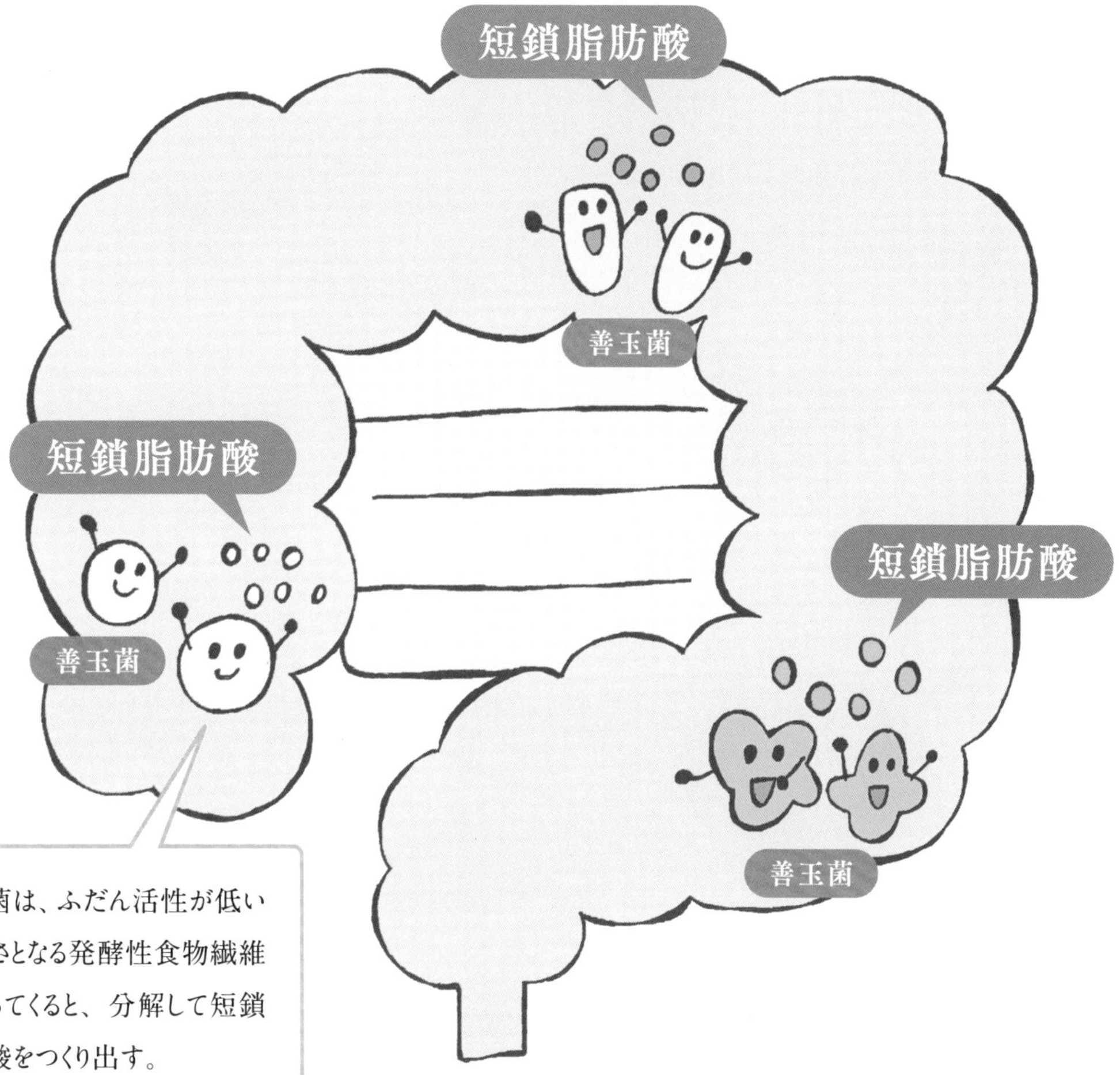

善玉菌は、ふだん活性が低いが、えさとなる発酵性食物繊維が入ってくると、分解して短鎖脂肪酸をつくり出す。

短鎖脂肪酸の
ここがスゴイ!

① 肥満を防ぐ

② 血糖値を下げる

③ 免疫機能の正常化

発酵性食物繊維が大腸に入ると……

↓

善玉菌がエサとして食べる

↓

善玉菌が短鎖脂肪酸を出す

「短鎖脂肪酸」のうれしい3つの働き

私たちの体にさまざまないい働きをしてくれる短鎖脂肪酸は、今とても注目されています。
その働きを知れば、今すぐにでも短鎖脂肪酸を増やしたくなること間違いなし！

① 肥満を防ぐ

腸から吸収された短鎖脂肪酸が血管を通って全身に巡ると、脂肪細胞が過剰な栄養を取り込むのを抑えるように働きかける。さらに、余分な脂肪などの消費を促す働きも。

肥満になる仕組み

脂肪細胞が血管を流れる脂肪などを取り込み続けることで、細胞自体が大きくなる。これが繰り返されることで太ってしまう。

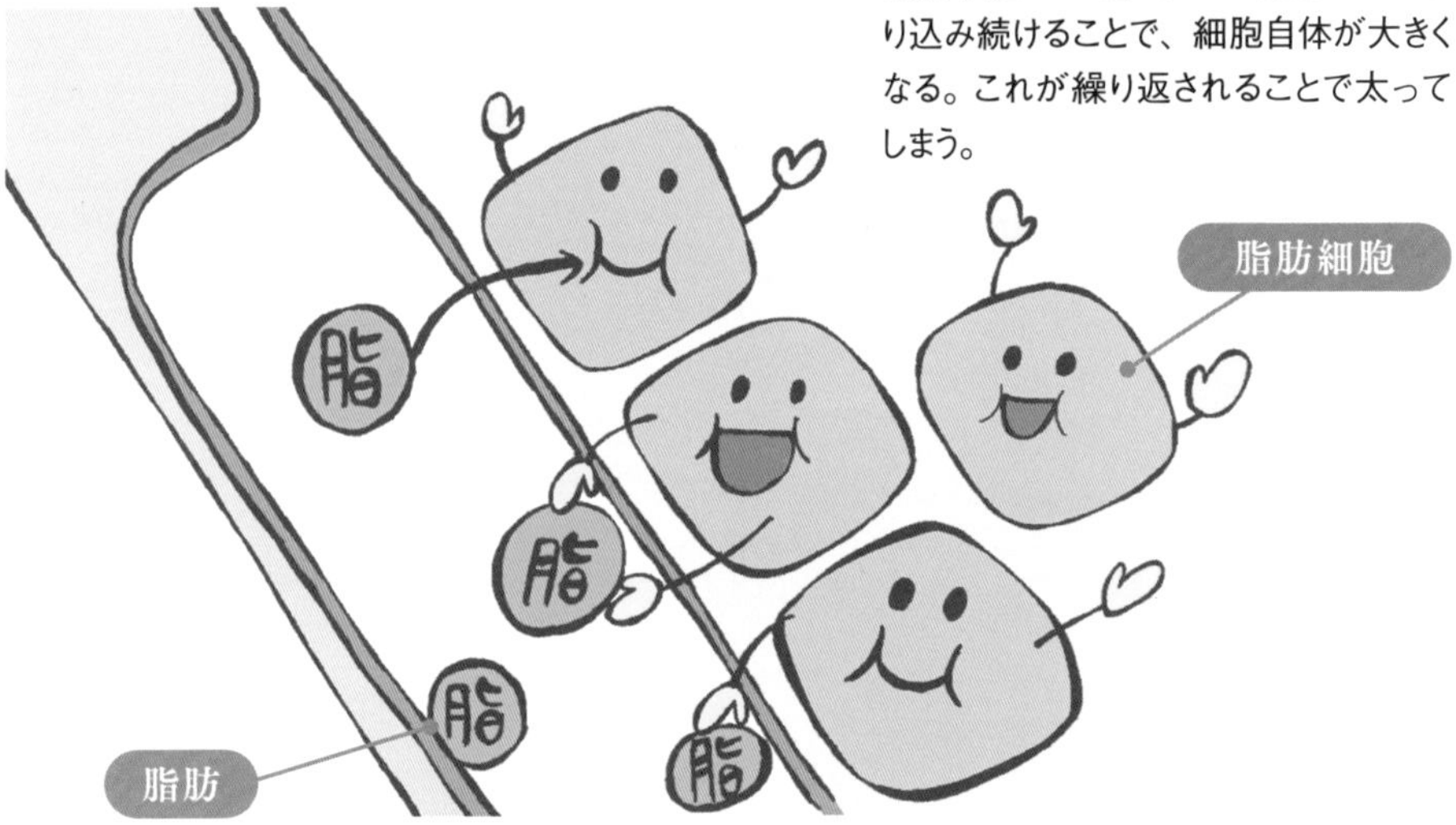

短鎖脂肪酸が全身に巡ると……

腸から吸収され、血流によって全身に巡った短鎖脂肪酸は、脂肪細胞に働きかけて適正なバランスをとるよう指令を出す。すると細胞は過剰な栄養を取り込むのを抑えるようになる。

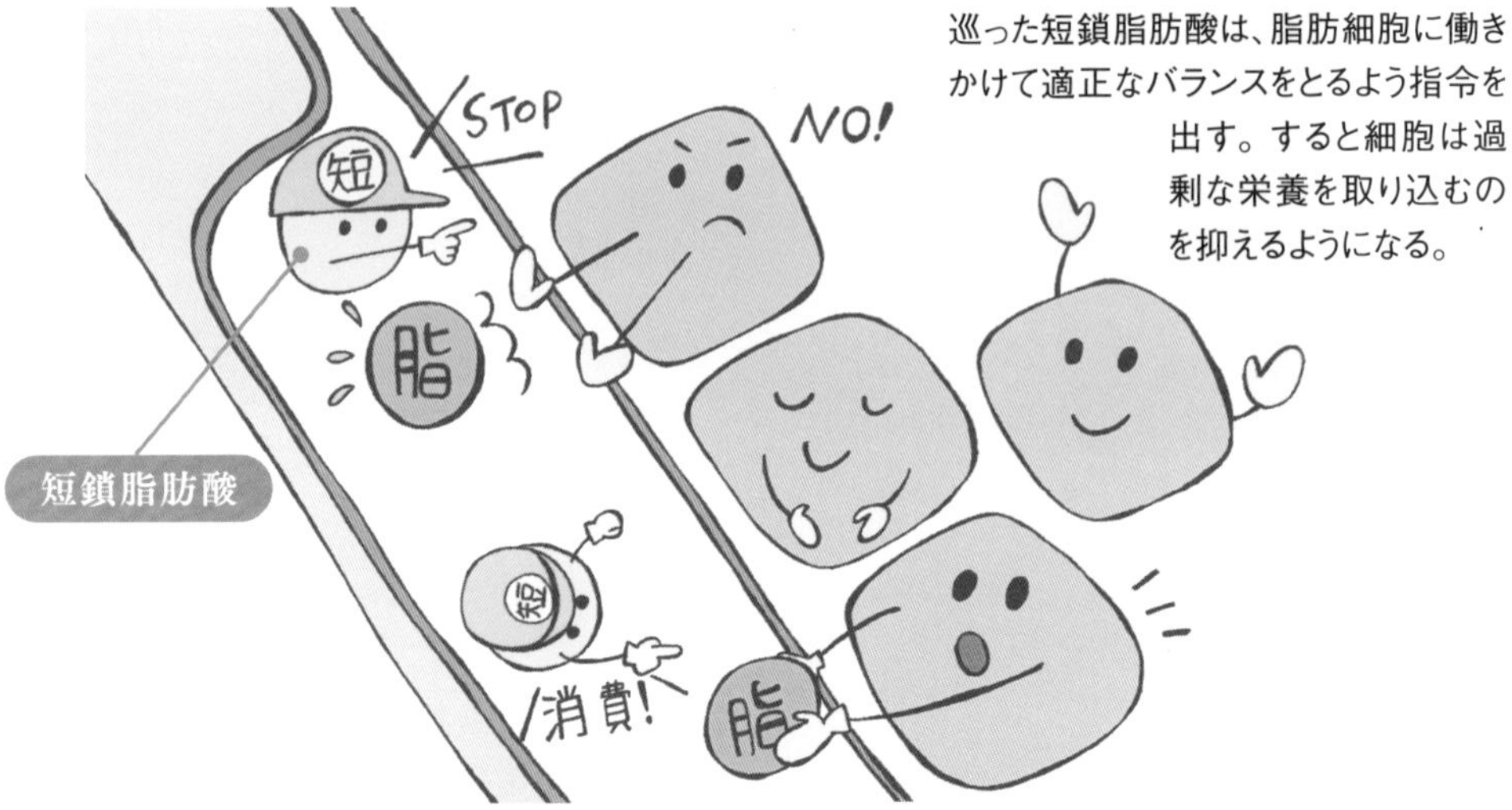

さらに、短鎖脂肪酸は余分な脂肪などの消費を促す働きも。全身の筋肉細胞などに働きかけ、エネルギー消費を高める指令を出すことで、細胞1つひとつの中で過剰な脂肪などが消費される。

② 食後の血糖値を下げる

短鎖脂肪酸は脳にも働きかけ、満腹感が持続したり、食欲を抑制したりする効果が。これによって過剰な食欲や血糖値の上昇が抑えられる。また血糖値を下げるホルモンであるインスリンの分泌を促す効果も。

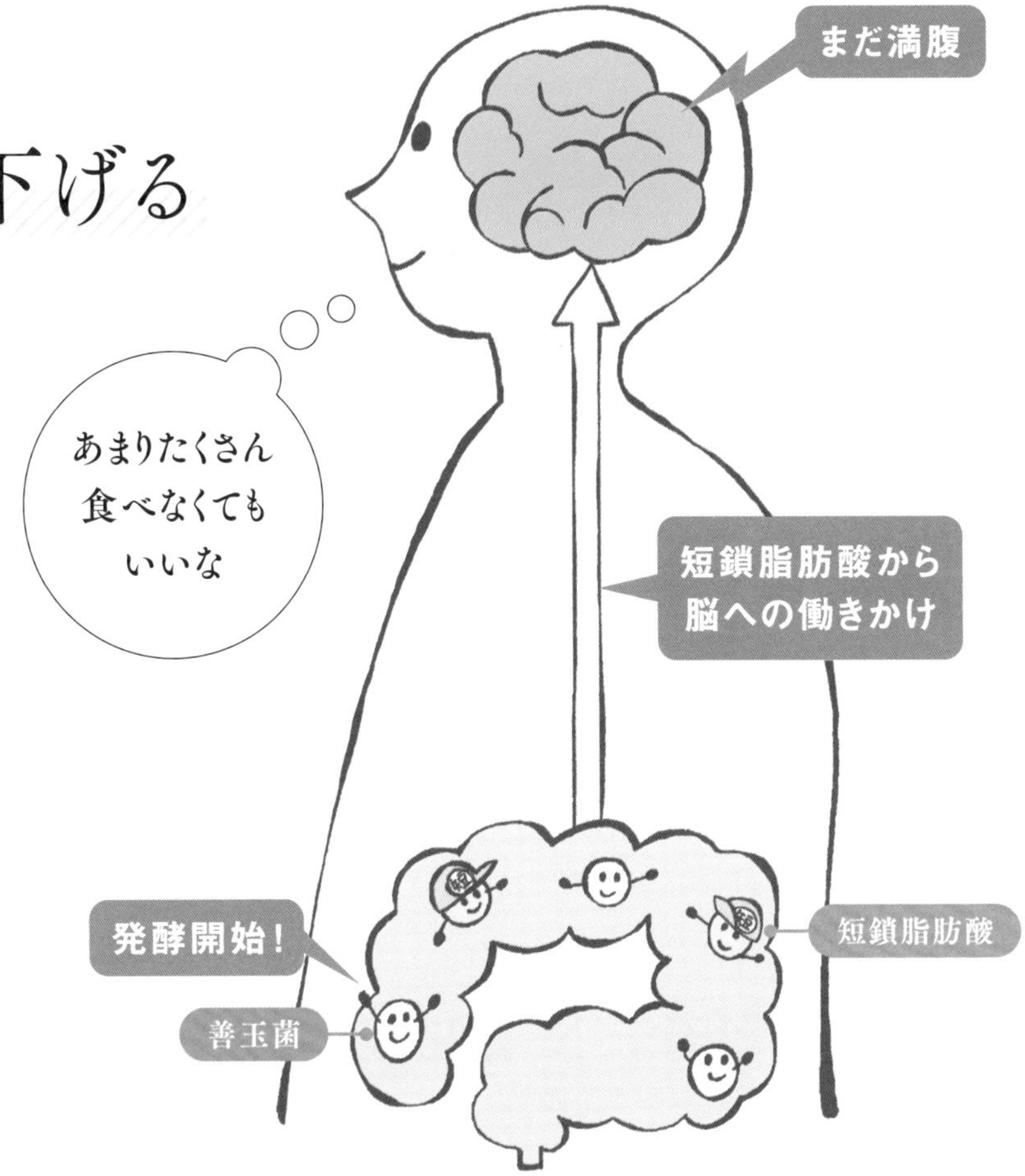
まだ満腹
あまりたくさん
食べなくても
いいな
短鎖脂肪酸から
脳への働きかけ
発酵開始！
短鎖脂肪酸
善玉菌

③ 免疫機能の正常化

免疫細胞は、炎症物質を出してウイルスなどの外敵を倒すが、外敵がいなくなっても炎症物質を出し続けてしまうことが。すると健康なはずの細胞を劣化させたり、アレルギーなどを引き起こしたりしてしまう場合も。こうした、いわば免疫細胞の暴走にブレーキ役を果たすのが「制御性T細胞」。これは短鎖脂肪酸の1つである「酪酸《らくさん》」という物質によって増えることがわかってきた。

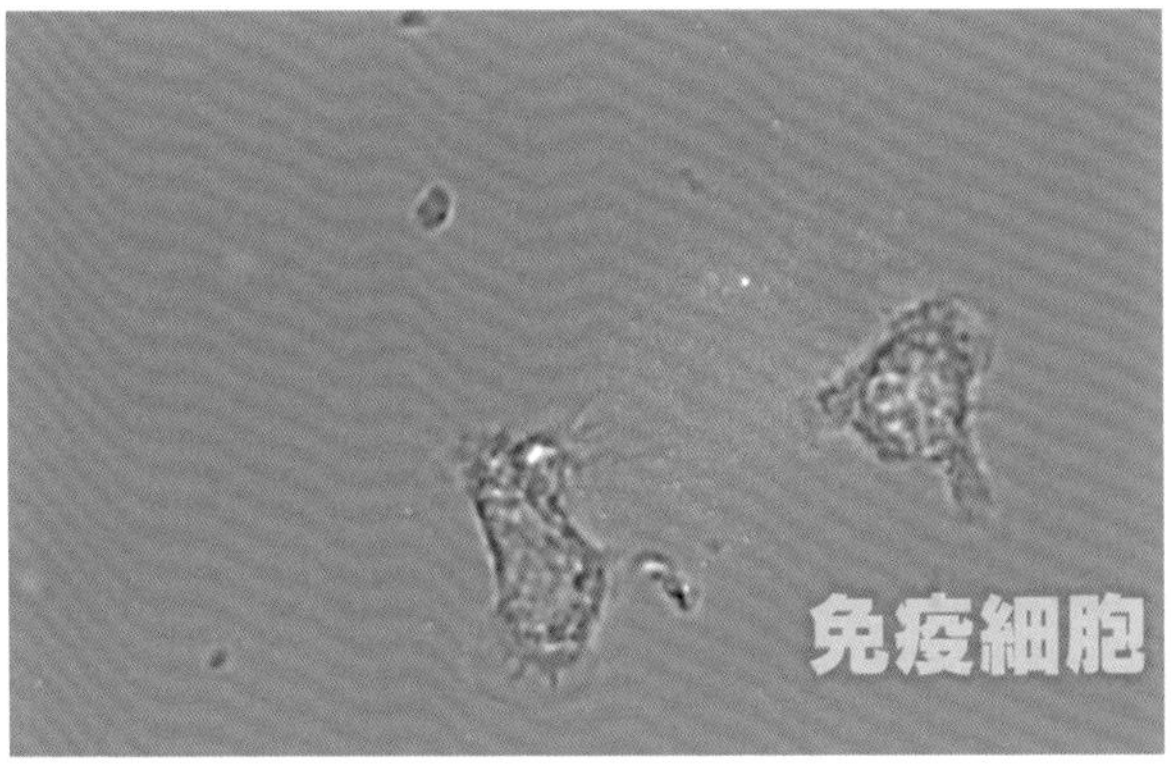

赤く見えるのが免疫細胞が出した炎症物質。これにより外敵を倒すが、過剰に出し続けてしまうことが。

映像提供◎東京大学先端科学技術研究センター准教授 白崎善隆さん、大阪大学医学部教授 茂呂和世さん

過剰な炎症物質は、
アレルギーなどを起こすことも……

↓

短鎖脂肪酸によって増える
「制御性T細胞」がブレーキ役に

効果的に腸全体を活性化するヒント

善玉菌は種類によってすむ場所とエサの好みが違う！

あなたのお腹の善玉菌はもっと活用できる！

大腸にいる善玉菌は、すむ場所がそれぞれ異なり、好みのエサも異なっています。たとえば、入り口あたりにいる菌は、ごぼうやたまねぎ、大豆を食べます。真ん中付近にいる菌は、キウイ、オートミールなど。出口付近にいる菌は、小麦ふすま（小麦の外皮の部分）や、全粒穀物などを好みます。

腸全体の細菌を活性化することが重要で、入り口から出口まで、まんべんなくエサを届けることが大切です。

そこで青江さんがおすすめするのが、朝食にオートミール、小麦ふすま、キウイなどの発酵性食物繊維がバランスよく含まれる「スペシャルボウル」をとることです。

オートミールやキウイは、大腸の入り口や真ん中のあたりで発酵を促すため、午前8時に朝食として食べた場合、食べたあと腸に届く4時間後の12時ごろから発酵がスタートして、短鎖脂肪酸が発生します。

そして小麦ふすまは、出口付近にいる善玉菌のエサとなるため、朝食のおよそ10時間後の18時ごろに発酵がピークを迎えます。

つまり、善玉菌の活動が活発な日中に絶えず発酵が起こることで、より多くの短鎖脂肪酸を生み出すことができるというわけです。

「朝食べると、生活しているあいだじゅうずっと短鎖脂肪酸が出続けるため、食べるタイミングはやはり朝食がいちばん理想的です」（青江さん）

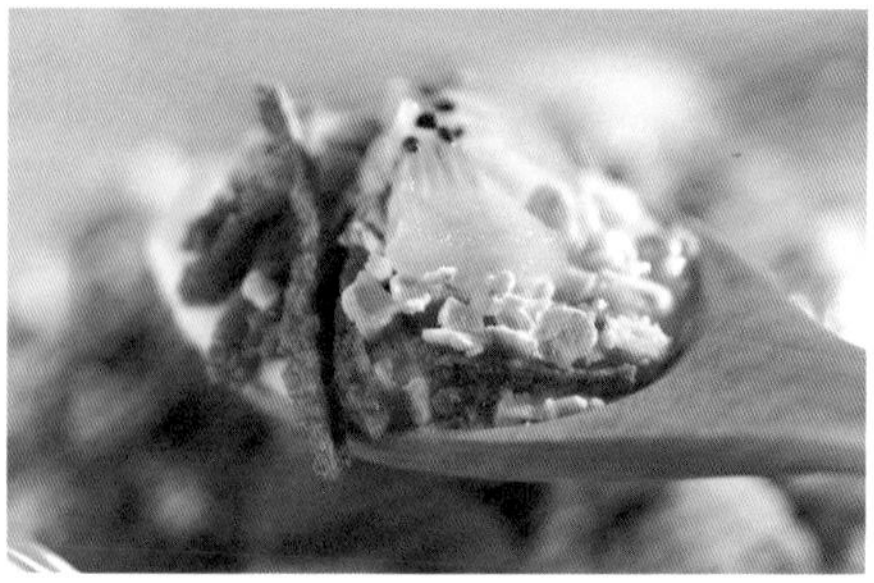

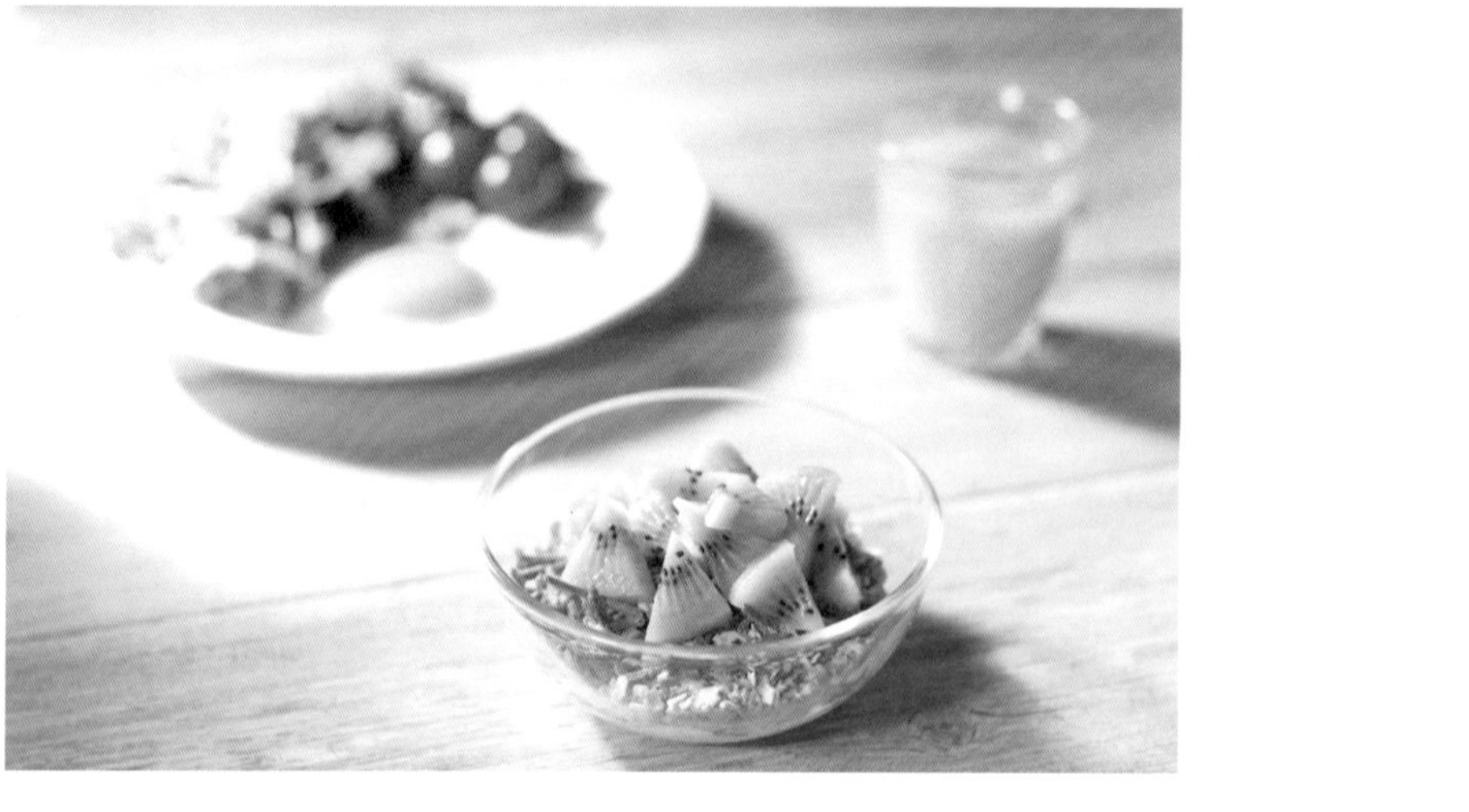

「スペシャルボウル」

発酵に時間差のある
食材を組み合わせて、
より多くの短鎖脂肪酸を発生させる！

作り方は42ページで

腸全体を元気に保つには、いろいろな食材を バランスよくとるのがポイント

せっかく腸にいい食材をとっていても、
同じ食材ばかりでは腸全体が活性化できず、もったいない！
さまざまな腸内細菌にまんべんなくエサを与える意識を持ってみては。

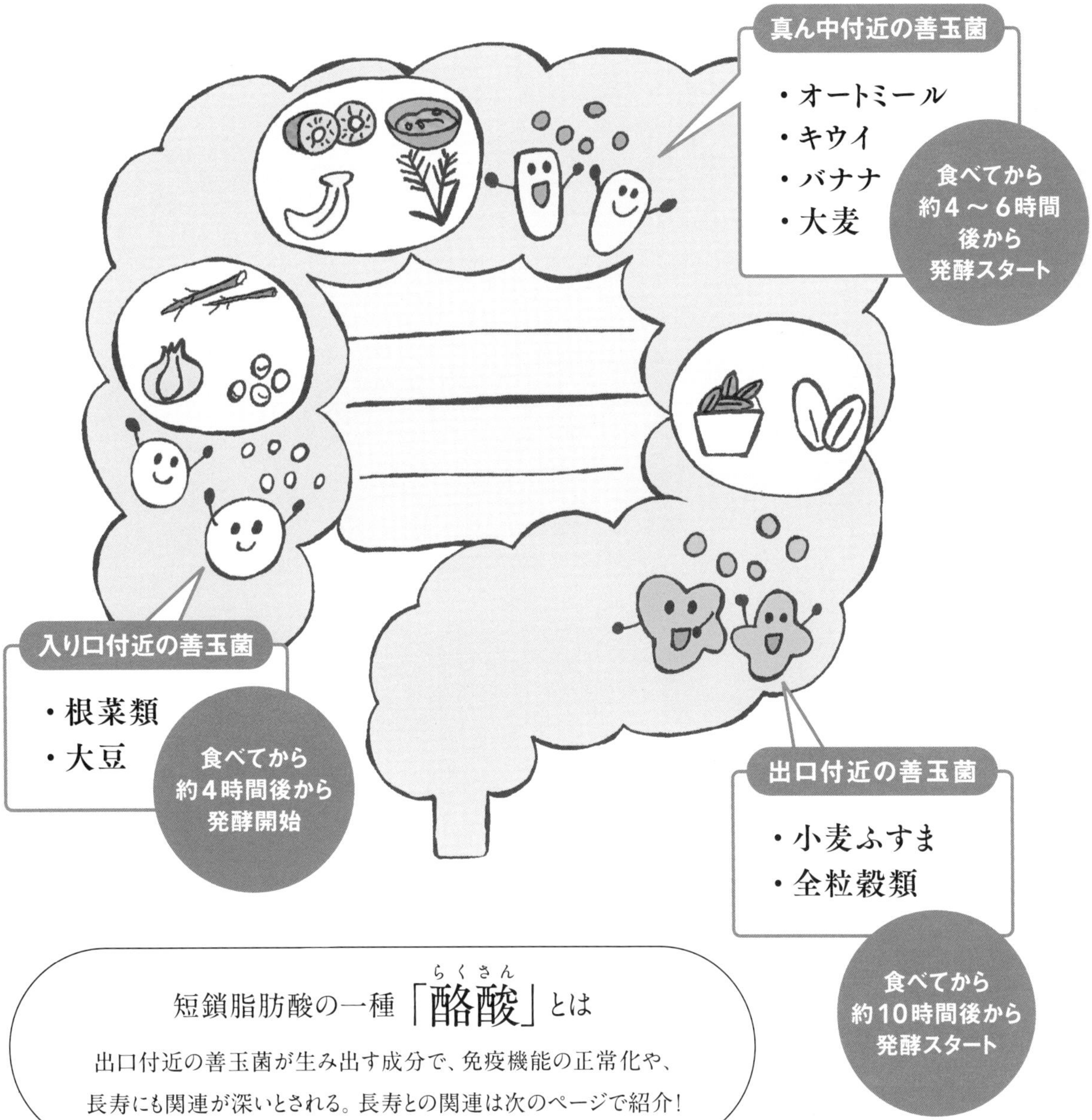
食べてから約10時間後から発酵スタート

短鎖脂肪酸の一種「酪酸《らくさん》」とは

出口付近の善玉菌が生み出す成分で、免疫機能の正常化や、
長寿にも関連が深いとされる。長寿との関連は次のページで紹介！

100歳以上の割合が全国平均の3倍！

カギを握るのは「酪《らく》酸《さん》」!? 京丹後市の長寿のヒミツ

腸内細菌の割合が健康長寿のカギ

ご長寿の町として知られる京都府・京丹後市では、100歳以上の人の割合が、全国平均のなんと3倍。男性の世界最高齢記録保持者である木村次郎右衛門さんもこの町の出身で、116歳という世界記録は今も破られていません。

この京丹後市で地元の大学と病院が連携し、京丹後長寿研究が行われています。

ご長寿の方々の協力のもと、体のすみずみまで検査し蓄積した膨大なデータから、研究チームがもっとも注目しているのが、便の中の腸内細菌です。

研究チームによると、京丹後市に住む人の腸内には、京都市に住む人と比べ、短鎖脂肪酸の一種である「酪酸」を生み出す菌の割合が1・7倍も多く生息していたそう。

専門家たちは、ご長寿たちの日々の食事に秘密があると考えています。京丹後市では、昔から発酵性食物繊維を豊富に含む食事をとっていたことが判明したのです。

101歳の誕生日を迎えたばかりの田宮彌三郎さん※に、ふだんの食事を見せてもらうと、腸の入り口付近で発酵を促す根菜類や豆類を豊富にとっていました。しかも、今の日本人にもっとも不足しているとされる、腸の真ん中から出口付近で発酵を促すもち麦も日常的に食べていたのです。

京丹後長寿研究を続けてきた内藤さんによると、いかに食物繊維の多い主食をとるかということが重要なポイントだそう。

「もち麦などは非常に発酵しやすく、とて

※取材当時。

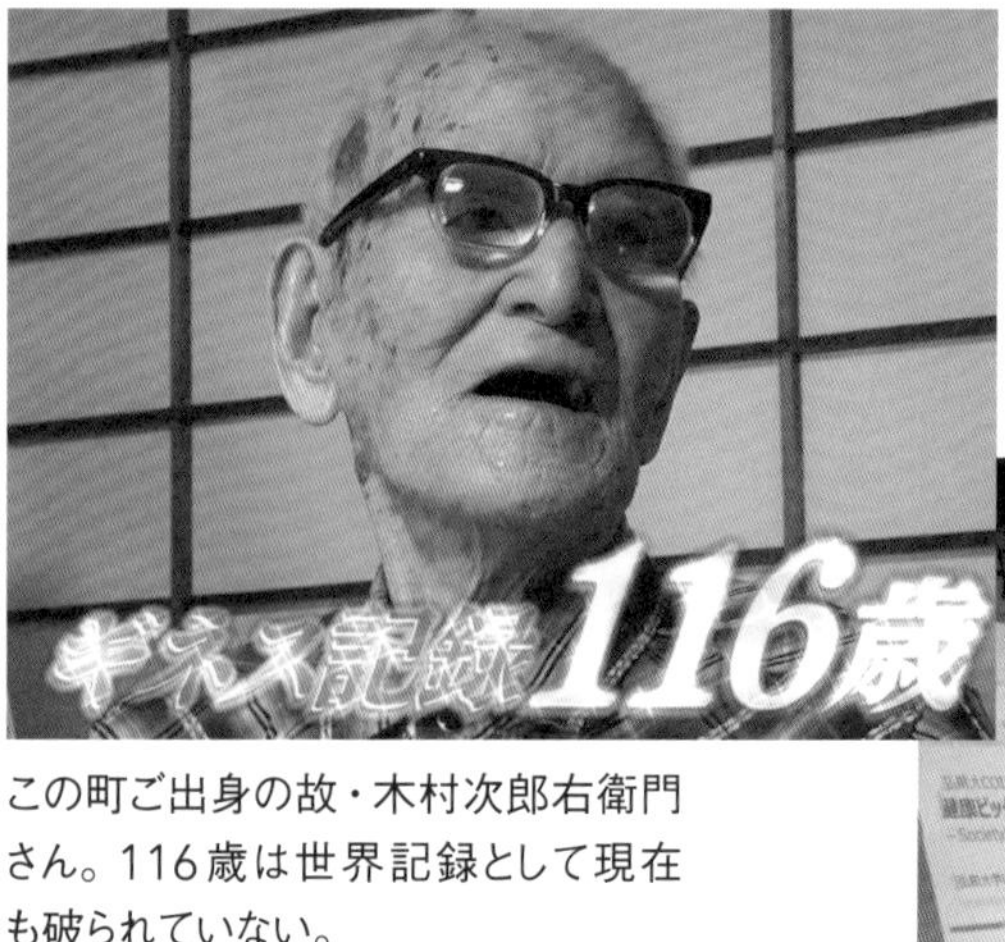

この町ご出身の故・木村次郎右衛門さん。116歳は世界記録として現在も破られていない。

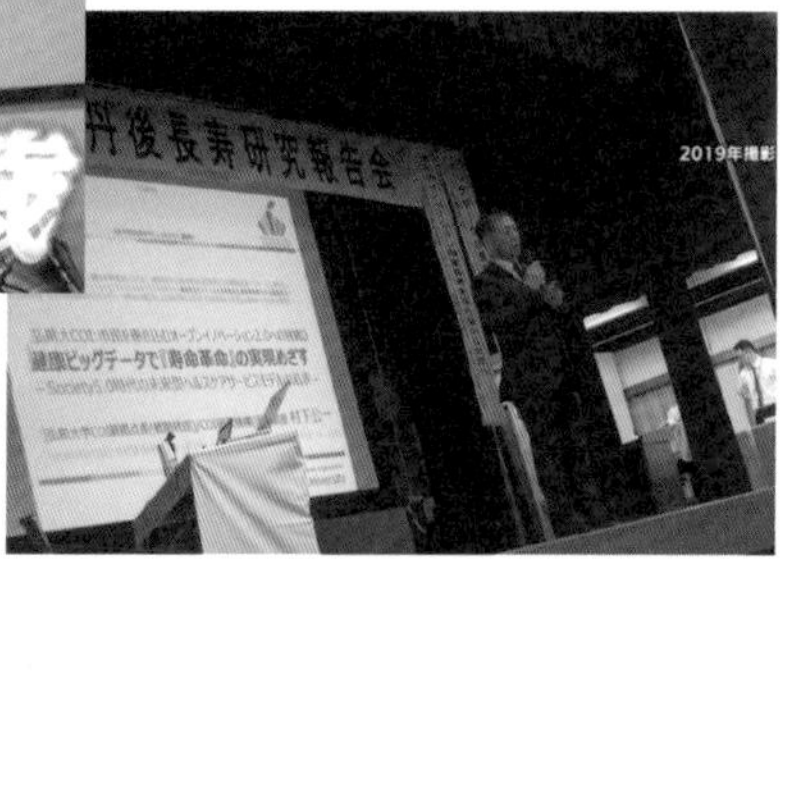

地元の大学と病院が連携し、長寿の秘密を追いかけている。

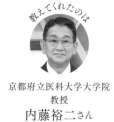

教えてくれたのは

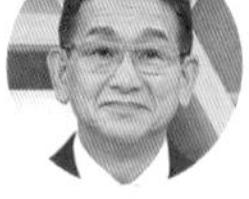

京都府立医科大学大学院
教授
内藤裕二さん

もいい。発酵で生じる短鎖脂肪酸がさまざまな病気予防、炎症抑制、免疫力アップにつながるとわかってきていますから、健康長寿につながると予測できます」（内藤さん）

さらに京丹後市は海も山もあり、もともといろいろな種類の食材をとる習慣があるため、自然と発酵性食物繊維がとれていたのではないかと内藤さんは言います。

最近の研究では、食物繊維を多く摂取すると死亡率が下がるということもわかっています。食生活と長寿の関係は、今後もさらに明らかになっていくでしょう。

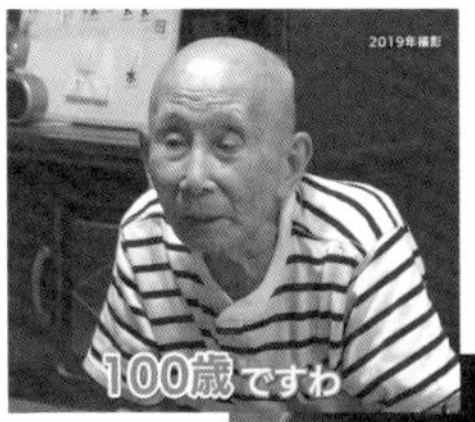

田宮彌三郎さん

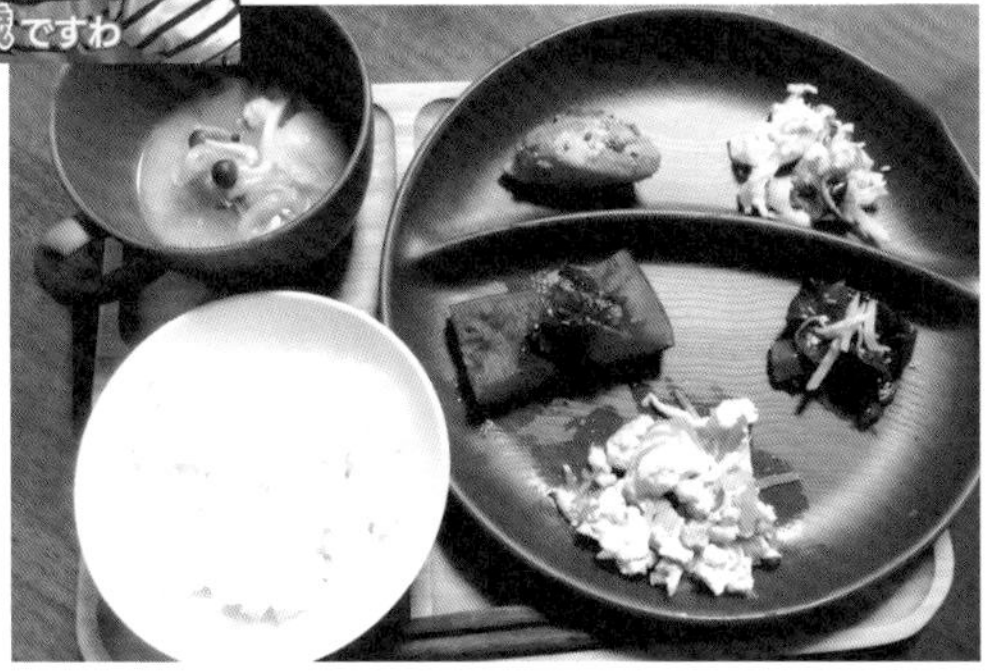

京丹後市のご長寿、田宮彌三郎さんのふだんの食事。発酵性食物繊維を日常的にバランスよくとっている。

母から子へと受け継がれるはずが……

若い世代の〝糖質離れ〟で腸内細菌に異変!?

日本人は欧米などと比べ、酪酸を生み出す菌を持つ人が多いことがわかっています。酪酸を出す菌が好む食物繊維に、「アラビノキシラン」という成分がありますが、これは小麦ふすまや玄米、大麦に多く含まれます。日本の食文化は古くから麦ご飯や玄米ご飯を食べてきたため、酪酸を育てるような食生活を受け継いできたということだと思います。

じつは腸内細菌は、出産時に母親から子どもへ受け継がれるため、母親が酪酸を出す菌を多く持っていると、子や孫も多く持って生まれてきます。

ところが最近はダイエットブームで糖質離れが進み、アラビノキシランを含んだ穀物を食べなくなり、エサが不足することで酪酸を出す菌の減少が心配されています。酪酸を出す菌が減った状態で出産すると、子にも菌が少ない状態が受け継がれます。さらに子がアラビノキシランを摂取せずにいるとさらに減り、ほとんど菌がいない状態に。すると孫もほとんど菌がいない状態を受け継いでしまい、ここまで減少するとアラビノキシランを食べても酪酸を生み出す菌は増えなくなってしまいます。

とくに若い世代での穀物離れが激しいため、次の世代では酪酸をつくる菌がいなくなってしまう可能性があり、非常に心配しています。

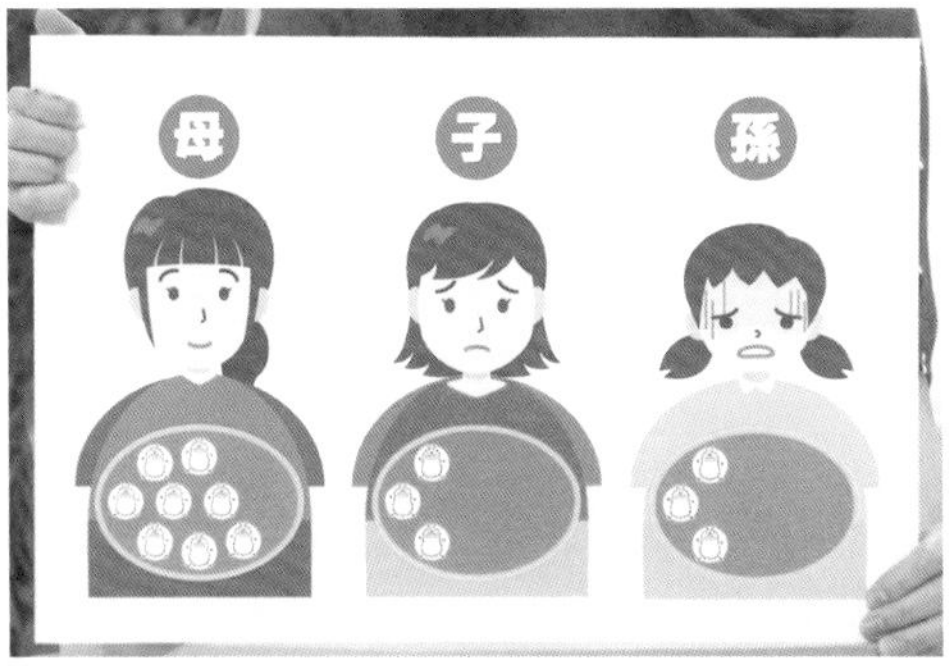

教えてくれたのは

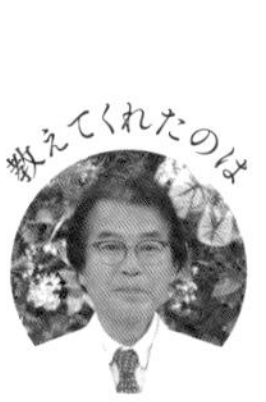

大妻女子大学教授
青江誠一郎さん

発酵性食物繊維たっぷり
スペシャルレシピ

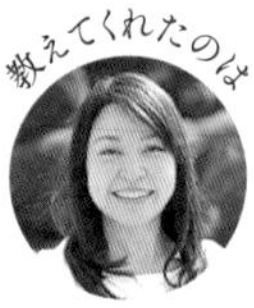

管理栄養士
岸村康代さん

酪酸を出す菌が好む食物繊維「アラビノキシラン」を多く含む、
全粒穀物たっぷりのレシピをご紹介。発酵性食物繊維のレシピを数多く考案している、
管理栄養士の岸村康代さんに教えてもらいました。

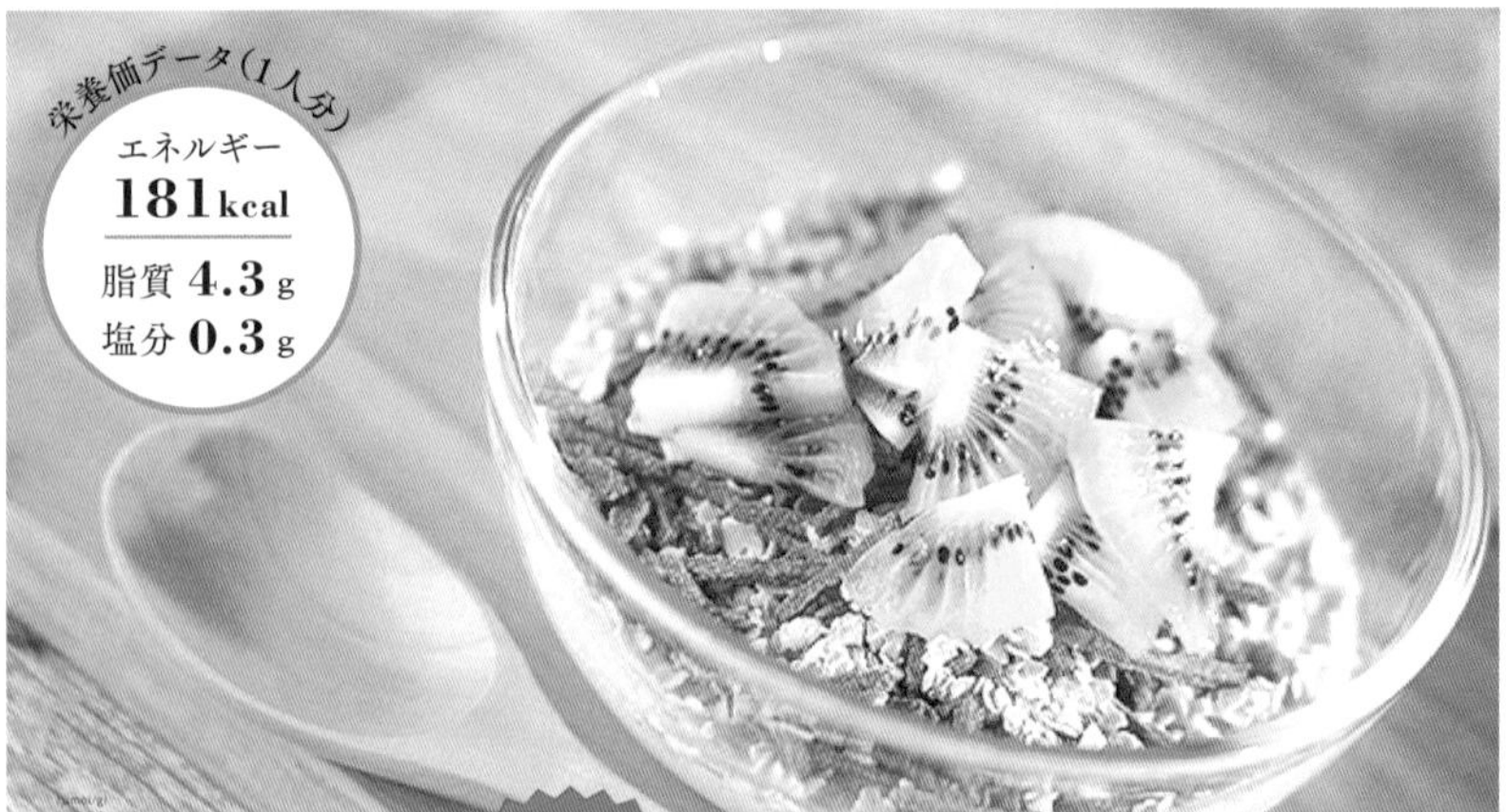
栄養価データ（1人分）
エネルギー
181kcal
脂質 4.3g
塩分 0.3g

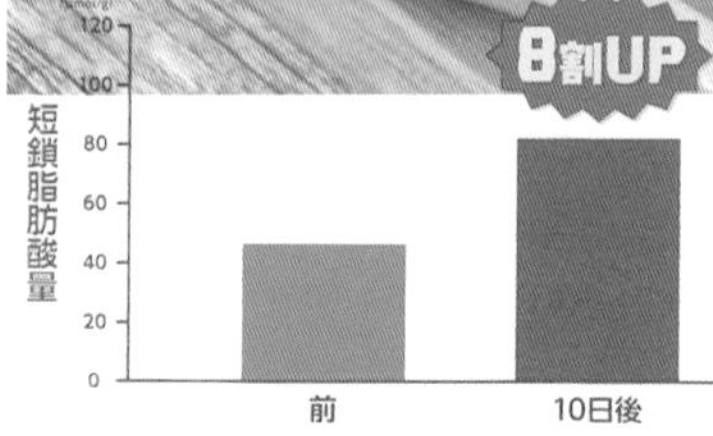

番組実験では、腸内環境に悩みを抱えていた女性が10日間、朝食に「スペシャルボウル」を取り入れたところ、便通が改善。さらに、腸内の短鎖脂肪酸の量も増加した。

朝食にぴったり！
青江先生おすすめ

スペシャルボウル

材料（1人分）

オートミール、
小麦ふすまのシリアル……各15g
キウイ……½個
ヨーグルト……100g

作り方

① ヨーグルトを器に盛り、その上にオートミールと小麦ふすまをかける。
② ①に食べやすい大きさに切ったキウイをのせる。お好みではちみつ（分量外）をかけて食べてもOK。

お弁当にもおすすめ

全粒粉パンのさば缶サンド

材料（1人分）

さばの水煮（缶詰）……40g ※缶の汁……大さじ1
玄米フレーク……10g　マヨネーズ……大さじ2
全粒粉の食パン（6枚切り）……1枚
練りがらし……少々　水菜……適量

作り方

① さばの水煮と缶の汁、玄米フレーク、マヨネーズをボウルに入れて混ぜ合わせる。
② 全粒粉の食パンを半分に切り、焼き色がつくまで焼く。
③ 半分に切ったパンの片方にだけ、表面に練りがらしを少量塗る。
④ ③に、3～4cmの長さに切った水菜と①をはさむ。

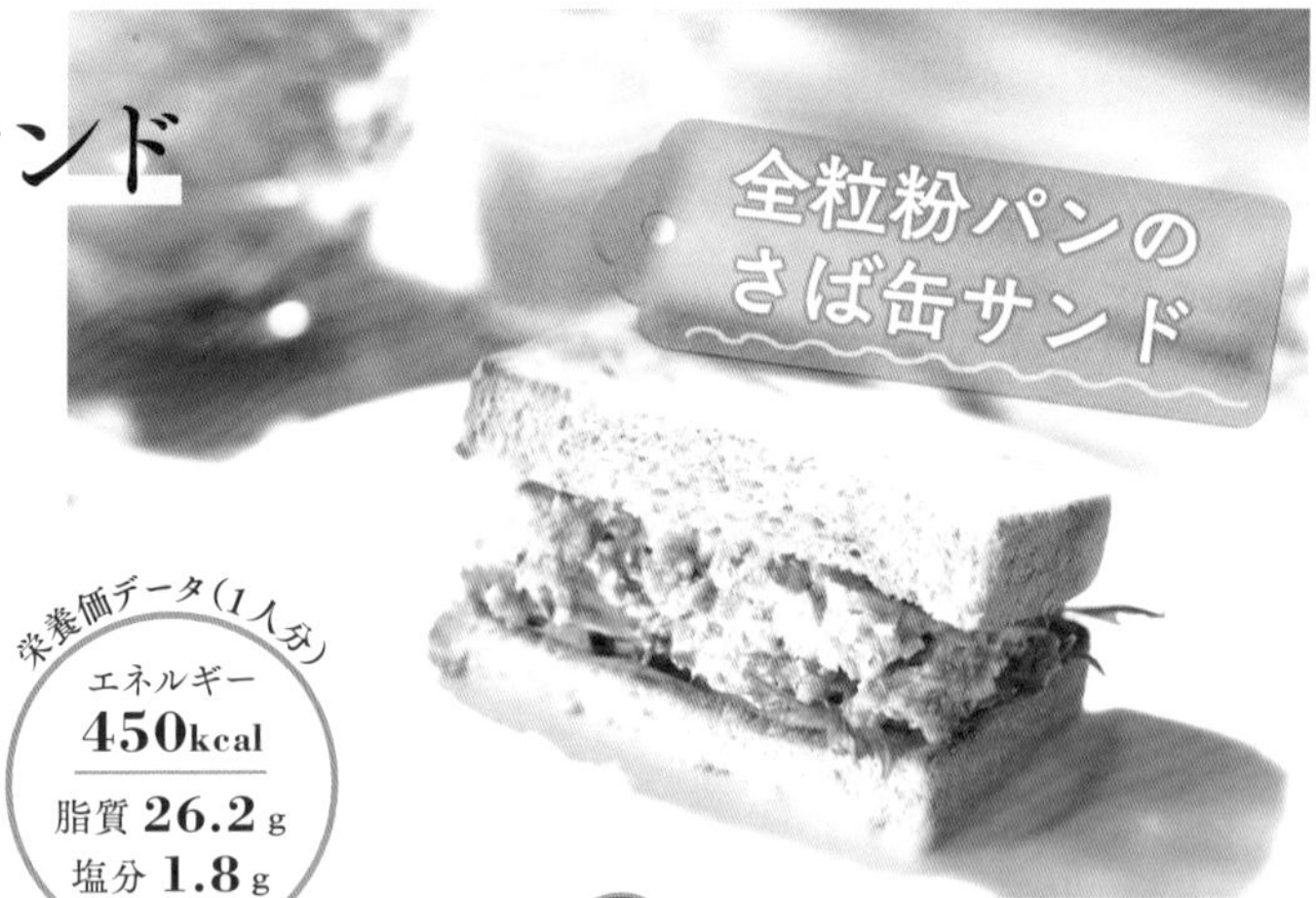
全粒粉パンの
さば缶サンド
栄養価データ（1人分）
エネルギー
450kcal
脂質 26.2g
塩分 1.8g

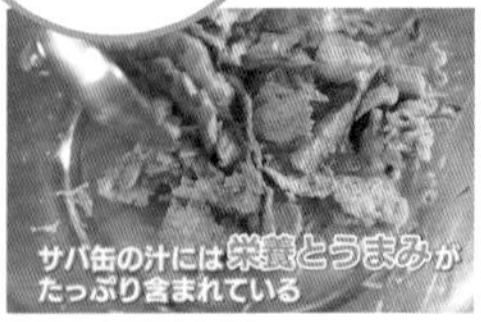
サバ缶の汁には栄養とうまみが
たっぷり含まれている

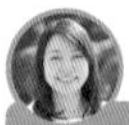

岸村さんおすすめ

玄米フレークがさば缶の汁を吸うことで、栄養やうまみを逃さずとれるうえ、時間がたってもパンがべしゃべしゃしません。

バター、マカロニを使わずおいしい！

スペシャルグラタン

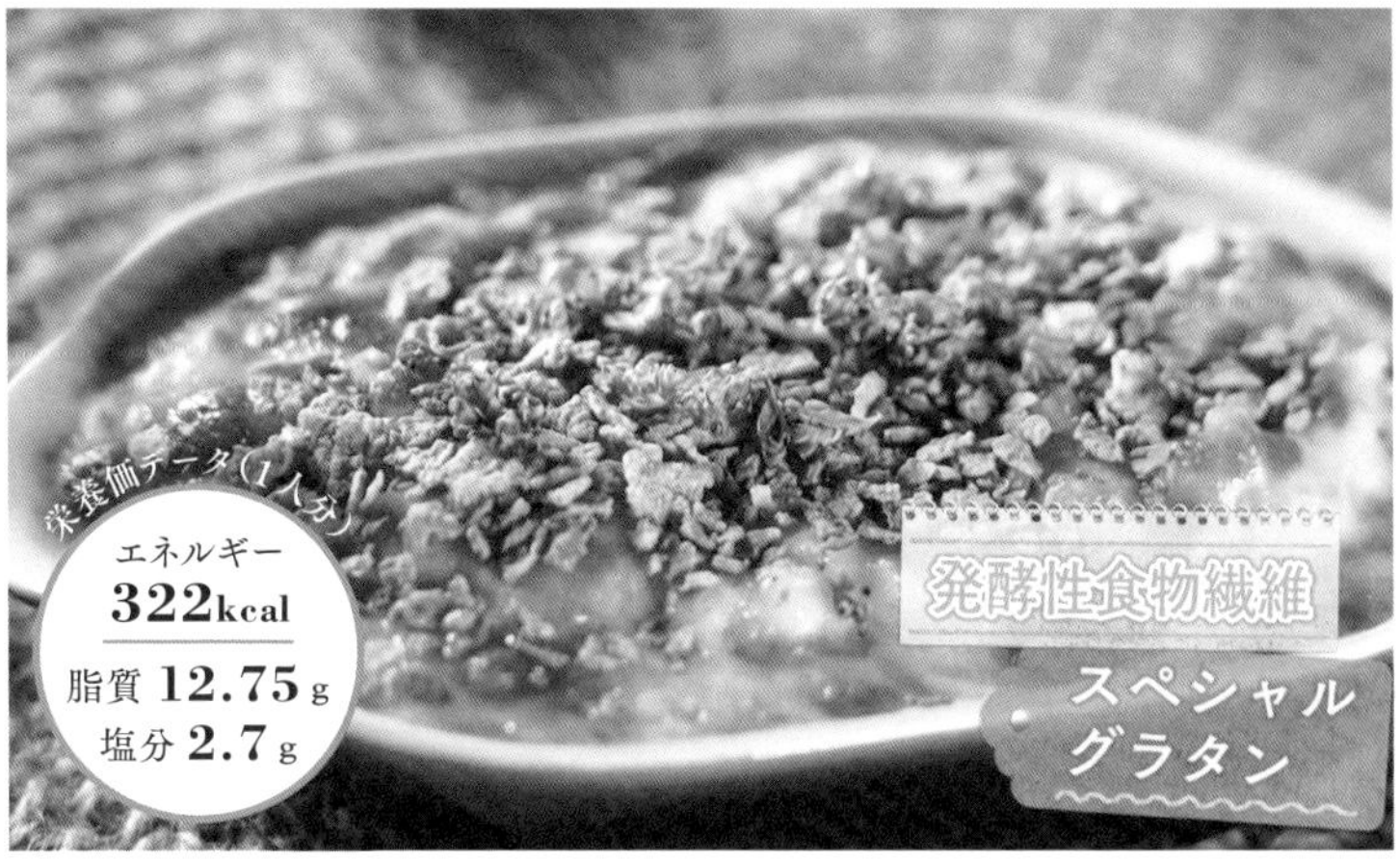
栄養価データ（1人分）
エネルギー
322kcal
脂質 12.75g
塩分 2.7g
発酵性食物繊維
スペシャル
グラタン

材料（2人分）

にんにく（すりおろし）……小さじ1
※チューブタイプでもOK。
　ただし生のほうが、食物繊維が数倍多く摂取できる。

オリーブ油……大さじ½

シーフードミックス（冷凍）……100g
※3%の塩水で解凍する

塩……ひとつまみ　　こしょう……適量

A｜オリーブ油……大さじ½
　｜たまねぎ……¼個（50g）

B｜大麦（もち麦）……50g　　水……400mℓ
　｜顆粒スープの素（洋風）……小さじ1

C｜小麦粉……大さじ1と½　　豆乳……50mℓ

みそ……小さじ2

ピザ用チーズ……40～50g

玄米フレーク（砕いて乾煎りしたもの）……10g

パセリ（みじん切り）……適宜

岸村さんおすすめ

バターに含まれる動物性の脂肪が腸内環境を悪化させるため、バターは使わず、魚介とにんにくでうまみを出します。バターもマカロニも使わないので、カロリーが約30%オフできます！

作り方

① にんにくとオリーブ油を鍋に入れて中火にかけ、香りを出す。

② ①に塩水で戻したシーフードミックスを入れて炒め、塩、こしょうで味をつける。

③ 魚介に火がしっかり通ったら、いったん鍋から取り出す。

④ ③の鍋にAを入れ、全体に油が回る程度にさっと中火で炒める。

⑤ ④にBを加え中火にかける。ぐつぐつしたら弱火にし、ふたをせず15分煮込む。

⑥ 15分後、再び中火にして水分を飛ばす。とろみがついたら鍋にCを入れ、ダマにならないようかき混ぜながら加熱する。

⑦ ⑥にみそを入れ、③で炒めた魚介を戻し、こしょうで味をととのえる。

⑧ ⑦を耐熱皿に入れてチーズをかけ、トースターで約5分、焦げ目がつくまで焼く。玄米フレークを散らし、お好みでパセリを加えて完成。

あとひくおいしさ！

小麦ふすまスナック

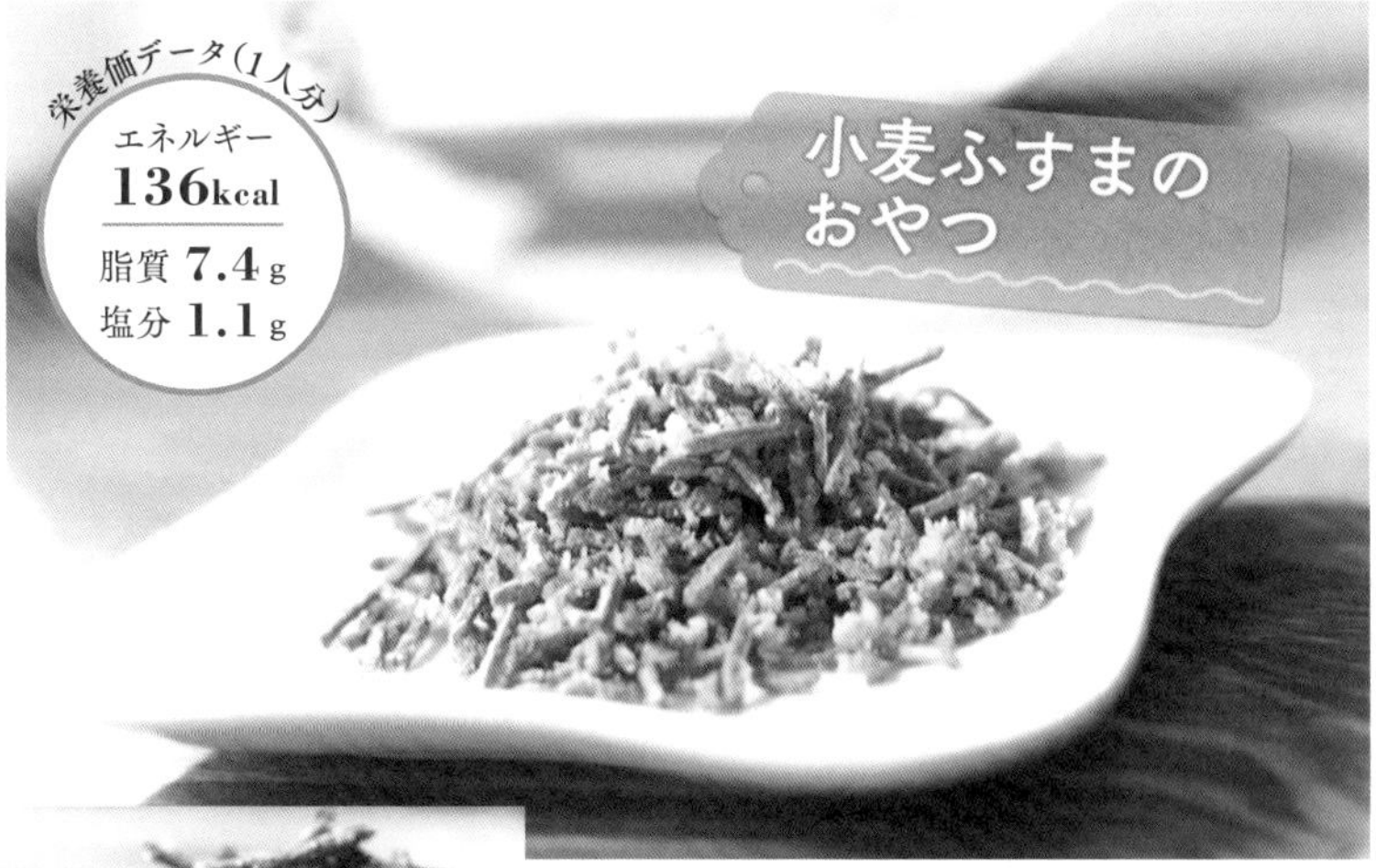
栄養価データ（1人分）
エネルギー
136kcal
脂質 7.4g
塩分 1.1g
小麦ふすまの
おやつ

材料（1人分）

小麦ふすまのシリアル……20g

カレー粉……小さじ½

ごま油……小さじ1と½

粉チーズ……小さじ1

塩……ひとつまみ

作り方

小麦ふすまのシリアルにカレー粉、ごま油、粉チーズを入れる。
最後に味を引き締めるための塩を加え、混ぜ合わせる。

小麦ふすま20gで、酪酸の産生に必要な1日分の発酵性食物繊維がとれる！

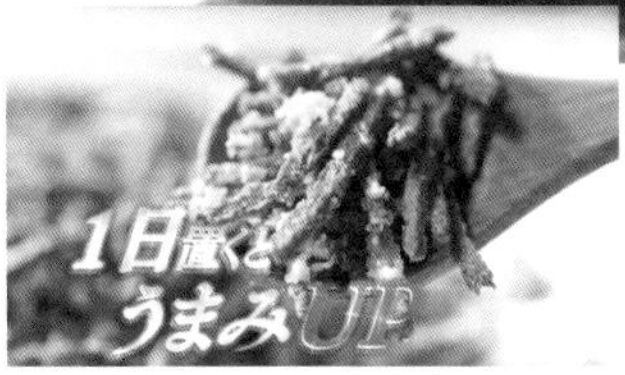
1日置くと
うまみUP

岸村さんおすすめ

作ってから1日置くと、味がなじんでうまみがアップしますよ。

整えるエクササイズ

教えてくれたのは

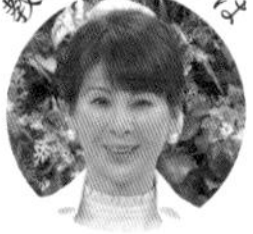

医師
小林暁子さん

腸は夜に動くため、エクササイズは夜寝る前に行うのがおすすめ。腸の働きをよくして朝しっかりとお通じを出し、きれいな状態で発酵性食物繊維を受け入れられます。便秘解消はもちろん、お腹の張りに悩む人や、腸が動きすぎてお腹がゆるくて悩んでいる人も、しっかり腸の動きを整えましょう。

イスを使ったエクササイズ

用意するもの…**バスタオル**

あまりかたくならないくらいに丸めたもの。お腹が張っている人は三つ折りにして厚みを減らすなど、体調に合わせて調節を。

全体をやさしく刺激する準備体操

① イスに座り、バスタオルを足の付け根の真ん中に置く。

② 前かがみになり、約10秒キープする。

4秒ほどかけて鼻から息を吸う。

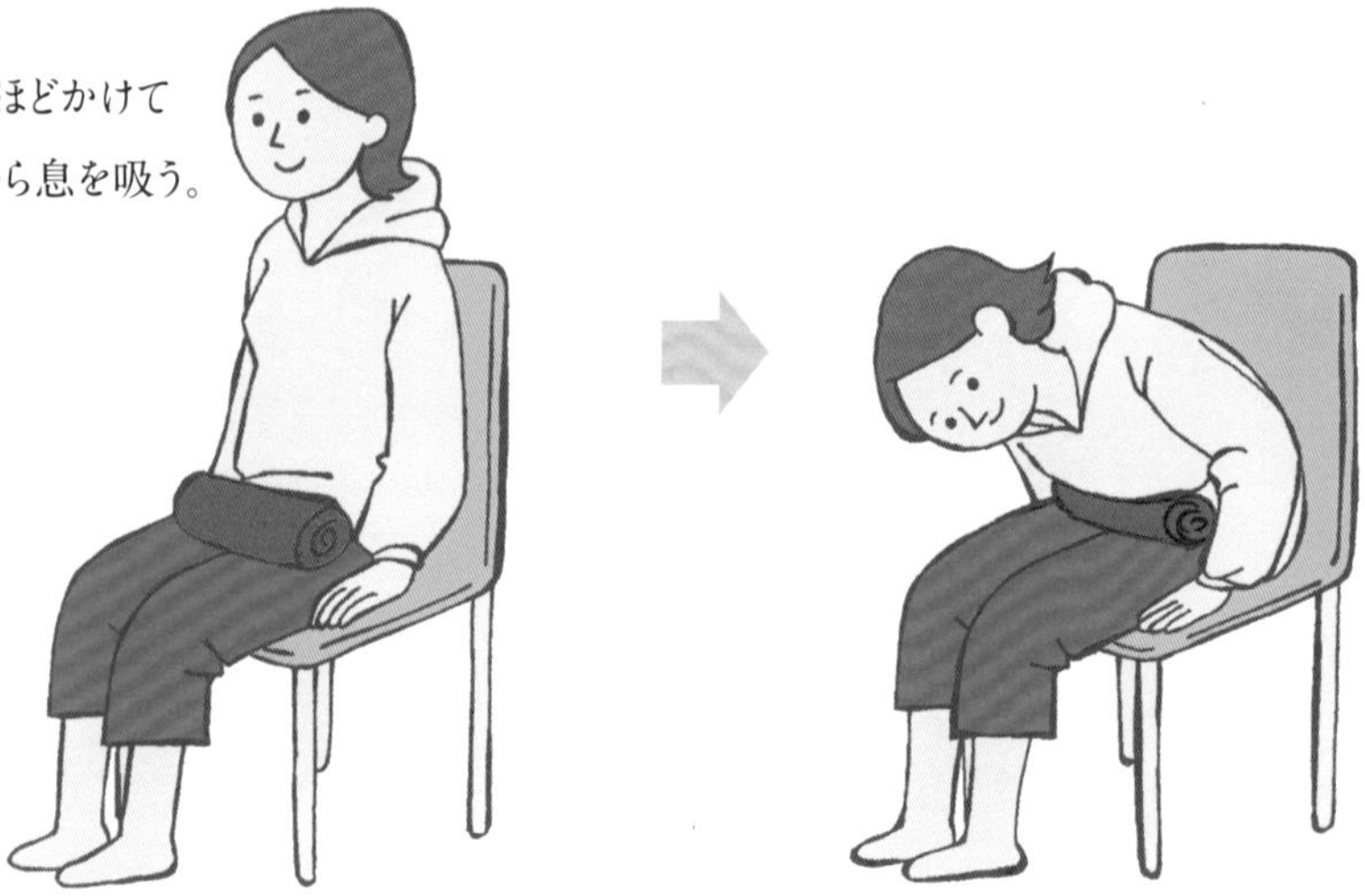

8秒ぐらいかけて口からゆっくりと息を吐きながら、痛気持ちいいところまで前かがみになり、自然な呼吸にして約10秒間キープ。

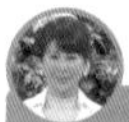

小林さんから

たとえば前日は深くかがめたのに、今日はお腹がすぐ張るように感じる場合は、腸の働きが悪く、お腹の中にガスがたまっていたり便が残っていたりする状態。しっかり前にかがめるかどうかを毎日の腸の状態をチェックする指標にしてみてください。

お通じがたまりやすい場所を刺激する運動

①の状態で肩幅ぐらいに足を広げる。右側の股関節の上にバスタオルを置き、準備運動と同じ要領でゆっくり呼吸しながら前かがみになる（大腸の入り口を刺激）。左側も同じように行う（大腸の出口を刺激）。

左右交互に **10**回ずつ

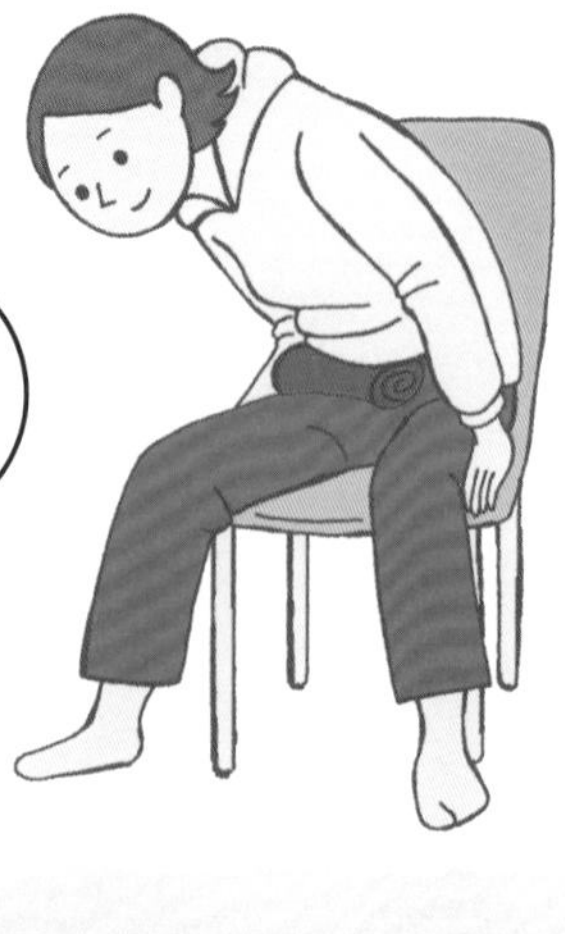

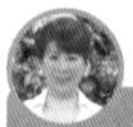

小林さんから

便秘がちな人は朝起きて行うと、いい刺激になると思います。腸をマッサージしたくても、どの程度強く押していいかわからないという人も、この方法ならタオルがクッションになり、押しすぎることがなく安心です。お子さんにもおすすめです。

発酵性食物繊維を
受け入れやすい体をつくる！

腸内環境を

あお向けのエクササイズ

① バスタオルを腰の部分に置き、あお向けに寝る

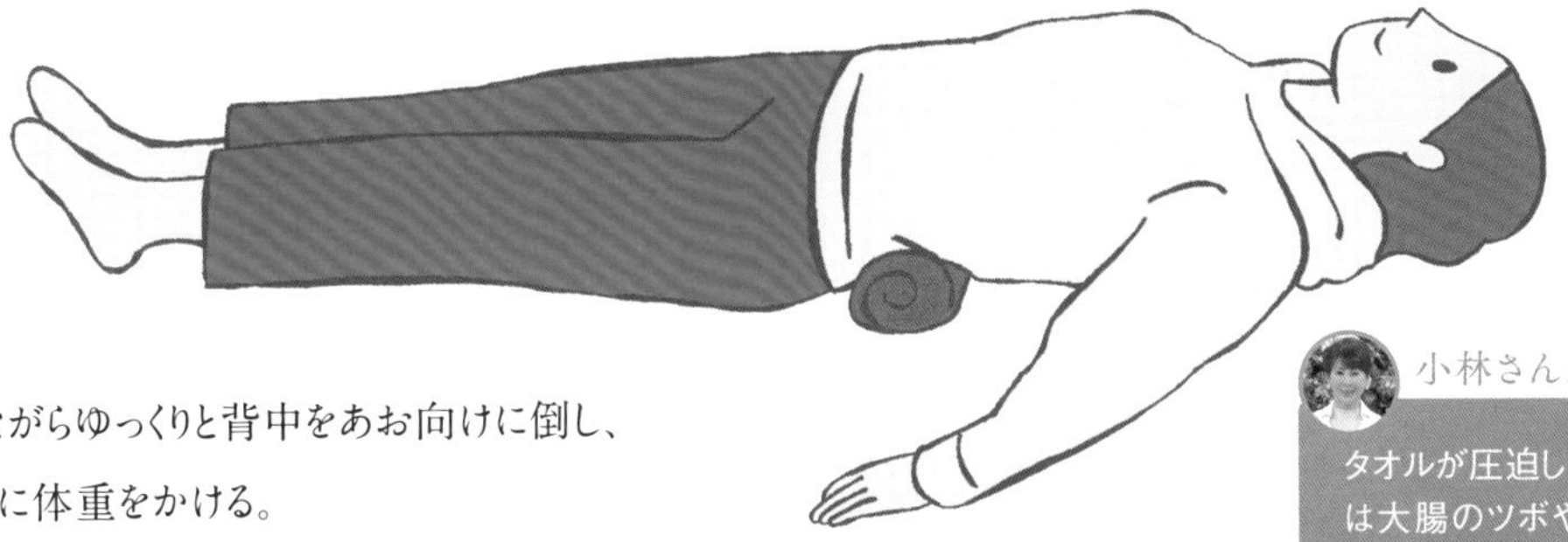

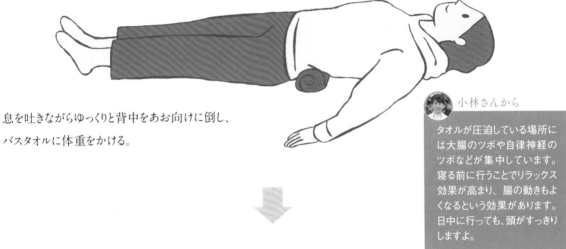

息を吐きながらゆっくりと背中をあお向けに倒し、
バスタオルに体重をかける。

小林さんから

タオルが圧迫している場所には大腸のツボや自律神経のツボなどが集中しています。寝る前に行うことでリラックス効果が高まり、腸の動きもよくなるという効果があります。日中に行っても、頭がすっきりしますよ。

② 両手を頭の上に上げ、引き上げるように全身を伸ばす

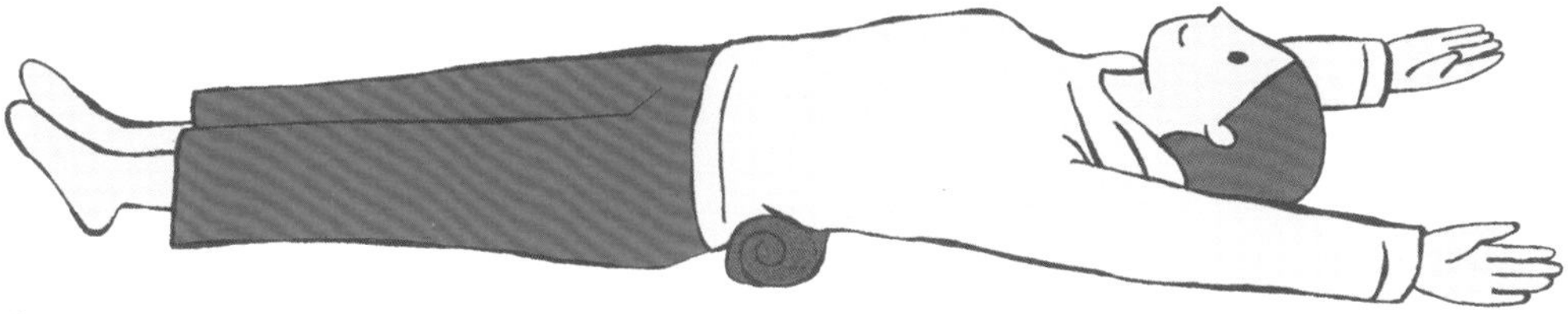

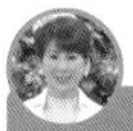

小林さんから

足もまっすぐにして、足の親指と親指をつけ、ピンと伸ばすといいですね。

タオルに体重をかけたら自然な呼吸にし、息を吐きながら両手を上げる。痛みがなければ頭の上で両手を組み、息を吐きながら頭の上に引き上げるように全身を伸ばす。

2～3分

注意

※妊娠中の人や、内臓の疾患がある人は医師に確認してから行ってください。
※食事の直後は避け、食後２～３時間あけて胃の中の食べ物がなくなってから行ってください。
※脊椎などに疾患がある人や、手術の直後という人は医師に相談してから、無理のないように行ってください。
脊椎や腰などに痛みがある人は無理をしないでください。

カロリーは白米の半分以下！　糖質は3割、食物繊維は8倍！

栄養豊富な健康食材、「オートミール」をもっと知りたい！

健康効果＆ダイエット効果に期待

近年注目されているスーパーフード「オートミール」。栄養バランスにすぐれ、糖質やカロリーが白米よりも低いことから、健康効果はもちろん、ダイエット効果も期待されています。

オートミールとは、原材料のオーツ麦（えん麦）を加工してシリアル状にしたもののこと。精白を行わず、外皮を残したまま加工されることから、たんぱく質はもちろん、ビタミンB_1、カルシウム、鉄分といったミネラルや食物繊維などの栄養素も豊富に含まれています。近年〝健康食材〟として大きく注目されていることもあり、2020年から2021

オートミールの種類

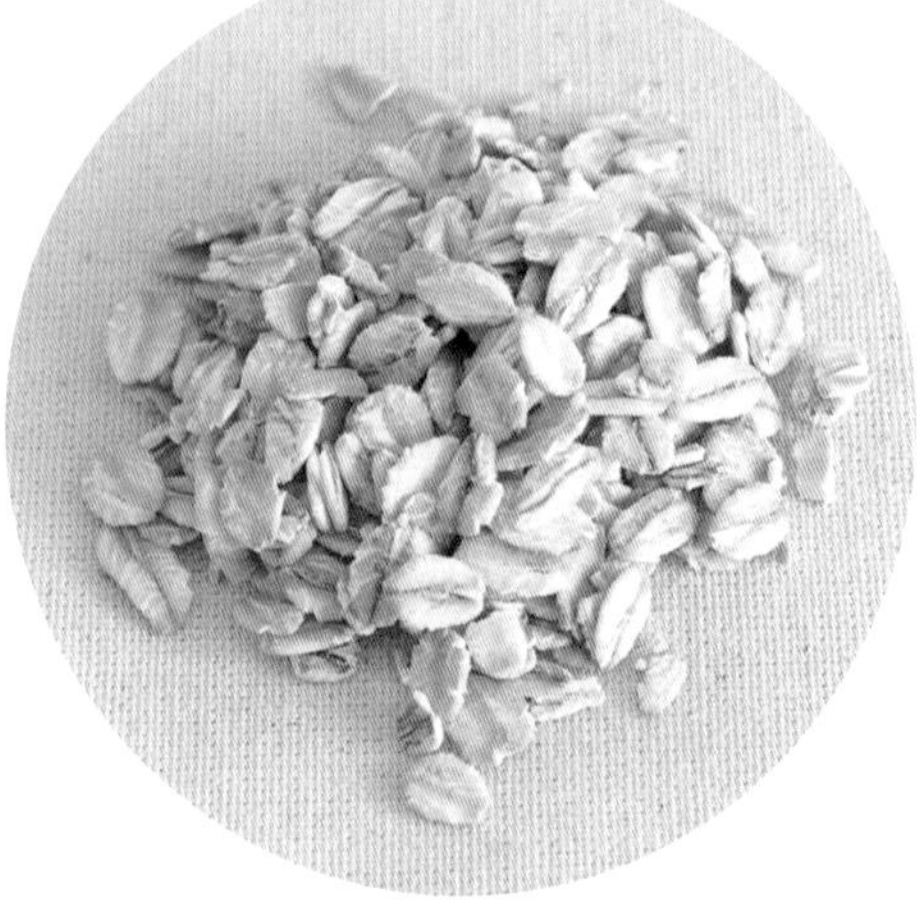

ロールドオーツ

オーツ麦の外側の皮（もみ殻）を取り除き、蒸して押しつぶし、乾燥させたもの。かみごたえがあり、白米のような甘さを感じられる。

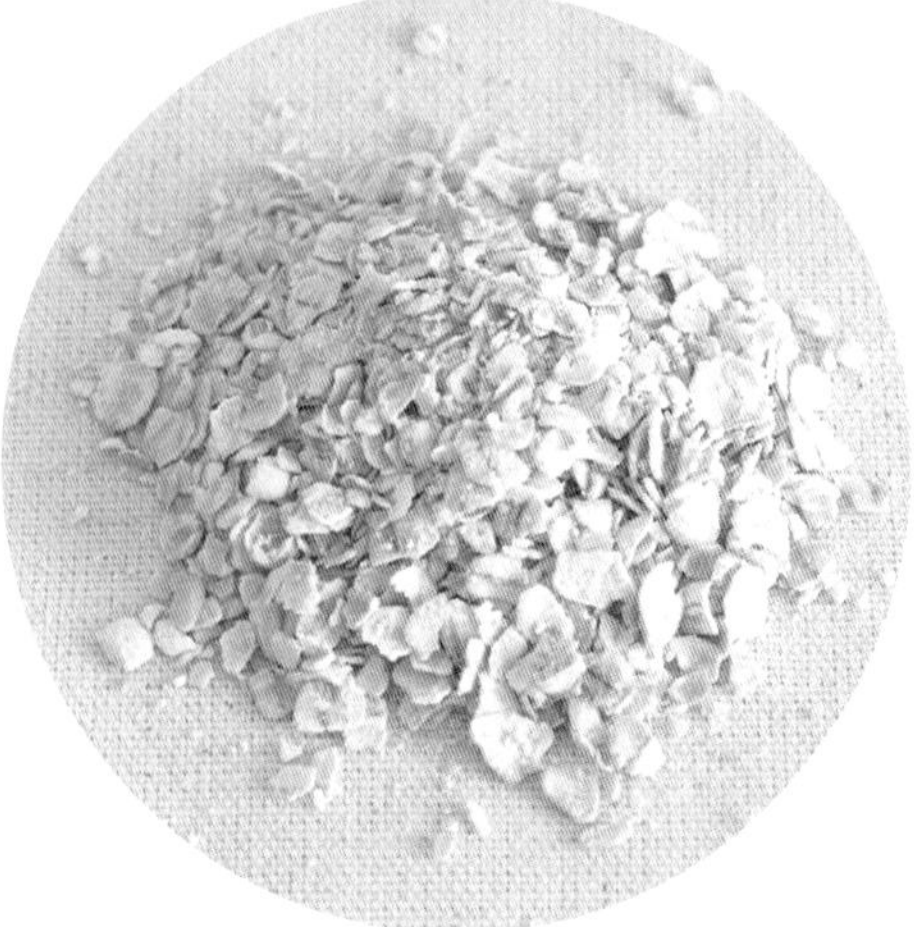

クイックオーツ

「ロールドオーツ」を細かく砕いたもの。吸水性が高く、水分が浸透しやすいため、調理時間が短くすむ。スイーツなどにアレンジも可能。

年にかけての売り上げはおよそ2・3倍にもなり、前年を大きく上回ったといいます。※　とはいえ、まだなじみのない人もいるのでは？　そもそもオートミールとひと口に言ってもいくつかの種類があり、外側の皮を取り除いて割っただけのものから、シリアルのように牛乳やヨーグルトをかけるだけで食べられるものまでさまざま。

なかでも一般的とされているのが、大粒の「ロールドオーツ」と、小粒の「クイックオーツ」です（右ページ参照）。

種類によっておすすめの調理法や調理時間なども異なります。オートミールは、その特性から、そのまま食べるのではなく、「ふやかしてから食べる」のが基本。水分を吸収すると、やわらかくなっておかゆやリゾットのような食感に。そのため、なかにはダイエット中に白米（主食）と置き換えて食生活に取り入れる人もいます。

ほかにも、おかずやスイーツなど、幅広くアレンジすることも。詳しいアレンジ法は、50ページからご紹介します。

白米と比べ、カロリーは低いのに栄養は豊富！

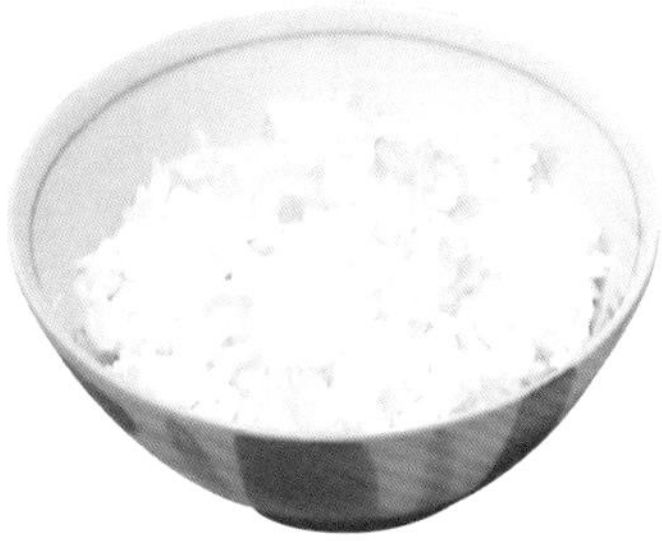

白米

（茶わん1杯分　150g）

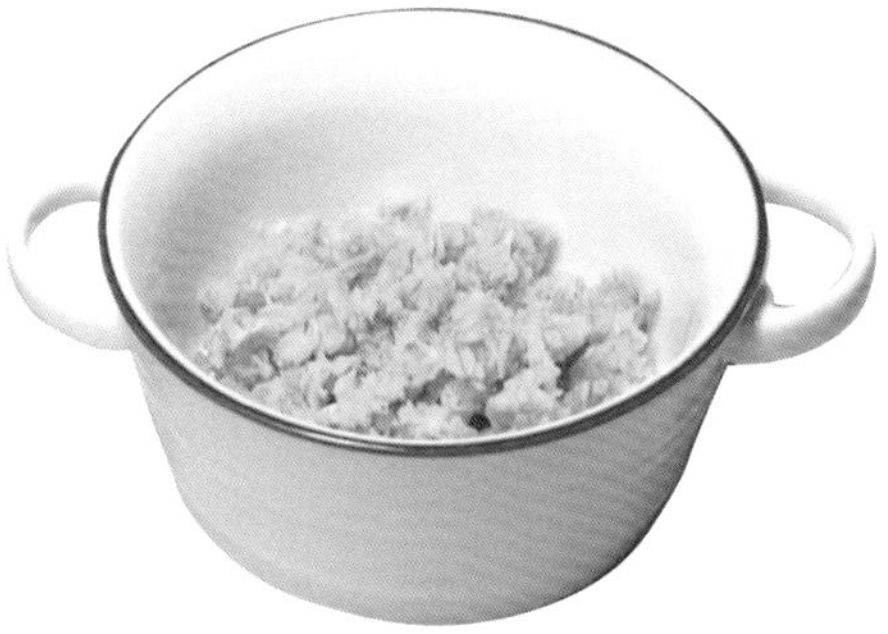

オートミール

（オートミール30g＋水50mℓ）

1食分の比較

白米		オートミール	
234kcal	カロリー	105kcal	約45%
53.4g	糖質	17.9g	約30%
0.2mg	鉄分	1.2mg	約6倍
5mg	カルシウム	14mg	約3倍
0.35g	食物繊維	2.9g	約8倍

オートミールに含まれる食物繊維の1つ、発酵性の**β-グルカン**のうれしい効果

1. 肥満症の改善
2. 食後の血糖値の上昇を抑える
3. 血中コレステロール値を正常に近づける

※出典◎株式会社インテージ

発酵性食物繊維Q&A

体にうれしい効果がたくさんの発酵性食物繊維。毎日の食事に取り入れるうえで気になる疑問に、大妻女子大学教授の青江誠一郎さんに答えてもらいました。

Q スペシャルボウルをやってみたいと思います。キウイ以外の果物でおすすめはありますか？

A 果物はバナナやりんごなど、お好きなものにかえて大丈夫です。

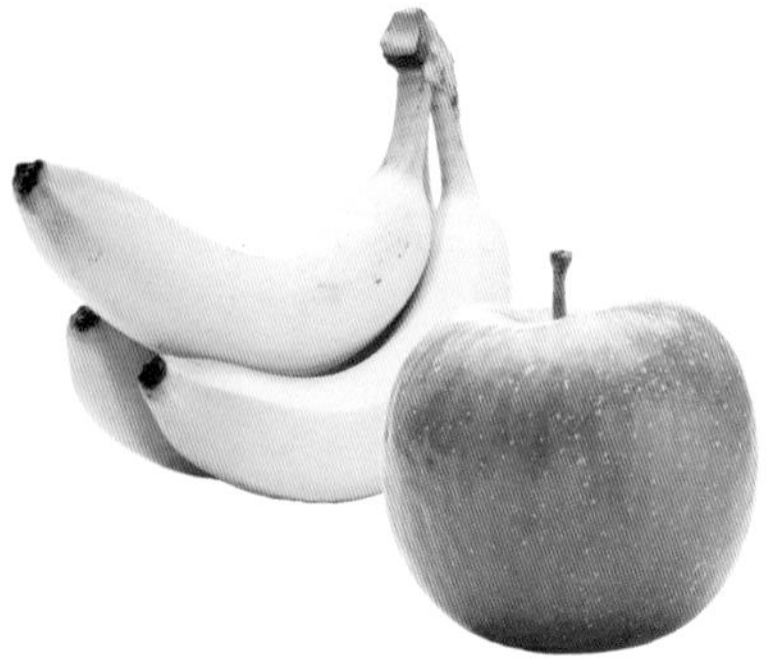

Q 過敏性大腸炎のため、ヨーグルトですら食べるとお腹をくだします。オートミールや食物繊維が多いものもお腹が張ってしまいます。たまねぎやねぎ類もだめで、途方に暮れます。お腹が弱い人にできる方法はありますか？

A ヨーグルトやたまねぎは腸の入り口から真ん中辺りで発酵する食材ばかりです。それらでお腹をくだすなら、小麦ふすまや玄米は腸の奥でゆっくり発酵しますので、そういったものをためしてみては。少なめから慣らしていくといいと思います。

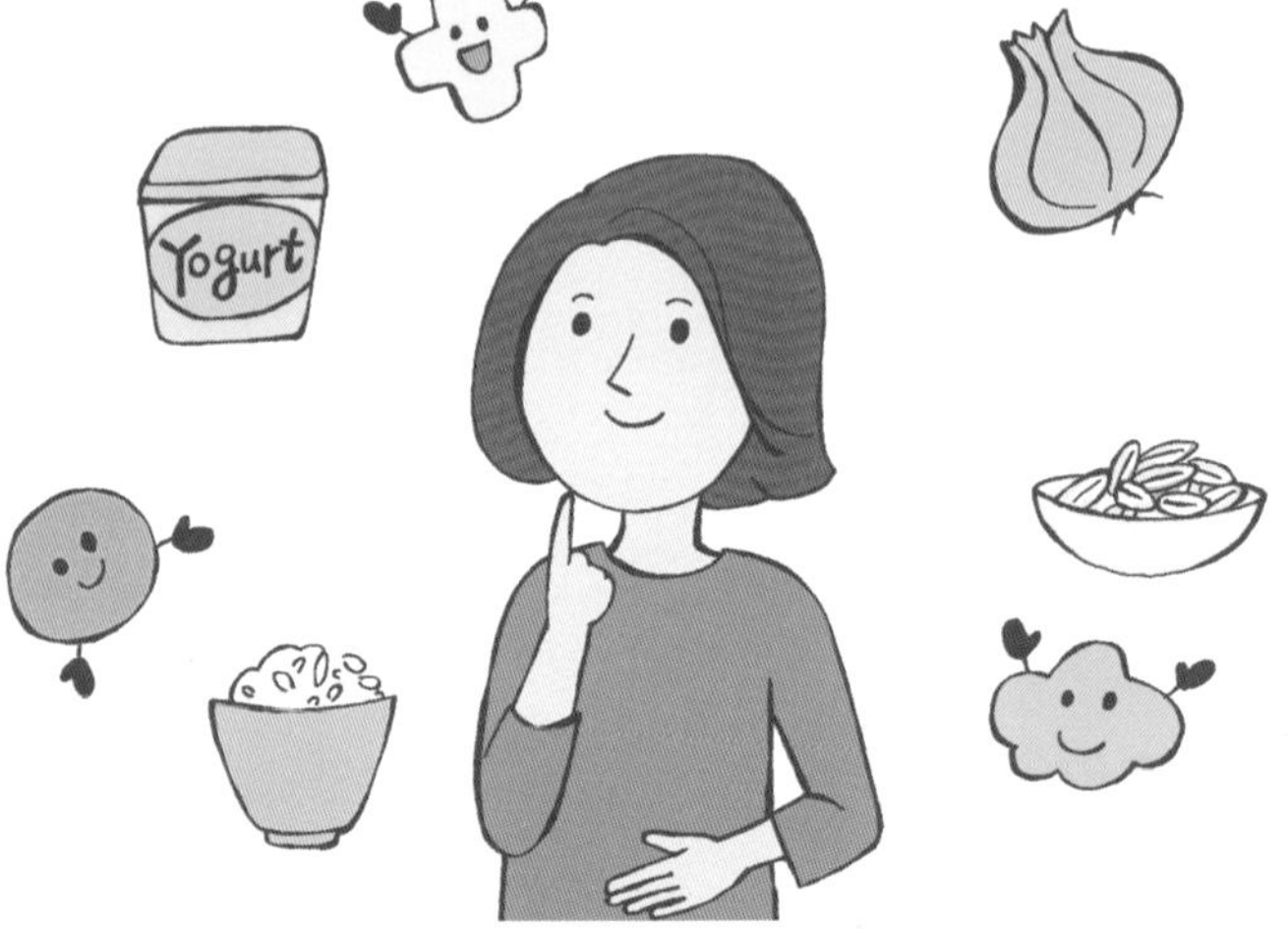

教えてくれたのは

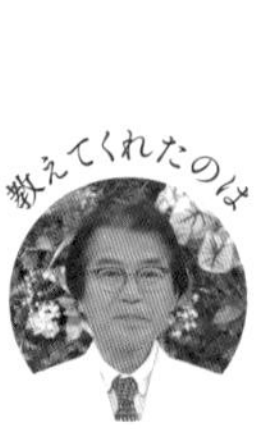

大妻女子大学教授
青江誠一郎さん

Q 海藻では発酵はしませんか？

A 海藻は非常に食物繊維が多く、おすすめです。じつは海外の人は海藻を発酵する菌が少ないようです。日本人は海藻を発酵する菌を持っている人が多いので、ぜひ続けてみてください。

Q 中性脂肪が高いため小麦を控えるように言われています。小麦ふすまは「小麦」とついているので同じように控えたほうがいいでしょうか？

A 白いパンやパスタなどは糖質が多いので中性脂肪が上がりますが、茶色いもの（全粒穀類など）にかえると血糖値が上がりにくくなって中性脂肪も下がると思います。色のついたものをためしてみてください。

Q オートミールが体質に合わないことはありますか？

A 食べ慣れないとお腹が張ったり、食べすぎるとお腹がゆるくなったりする場合もあるため、まずは少量から、体調を見ながらためしてみてください。

Q 1歳半でもオートミールを食べて大丈夫？

A 離乳食用などが市販されているので、そうしたものなら食べさせても大丈夫。ただし、初めてのときは少量からためしてみてください。

Q スーパーだと、オートミールはどこの売り場に売っていますか？

A コーンフレークなどのシリアルコーナーに置いてあることが多いです（あさイチ調べ）。

Q オートミールをご飯化したもの（50ページで紹介）は冷凍保存できますか？

A できます。電子レンジで加熱して解凍してください（あさイチ調べ）。

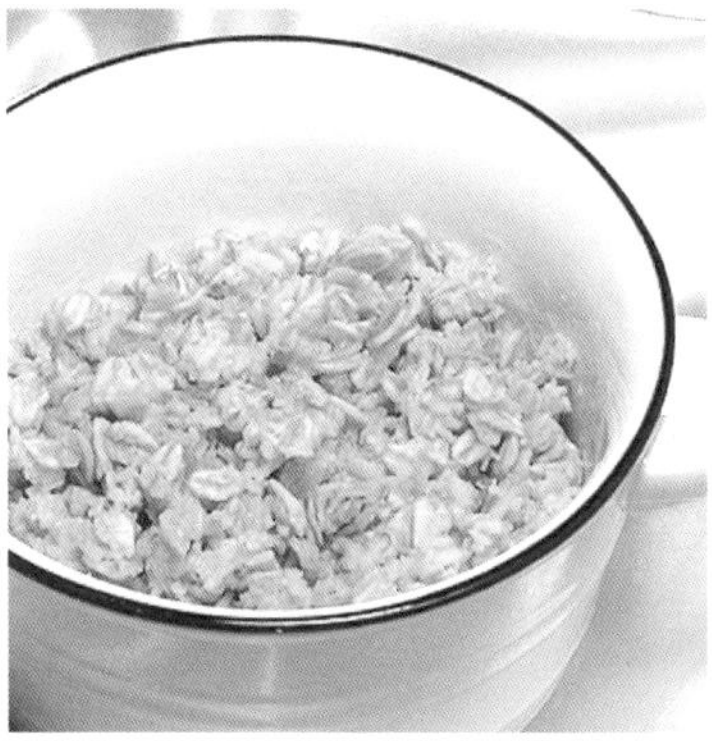

Q オートミールはミキサーなどで粉々にしても栄養価は変わりませんか？

A 粉々にしても、水でふやかしても加熱しても栄養価は変わらないため、どの調理方法でも大丈夫です。

主食（白米）と置き換えてもおいしい！
米化「オートミール」レシピ

これぞうさんおすすめ！

白米との置き換えで、40kgも減量！

食生活にオートミールを取り入れてダイエットに成功したという、オートミール米化の火付け役でオートミール米化レシピ研究家のこれぞうさん。20代のころは、体重が105kgもあったと言います。

「当時はひたすら〝食べないダイエット〟を繰り返していました。最低限、ゆで卵やプロテインをとっていましたが、あとはひたすら我慢。目標体重まで減っても、その後、爆食してしまい、気づけば前以上の体重にリバウンドしているという……」

そんなときに出合ったのが、オートミールだったといいます。

「糖質を制限していたのですが、どうしてもお米が食べたかったんです。そこで、『米化オートミール』を生み出しました（上記参照）。オートミールを少ない水でふやかすと、ご飯のような食感に。食物繊維が豊富で腹持ちもよく、見た目以上に食べごたえがあるんです！」

これぞうさんは、主食の置き換えとバランスのよい食事を意識し、さらにジョギングや筋トレなどの運動も実践。およそ2年で、なんと、40kgの減量に成功したのです。

教えてくれたのは

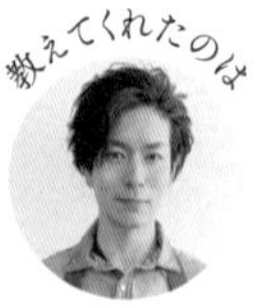

オートミールダイエットの火付け役
これぞうさん

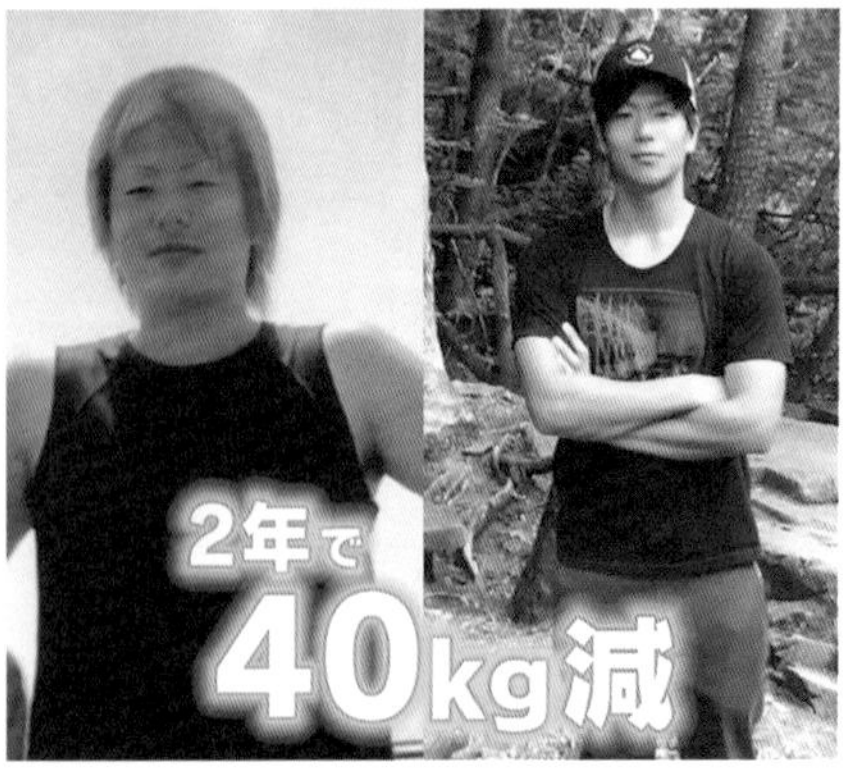

オートミールの米化で
2年間で40kgの減量に成功！

超簡単&アレンジ可能！ これぞう式

米化オートミール

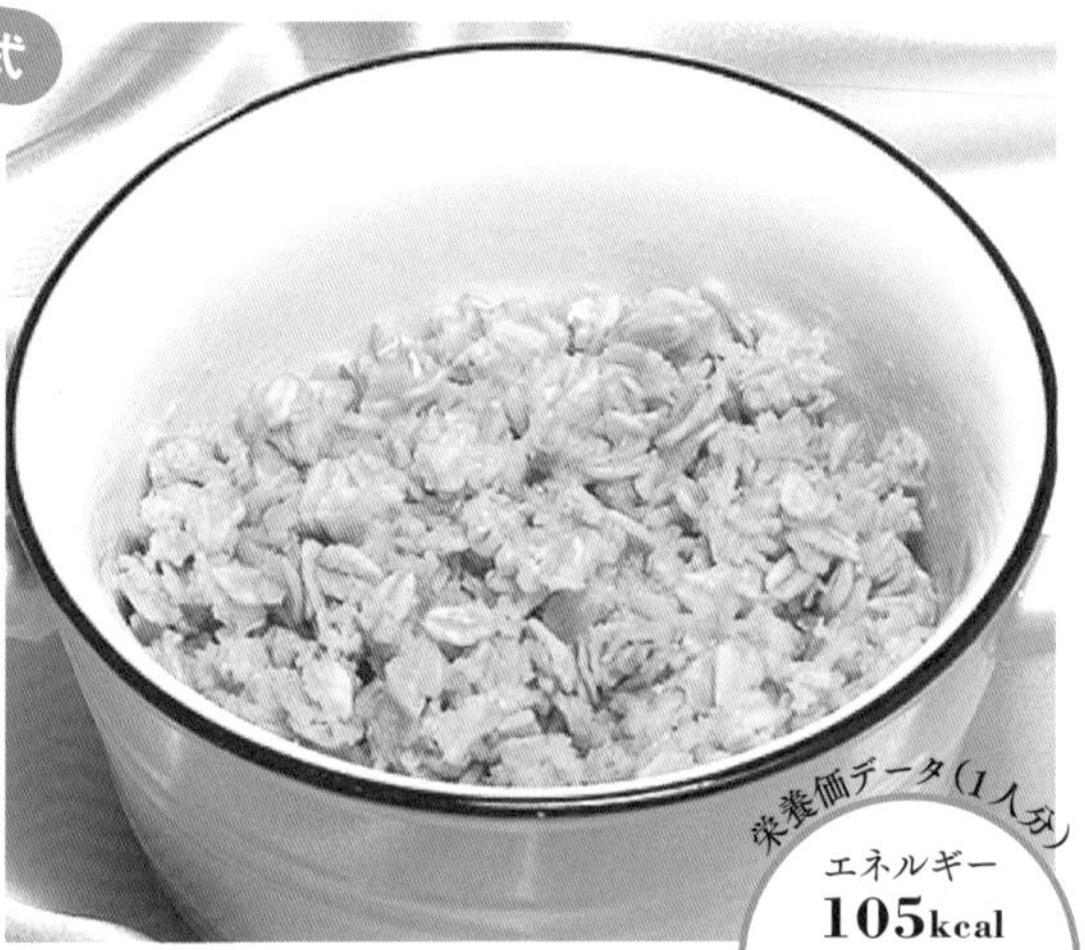

栄養価データ（1人分）
エネルギー 105kcal
脂質 1.5g
塩分 0.0g

材料（1人分）

オートミール（ロールドオーツ）、
オートミール（クイックオーツ）
……各15g
水……50mℓ

作り方

① 底が平らな耐熱容器にオートミール（ロールドオーツ）を入れ、その上にオートミール（クイックオーツ）を入れる。
② ①にまんべんなくかかるように水を入れる。
③ 電子レンジ（500W）で1分間温める。
④ 熱いうちに、箸などを使って軽くほぐす。

POINT

ご飯のような食感にするには、底が平らな容器を使うのがおすすめ。大粒のオートミールを先に、その上に小粒のオートミールを入れるとかたまり状にならず、よりご飯のような食感に。

オートミールのおにぎり

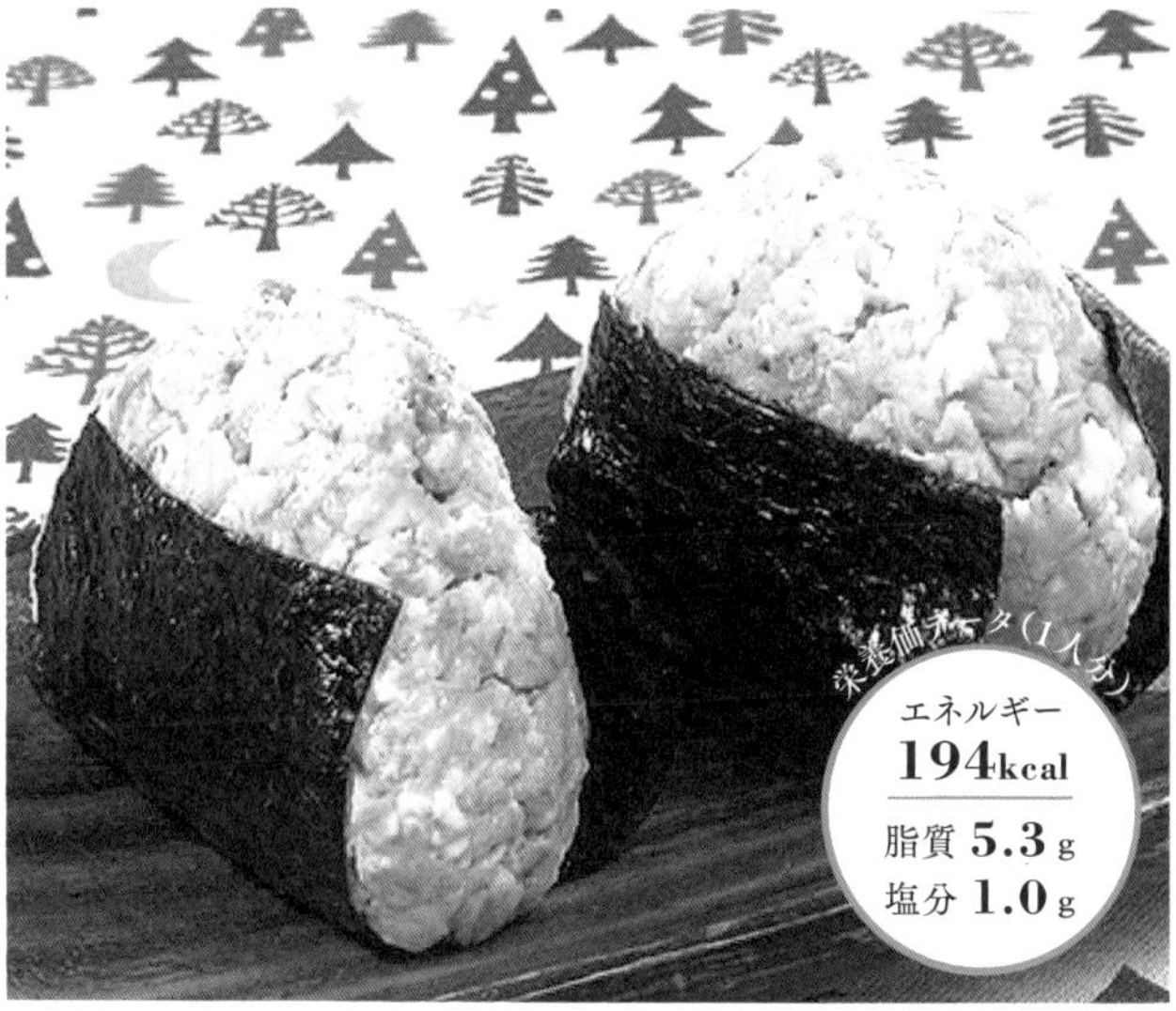

栄養価データ（1人分）
エネルギー 194kcal
脂質 5.3g
塩分 1.0g

材料（1人分）

米化オートミール（右ページ参照）……1人分

A | 木綿豆腐……40g
　| ごま油、うまみ調味料……各適量

さけフレーク（市販）……10g　塩……少々　のり……適量

作り方

① 米化オートミールにAを加えて混ぜ合わせる。
② ラップの上に①を置き、真ん中にくぼみを作り、さけフレークを入れる。
③ ラップごと②を持ち、さけフレークを包むようににぎり、形を整える。
④ ラップを開いて塩をふり、のりを巻く。

オートミールのカルボオムライス

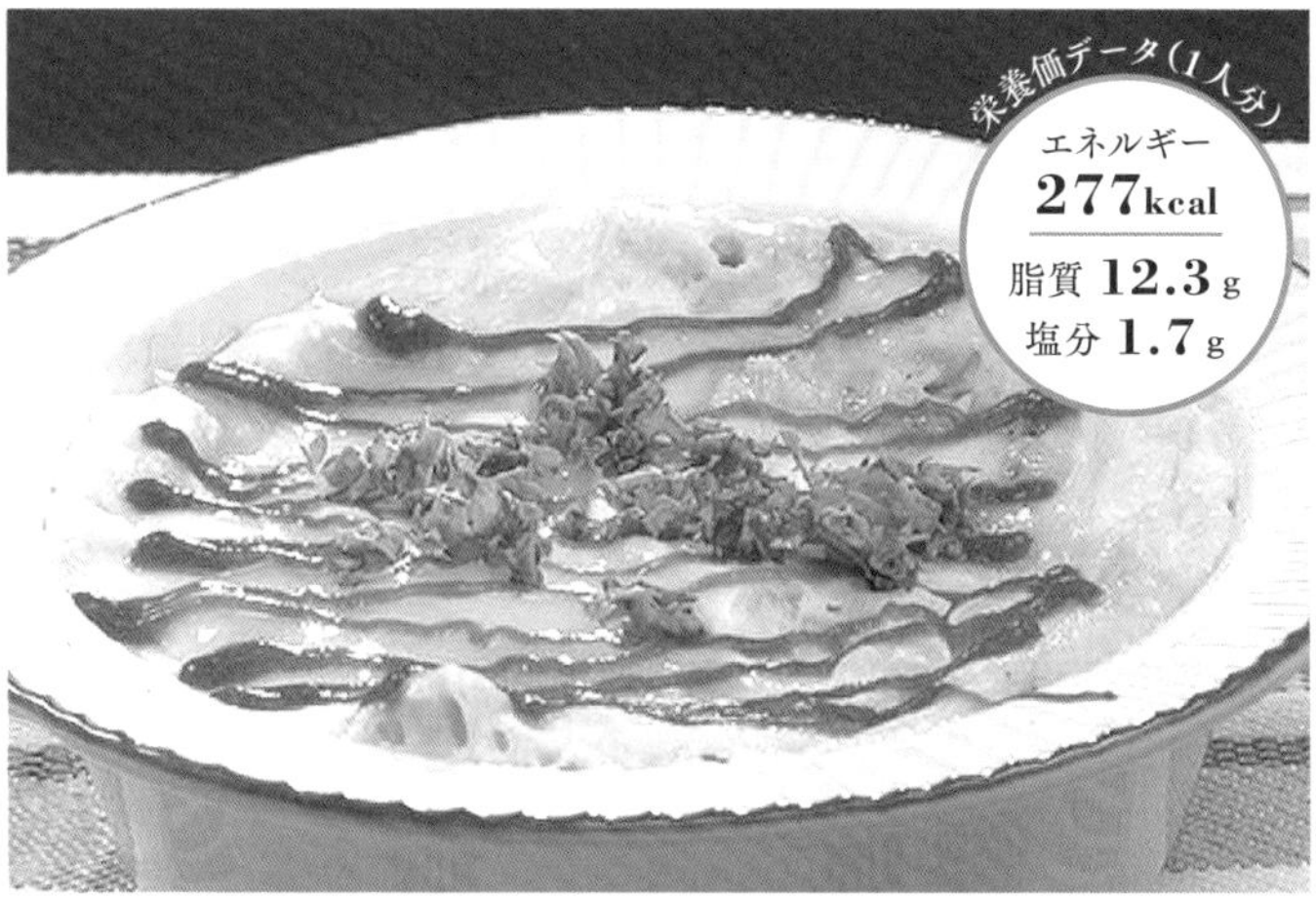

栄養価データ（1人分）
エネルギー 277kcal
脂質 12.3g
塩分 1.7g

材料（1人分）

米化オートミール（右ページ参照）……1人分

A | 調製豆乳……50mℓ
　| 粉チーズ、顆粒コンソメスープのもと、ゼロカロリー甘味料……各小さじ½
　| 黒こしょう……適量

スライスチーズ……1枚　卵……1個

ケチャップ、パセリ（ドライでも可）……各適量

作り方

① 耐熱容器に米化オートミールとAを入れ、混ぜ合わせる。
② スライスチーズをのせ、その上に溶いた卵を入れる。
③ 電子レンジ（500W）で1分間温め、一度取り出して表面の卵を混ぜ、さらに1分間温める。
④ ケチャップとパセリをかける。

オートミールのカップチャーハン

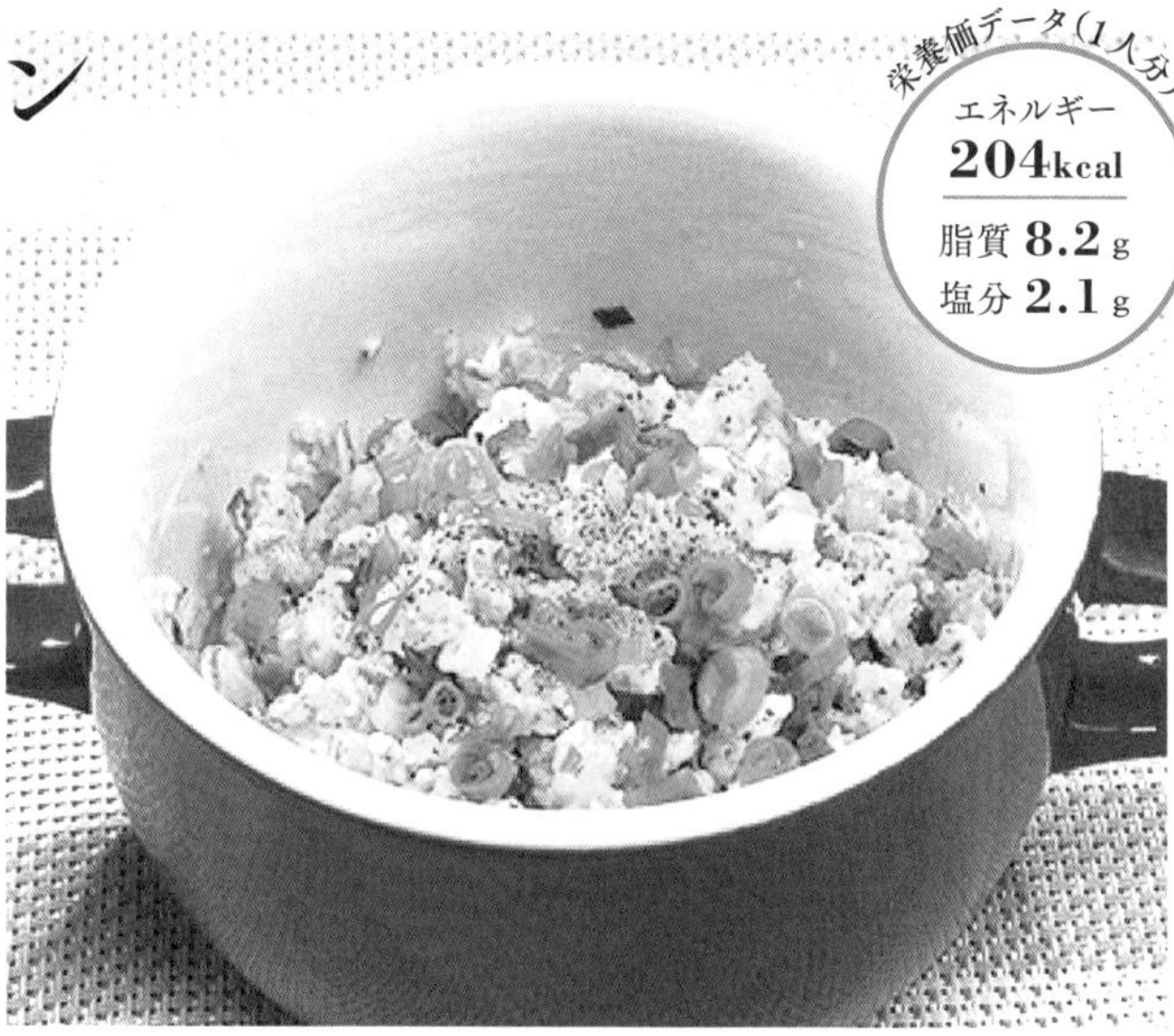

栄養価データ（1人分）
エネルギー 204kcal
脂質 8.2g
塩分 2.1g

材料（1人分）

米化オートミール（右ページ参照）……1人分

A | 青ねぎ……適量
　| 顆粒チキンスープのもと（中国風）……小さじ1
　| 顆粒コンソメスープのもと……ひとつまみ
　| ごま油……少々

卵……1個　ごま油、黒こしょう……各少々

作り方

① 耐熱容器に米化オートミールとAを入れ、混ぜ合わせる。
② 卵を割り入れ、混ぜ合わせる。
③ 電子レンジ（500W）で1分半温める。
④ 熱いうちにほぐし、ごま油と黒こしょうをかける。

ふだんはレンジでOK！　災害時は湯せんでもできる

防災食としても優秀！「オートミール」レシピ

災害時に安心して食べることができる最適な食材

管理栄養士、防災士、災害食専門員として、災害時における食事を研究し、広める活動を行っている今泉マユ子さんは「オートミールは栄養価が高く、調理法も簡単なので、災害時に大活躍します」と話します。

ライフラインが止まったときは、カセットコンロとボンベを使った湯せん調理がおすすめだそうです。

「材料をポリ袋に入れて、湯せんするだけでOK。湯せんに使った水はくり返し使え、ポリ袋を器にかけて食べれば洗い物を減らせます。災害時は食べ慣れたものをとることが安心感につながります。ぜひおためしください」

災害時にはカセットコンロなどを利用して

湯せん調理法「お湯ポチャ作戦」

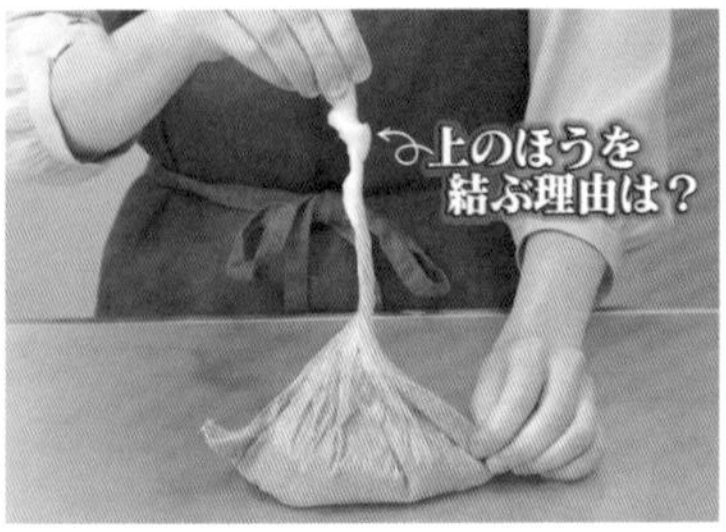
上のほうを
結ぶ理由は？

① ポリ袋に食材を入れ、手でもんでよく混ぜる。袋の空気をなるべく抜き、上のほうを結ぶ。

「効率よく加熱できることに加え、上で結んだところで切ると、袋をお皿にそのままかけて食べて捨てられるので、洗い物が出ません」（今泉さん、以下同）

※ポリ袋は必ず高密度ポリエチレン袋（耐熱温度100℃以上）という湯せん調理が可能なものを使用してください。

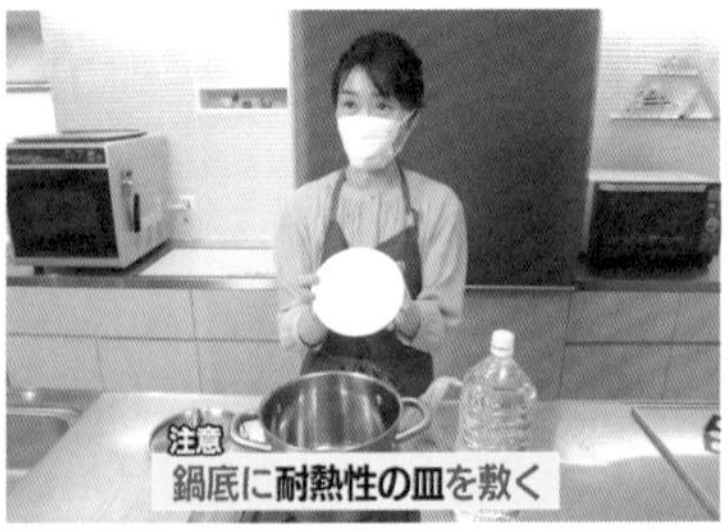
注意
鍋底に耐熱性の皿を敷く

② 鍋底に耐熱性の皿を敷き、袋の中の材料がつかるくらいの水を入れ、ふたをして加熱する。沸騰してからおよそ5分で加熱完了。

「耐熱性のポリ袋を使っていても、鍋底が熱いと穴が開いてしまうことが。必ず鍋底につかないよう耐熱性の皿を1枚入れてください」

※たくさん水を入れるとあふれてしまい、やけどの原因になるため水の量に注意してください。

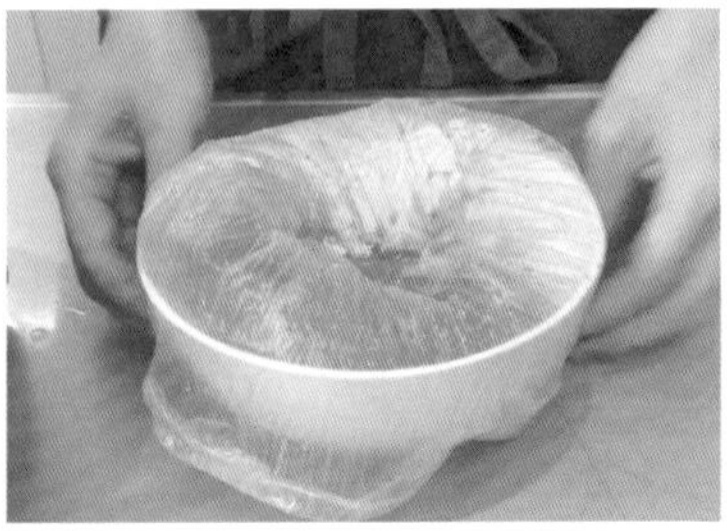

③ 袋の結び目を切って器にかければ、そのまま食べて捨てられて、洗い物ナシ。

「湯せんに使った水も繰り返し使用でき、災害時に貴重な水をなるべく使わない調理法です。また袋の結び目はなるべくほどいて最後にゴミ袋として使用すると、ゴミも減っておすすめです」

※1袋に入れる量は1人分にしましょう。量が多いと温めるのに時間がかかり、ガスが余分に必要なうえ、ムラができておいしくなくなります。

教えてくれたのは

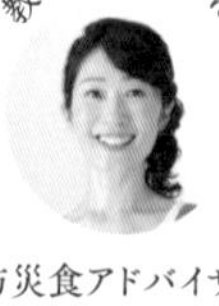

防災食アドバイザー
今泉マユ子さん

ふだんは電子レンジで調理できるお手軽レシピですが、災害時には３つのレシピすべてが右ページの「お湯ポチャ作戦」で作れます。

オートミールのわかめ卵雑炊

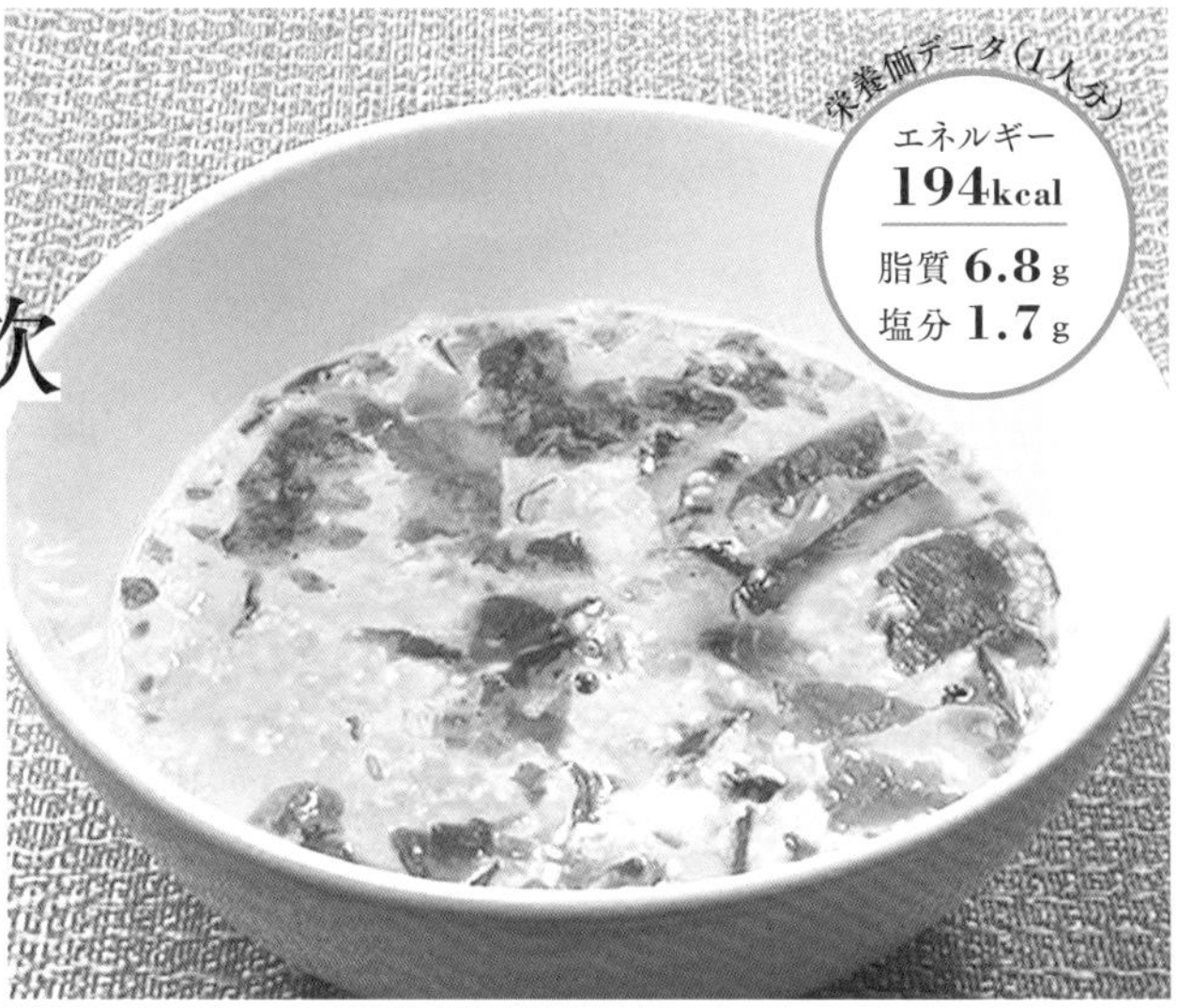
栄養価データ（1人分）
エネルギー
194kcal
脂質 6.8g
塩分 1.7g

材料（１人分）

オートミール（クイックオーツ）……30g
即席スープのもと（わかめ）……１袋
卵……１個　水……200㎖

作り方

① 耐熱容器に卵を入れ、溶きほぐす。
② 水、即席スープのもと、オートミールを入れ、混ぜ合わせる。
③ 電子レンジ（500W）で２分間温める。

ジャンバラヤ風オートミール

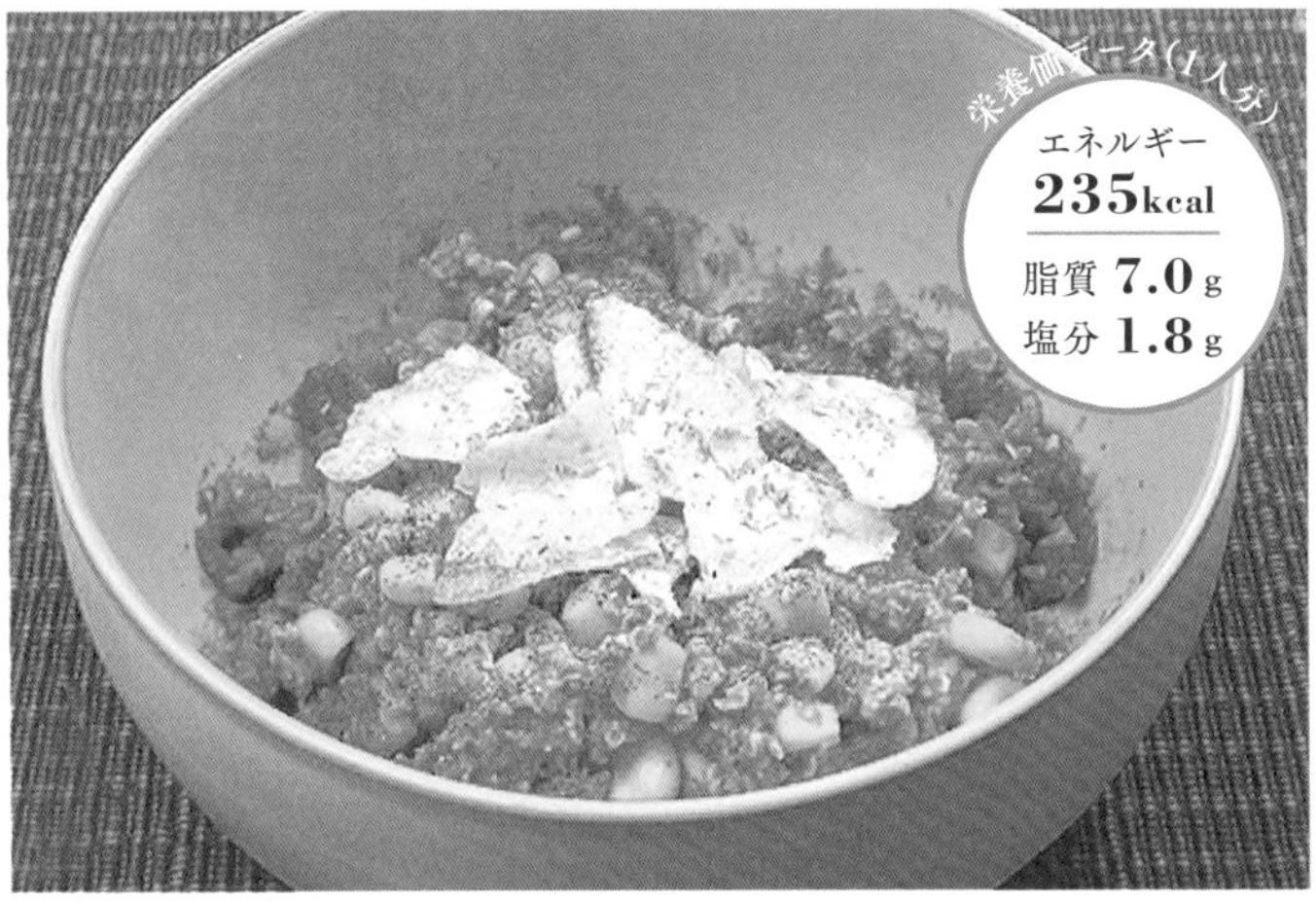
栄養価データ（1人分）
エネルギー
235kcal
脂質 7.0g
塩分 1.8g

材料（１人分）

オートミール（クイックオーツ）……30g
ひと口サラミ……２本　コーン……50g
トマトジュース……100㎖
顆粒コンソメスープのもと、カレー粉……各小さじ½
塩……ひとつまみ　黒こしょう、ドライパセリ……各少々
ポテトチップス……適量

作り方

① 耐熱容器に、オートミール、刻んだサラミ、コーン、トマトジュース、顆粒コンソメスープのもと、カレー粉、塩を入れ、混ぜ合わせる。
② 電子レンジ（500W）で２分間温める。
③ 黒こしょう、ドライパセリをふり、ポテトチップスを小さく割ってのせる。

サムゲタン風オートミール

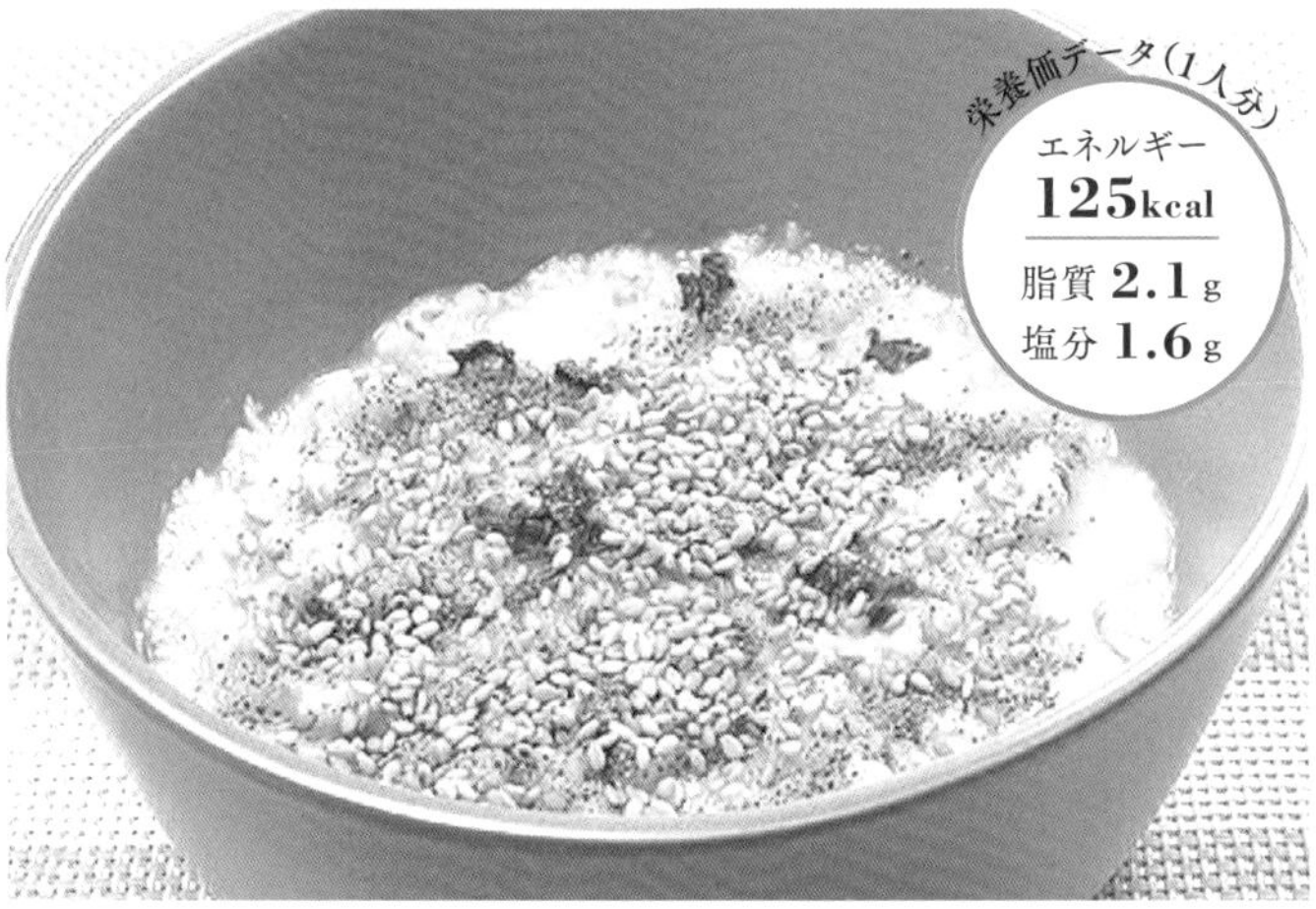
栄養価データ（1人分）
エネルギー
125kcal
脂質 2.1g
塩分 1.6g

材料（１人分）

オートミール（クイックオーツ）……30g
鶏ささみ（缶詰）……１缶　おろししょうが……小さじ１
乾燥ほうれん草、切り干し大根……各３g
顆粒チキンスープのもと（中国風）……小さじ½
塩……ひとつまみ　水……150㎖
いりごま（白）……適量　黒こしょう……少々

作り方

① 耐熱容器に、水、顆粒チキンスープのもと、おろししょうが、塩を入れ、混ぜ合わせる。
② 切り干し大根、乾燥ほうれん草、オートミール、鶏ささみを汁ごと①に入れ、混ぜ合わせる。
③ 電子レンジ（500W）で２分間温める。
④ いりごま、黒こしょうをふりかける。

ほのかに香る麦の風味が生きる

ホテルレストランの料理長が直伝！ 人気の「オートミール」朝食メニューを再現

シンプルなのに味わい深く どんな味にもマッチ！

都内のホテルで人気の朝食メニュー※「和風オートミールがゆ」は、なめらかな食感にするため、粒の小さいクイックオーツを使い、合わせるのは水とかつおの一番だしだけ。味付けはせず、お客さんが自分好みにトッピングなどで楽しむのだそう。

麦の甘い風味と、食欲をそそるかつおだしの香りはまさに朝にぴったりですが、朝からだしを取るのはちょっと手間ですよね。

「ご家庭で作る場合、顆粒だしを使ってもいいのですが、塩分が強いのが難点。簡単にしたい場合は、小分けパックのかつお節でもできます」（中村さん、以下同）

その際、かつお節はオートミールを煮込んだあとに入れるのがポイントだそう。

「あとから入れることで、麦の風味もかつおの風味も残ります」

きなこや黒豆にも合うそうで、トッピングや味付けで幅広いアレンジが可能です。ぜひおためしを。

家庭用 和風オートミールがゆ

材料（1人分）

オートミール（クイックオーツ）……30g
水……180㎖　かつお節……1g

トッピング例［さけバター］

塩ざけ（ほぐし）……40g
昆布のつくだ煮……10g
バター……10g　青ねぎ……適量

作り方

1. 鍋にオートミールと水を入れ、よく混ぜながら、中火で約5分間煮る。
2. トロトロになってきたら弱火にし、かつお節1gを加えて、全体がなじむようにひと混ぜして、火を止める。
3. お好みでトッピングをのせる。

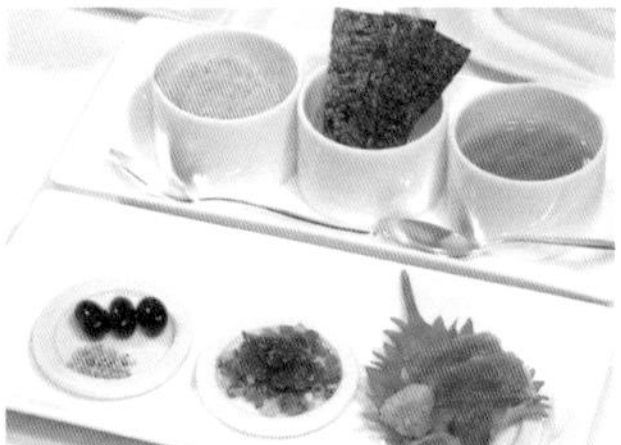

ホテルでは、梅干し、からすみ、わさび、あさりのつくだ煮、のり、ねぎなど、和の食材をとりそろえたトッピングが人気。

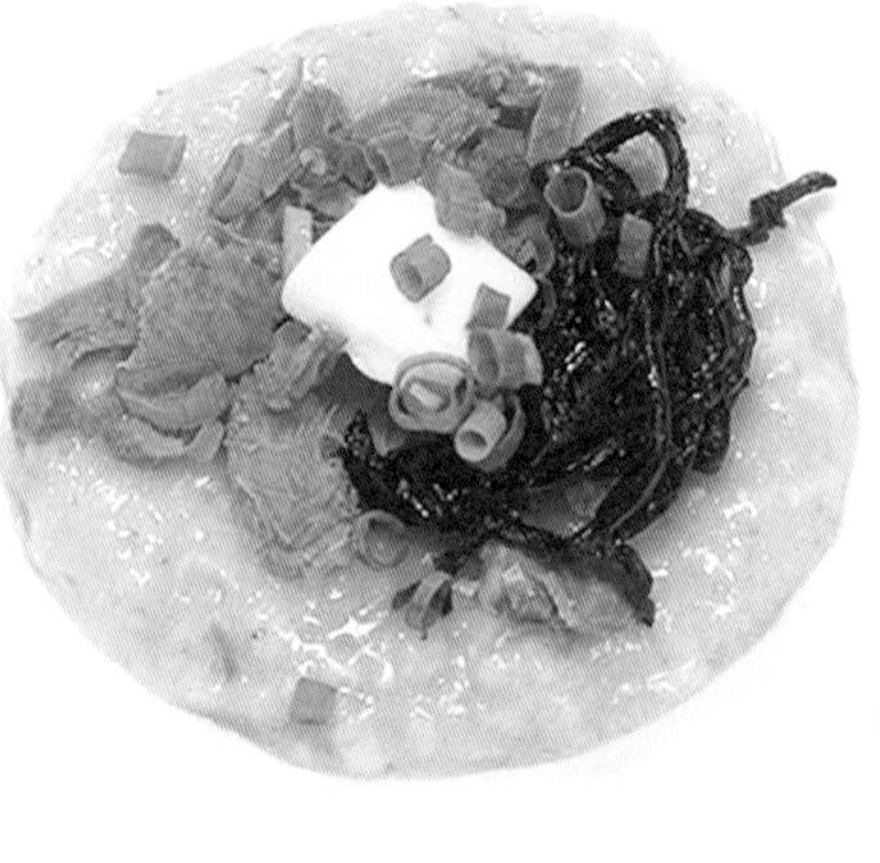

栄養価データ（1人分）
エネルギー 267kcal
脂質 13.0g
塩分 1.7g

教えてくれたのは

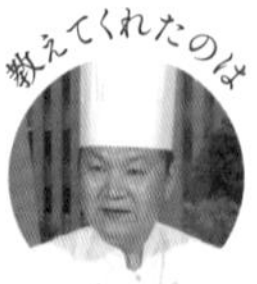

都内ホテル料理長（放送時）
中村直人さん

※2023年10月現在は提供を終了しています。

＼和風以外の味付けにも合う！／

オートミールがゆアレンジアイデア

イタリアンな味付けの桜えびのリゾット風

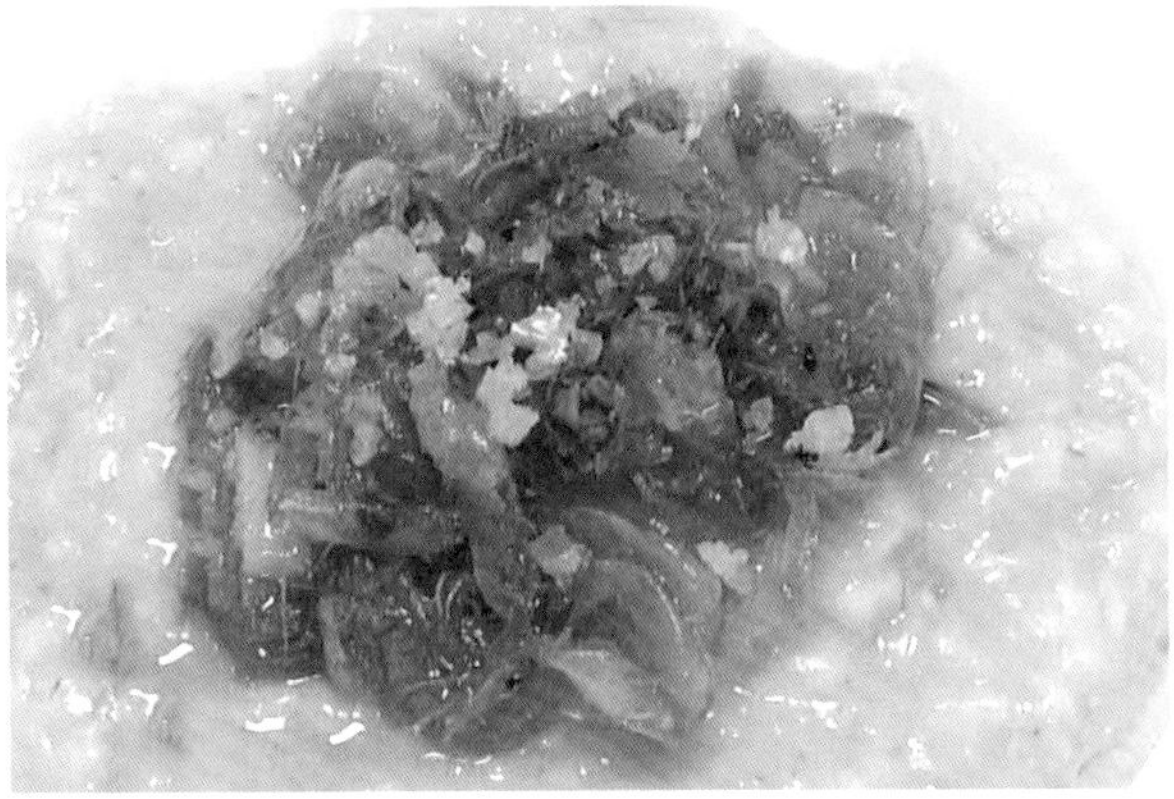

かつお風味のオートミールがゆに、桜えび（40g）、塩とオリーブオイル（各適量）、お好みでパセリ（みじん切り）をトッピング。オリーブオイルのコクと香り、桜えびのうまみが加わって、一気にイタリアンな味わいに！

鶏むね肉のエスニック風

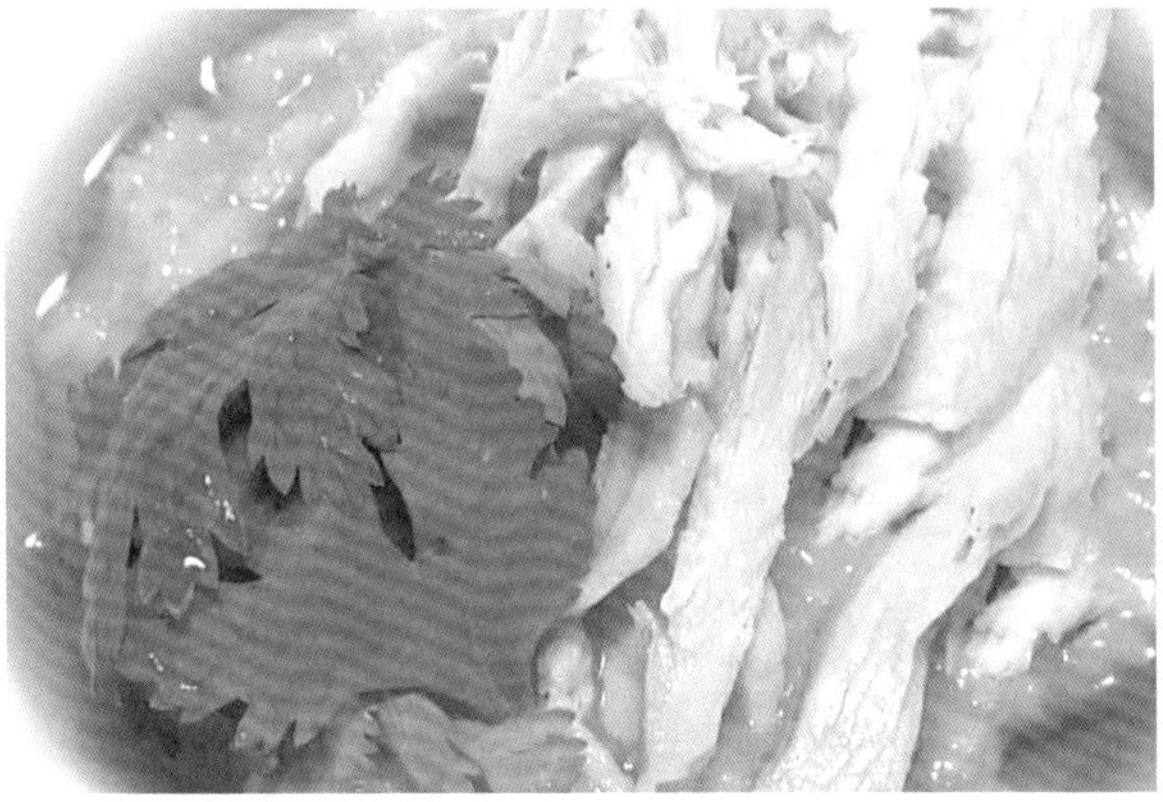

かつお風味のオートミールがゆに、ほぐした鶏むね肉（30g）とパクチーと塩（各適量）をトッピングし、ナンプラー（大さじ2/3）をかけていただきます。ナンプラーの香りが食欲をそそるエスニック風に！

オートミールメーカーおすすめ！

オートミールで即席麦ご飯

もちもち食感UP！おこわのようなおいしさに

オートミールを簡単に食事に取り入れる方法を、オートミールを作っているメーカーの人に教えてもらいました。炊き上がったご飯にオートミールを混ぜるだけの手軽さは、腸活の強い味方！

材料と作り方

1. 米2合を炊飯器で炊く。
2. 炊き上がったらオートミール（クイックオーツ）40gを入れ、混ぜ合わせる。
3. 炊飯器のふたをして、約10分間蒸らす。

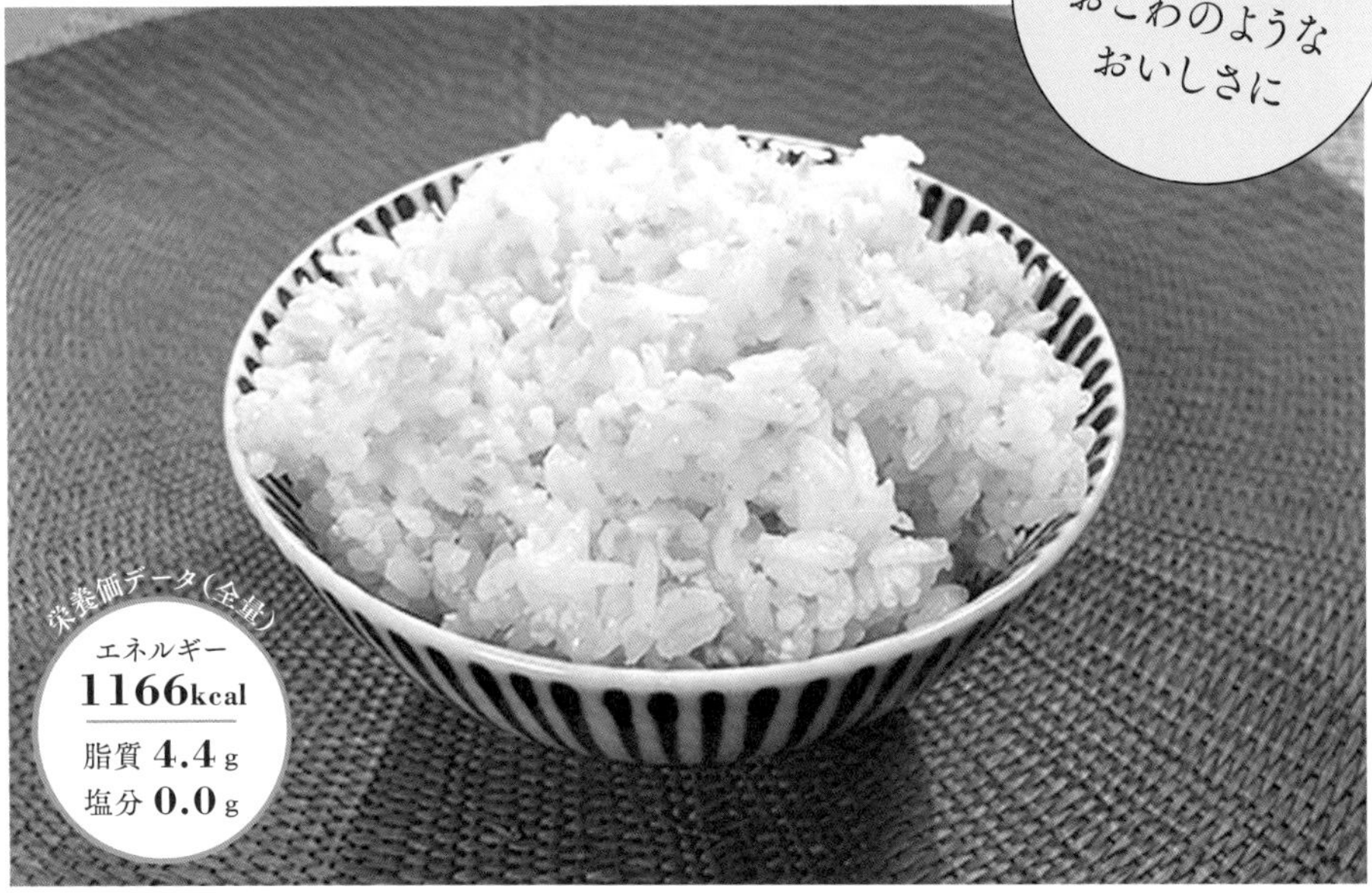

栄養価データ（全量）
エネルギー 1166kcal
脂質 4.4g
塩分 0.0g

食べるタイミングが重要！

オートミールの「セカンドミール効果」を利用して、かしこくダイエット！

オートミールパワーで無理なく食べすぎを防止

管理栄養士であり、パーソナルトレーナーとしても活動している、河村玲子さんですが、「オートミールを使えばダイエット中に感じる『スイーツを食べたい！』という欲求を満たすことができる」のだと言います。

「おすすめは、オートミールに牛乳やヨーグルトを混ぜて、ひと晩かけてふやかす『オーバーナイトオーツ』という食べ方です」

ダイエット中にオーバーナイトオーツを使ったスイーツを食べる場合、オートミールが持つ「セカンドミール効果」を最大限に生かすため、昼食と夕食のあいだ、いわゆる〝お菓子の時間（午後3時）〟に食べるのがおすすめだといいます。

セカンドミール効果とは、オートミールを食べたあと、次の食事の際に血糖値の上昇を抑える効果のこと。

血糖値は、急上昇すると下がるときも急激に低下してしまいます。血糖値が急激に下がると、強い空腹感を感じて、つ

「セカンドミール効果」とは？

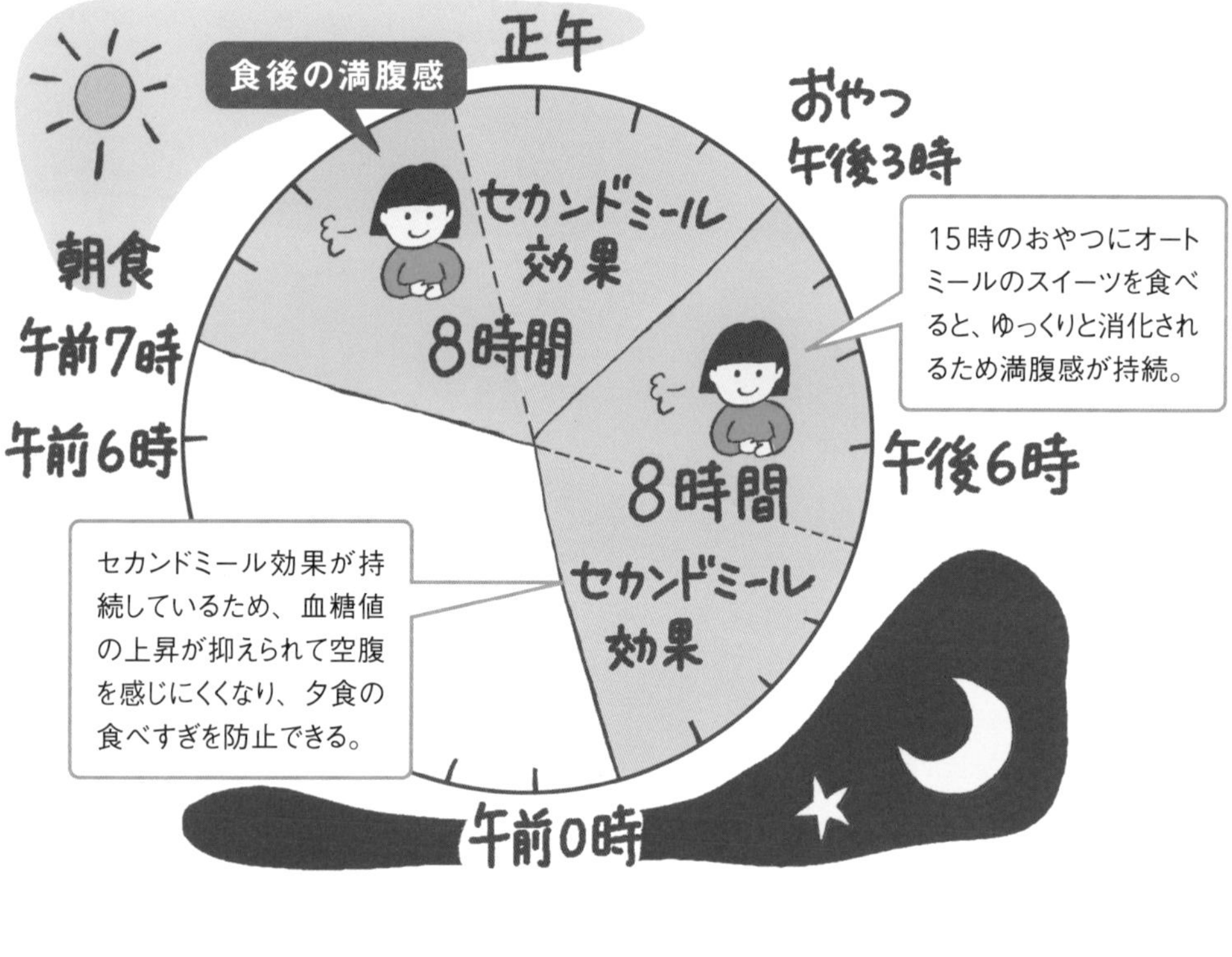
正午
食後の満腹感
おやつ
午後3時
朝食
午前7時
セカンドミール効果
8時間
15時のおやつにオートミールのスイーツを食べると、ゆっくりと消化されるため満腹感が持続。
午前6時
午後6時
8時間
セカンドミール効果
セカンドミール効果が持続しているため、血糖値の上昇が抑えられて空腹を感じにくくなり、夕食の食べすぎを防止できる。
午前0時

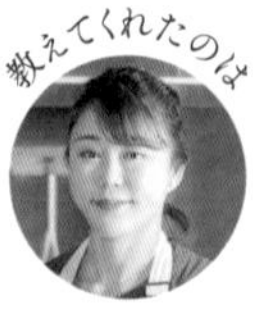
教えてくれたのは

管理栄養士
河村玲子さん

い食事をたくさんとってしまうのです。

しかし、血糖値の上昇がゆるやかであれば下がるのもゆるやかになり、あまり空腹を感じないため、我慢しなくてもたくさん食べずに済むというわけです。

オートミールに含まれる発酵性食物繊維「β-グルカン」には、血糖値の急上昇を抑える2つの働きがあります。まず、β-グルカンは胃や腸の中でほかの食物と混ざってどろどろになり、ゆっくりと通過しながら消化されるため、血糖値の上昇が抑えられます。

さらに、β-グルカンが大腸に達すると、それをエサにして善玉菌が短鎖脂肪酸という物質をつくります。短鎖脂肪酸があるとホルモンの働きにより血糖値の上昇が抑えられます。

このセカンドミール効果は、食べてから4時間後に始まり、8時間後まで続きます。つまり、おやつにオートミールを食べると、夕食の食べすぎを抑えることができるのです。

夕食のときにお腹がすいてついつい食べすぎてしまうという人は、ぜひ間食にオートミールをためしてみては。

また、朝にもオートミールを食べるとより効果的です。たとえば、朝7時にオートミールを食べると、そのあと11時ぐらいまで満腹感が続き、その後セカンドミール効果が発揮されるため、今度はランチの食べすぎも防ぐことができます。つまり1日じゅうお腹がすきにくい状態に。

ただし、オートミールを食べすぎるとお腹が張ることもあるため、食べすぎには注意。食べなれない人は少量からならしていって、適量を食べるようにしましょう。

＼忙しい人におすすめ！　ひと晩置くだけでOK／

「オーバーナイトオーツ」の作り方

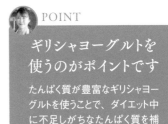

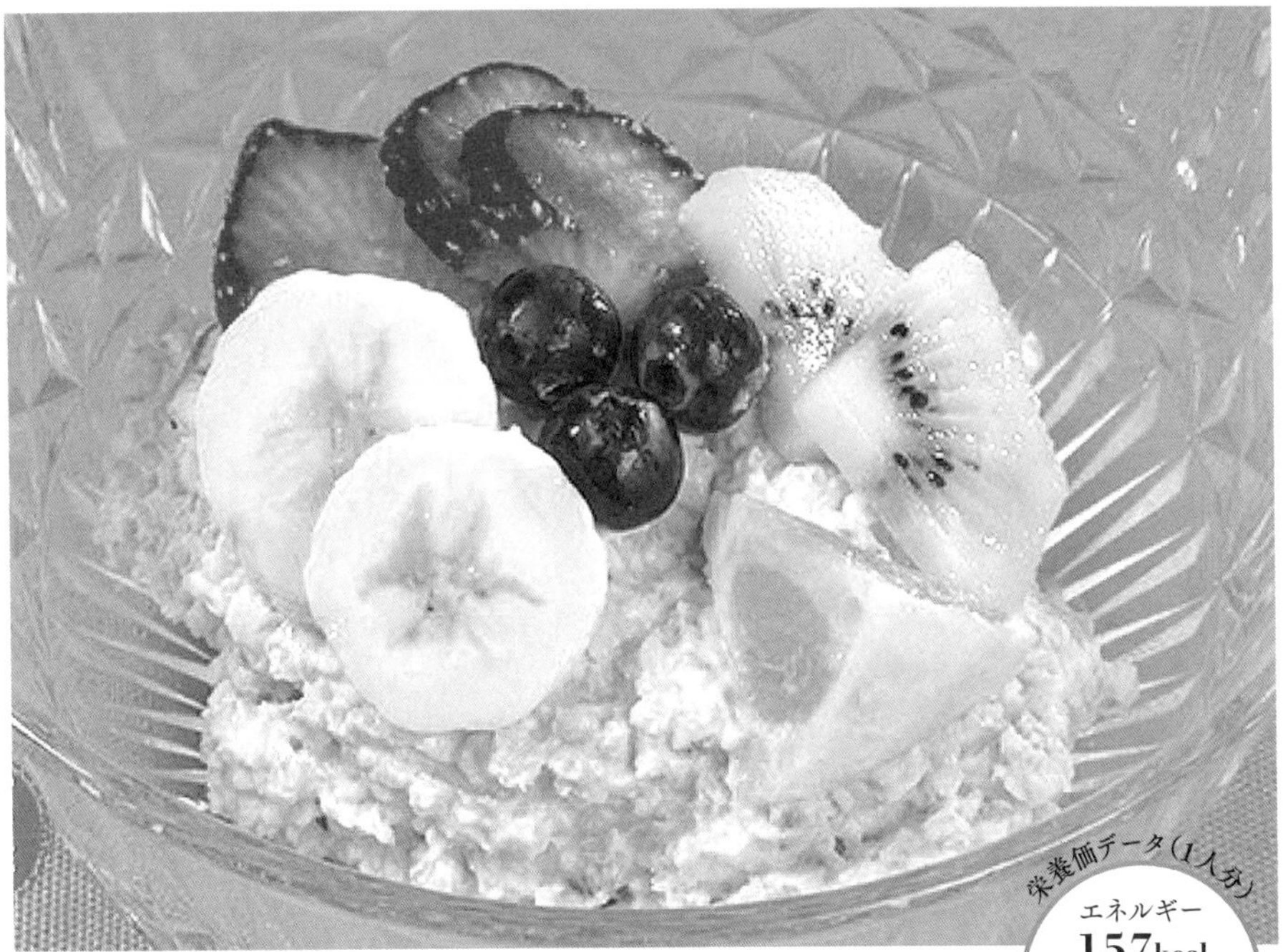

栄養価データ（1人分）
エネルギー **157kcal**
脂質 **4.3g**
塩分 **0.1g**

材料（1人分）

オートミール（クイックオーツ）
……30g

牛乳、ギリシャヨーグルト
……各大さじ2

作り方

1. ボウルに、オートミール、牛乳、ギリシャヨーグルトを入れ、混ぜ合わせる。
2. ラップをかけて、冷蔵庫で2時間以上冷やす。お好みでフルーツをのせて食べるのもおすすめ。

POINT

ギリシャヨーグルトを使うのがポイントです

たんぱく質が豊富なギリシャヨーグルトを使うことで、ダイエット中に不足しがちなたんぱく質を補給できます。

次のページから、「オーバーナイトオーツ」のアレンジレシピをたっぷりご紹介します！

＼ ダイエットの強い味方！ ／

スイーツ欲を満たす お助けレシピ

教えてくれたのは

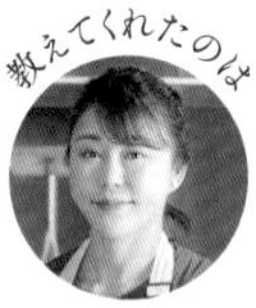

管理栄養士
河村玲子さん

57ページで紹介した「オーバーナイトオーツ」のアレンジレシピと、
持ち運びできるスイーツレシピをご紹介。
外出先で忙しいときの栄養補給にもおすすめです。

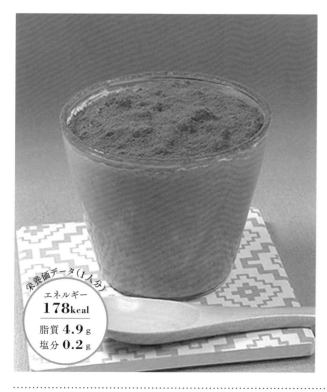

ティラミス風 オーバーナイトオーツ

材料（1人分）

インスタントコーヒー……小さじ2
※粉末のインスタントコーヒー小さじ1を熱湯小さじ2で溶いたもの

ゼロカロリー甘味料……大さじ1

カッテージチーズ……大さじ1

ギリシャヨーグルト……大さじ2　牛乳……大さじ2

オートミール（クイックオーツ）……30g

ココアパウダー……適量

作り方

① インスタントコーヒー、ゼロカロリー甘味料を混ぜ合わせる。

② ボウルにカッテージチーズ、ギリシャヨーグルトを入れ、混ぜ合わせる。

③ ②に、牛乳と①を入れて混ぜ、オートミールを加え、混ぜ合わせる。

④ ラップをかけ、冷蔵庫で2時間以上冷やす。器に盛り、ココアパウダーをふる。

ベリーアイス

材料（1人分）

オートミール（クイックオーツ）……20g

ギリシャヨーグルト……大さじ5

ゼロカロリー甘味料……大さじ1

冷凍ミックスベリー……80g

作り方

① ボウルに、オートミール、ギリシャヨーグルト、ゼロカロリー甘味料を入れ、よく混ぜ合わせる。

② ラップをかけ、冷蔵庫で2時間以上冷やす。

③ 冷凍ミックスベリーを加え、スプーンでつぶしながら混ぜ合わせる。

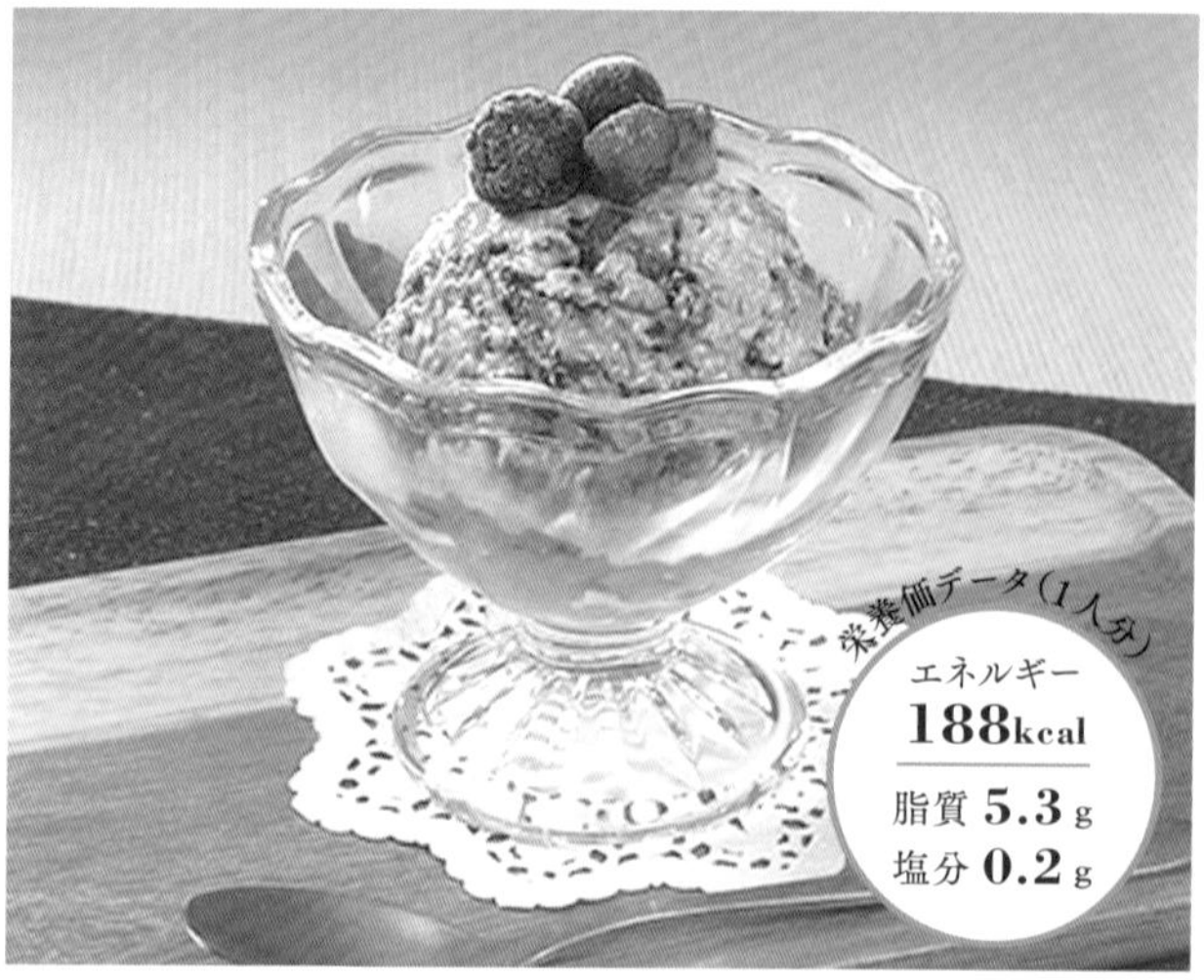

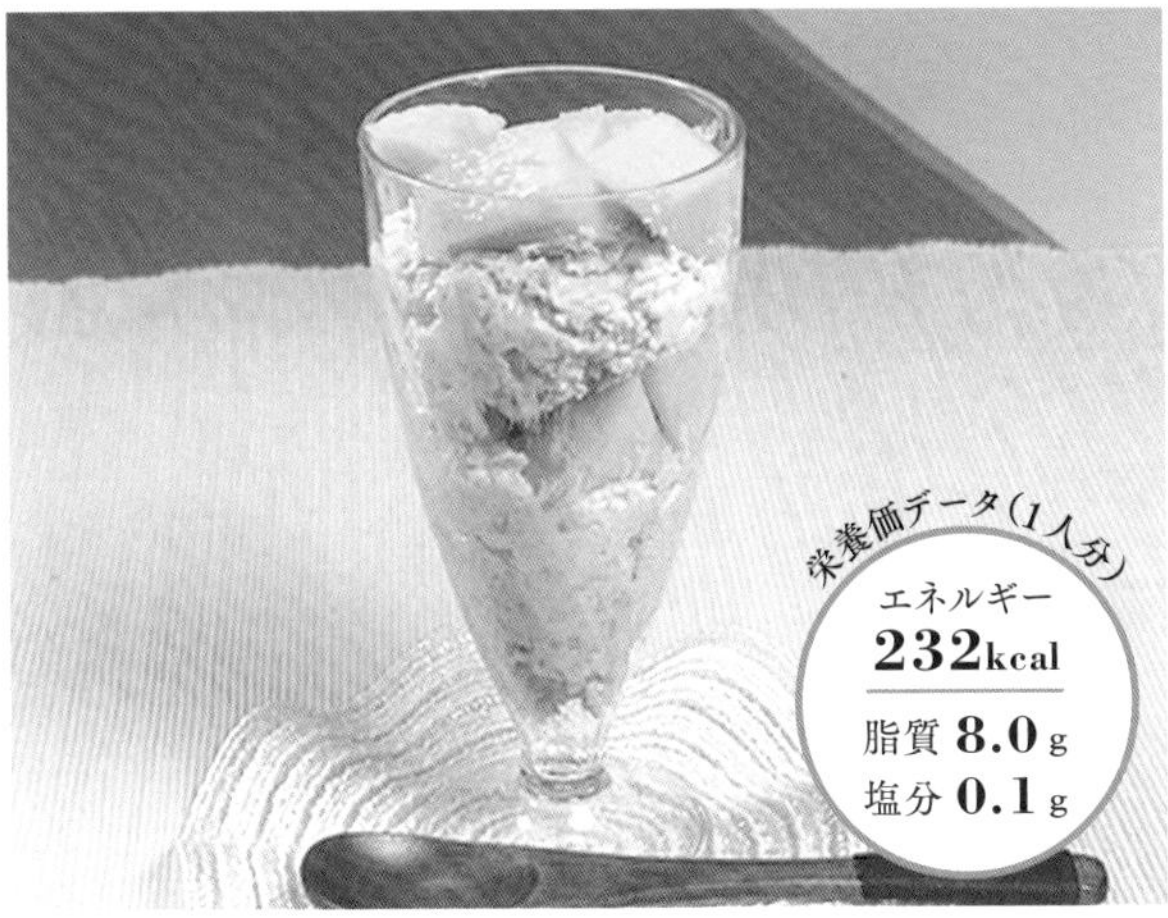
栄養価データ（1人分）
エネルギー
232kcal
脂質 8.0g
塩分 0.1g

マンゴーパフェ

材料（1人分）

オートミール（クイックオーツ）…25g
牛乳……大さじ1　ギリシャヨーグルト……大さじ2
ココナッツミルク……大さじ2
ゼロカロリー甘味料……大さじ1　マンゴー……適量

作り方

① ボウルに、オートミール、牛乳、ギリシャヨーグルト、ココナッツミルク、ゼロカロリー甘味料を入れ、全体をよく混ぜ合わせる。
② ラップをかけ、冷蔵庫で2時間以上冷やす。
③ 器に盛り、マンゴーをのせる。

外出先でのおやつにも！ 持ち歩きできるスイーツ

オートミールカップケーキ

材料（作りやすい分量）

オートミール（クイックオーツ）……40g
卵……1個　ゼロカロリー甘味料……大さじ2
牛乳……50㎖　ベーキングパウダー……小さじ1弱
※お好みでドライフルーツやナッツを混ぜてもOK。

作り方

① ボウルに卵、ゼロカロリー甘味料、牛乳を入れ混ぜる。
② ①にオートミールを入れ混ぜ合わせ、約10分間おく。
③ ②にベーキングパウダーを入れ混ぜ合わせたら、シリコン製のケースに流し入れる。
④ 170℃に温めたオーブンに入れ、約13分間焼く。または、電子レンジ（600W）に1分間かける。

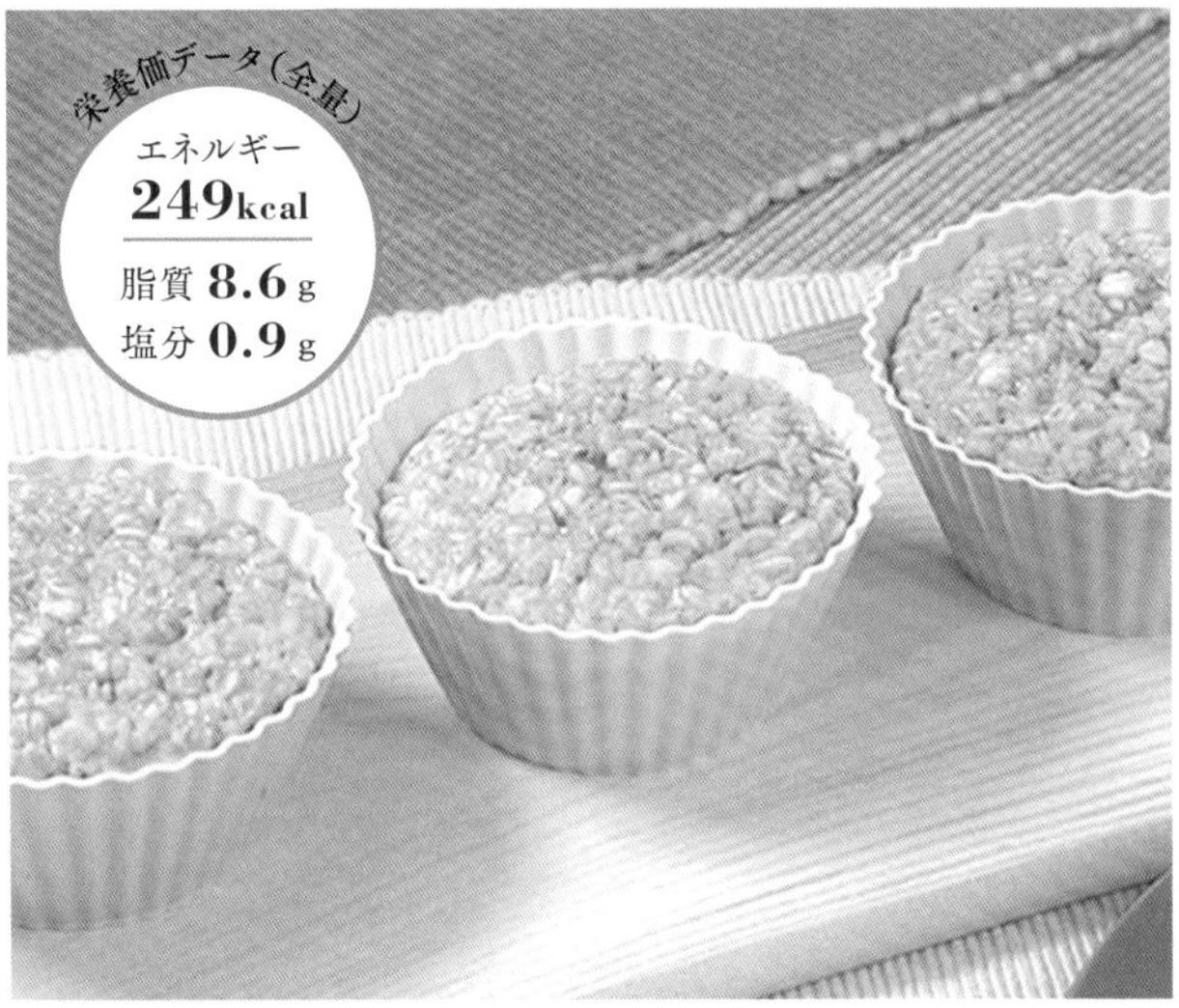
栄養価データ（全量）
エネルギー
249kcal
脂質 8.6g
塩分 0.9g

オートミールバー

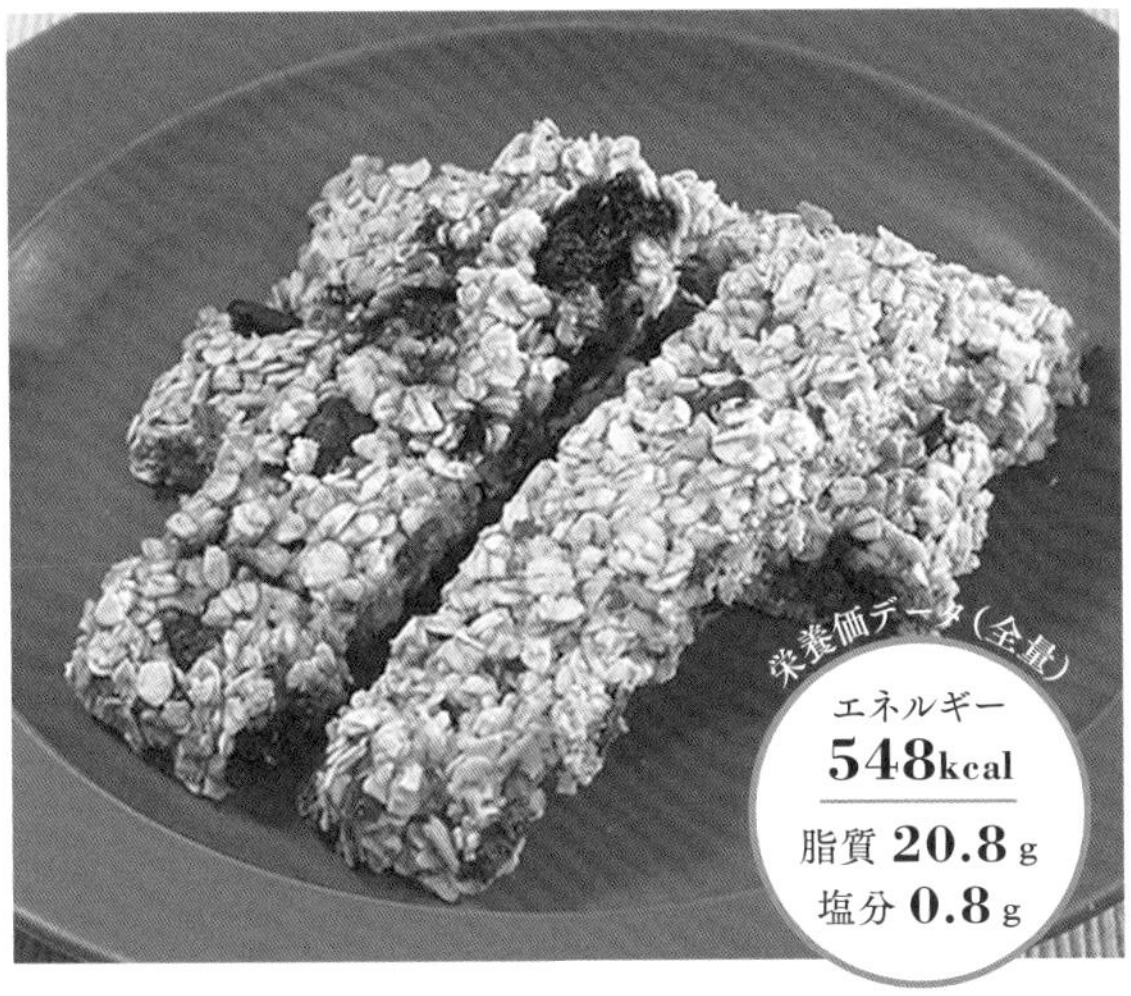
栄養価データ（全量）
エネルギー
548kcal
脂質 20.8g
塩分 0.8g

材料（作りやすい分量）

オートミール（クイックオーツ）……80g　卵……1個
ゼロカロリー甘味料……大さじ2　ベーキングパウダー……小さじ1弱

加える具材

〈チョコチップバージョン〉
アーモンドダイス……10g
チョコレートチップ……20g

〈ベリーバージョン〉
冷凍ミックスベリー……50g

作り方

① ボウルに卵を割り入れ、ゼロカロリー甘味料を入れて混ぜる。
② ①にオートミールとベーキングパウダーを入れ、混ぜ合わせる。
③ ②にアーモンドダイスとチョコレートチップ、または冷凍ミックスベリーを入れる。
④ ③を厚さ4㎜に広げ、オーブン用の紙を敷いた天板に並べ、170℃に温めたオーブンで約15分間焼く。
⑤ オーブンから取り出し、食べやすい大きさに切る。

第3章

乳酸菌、
ビフィズス菌パワーを
最大限に生かす！

「ヨーグルト」最新活用術

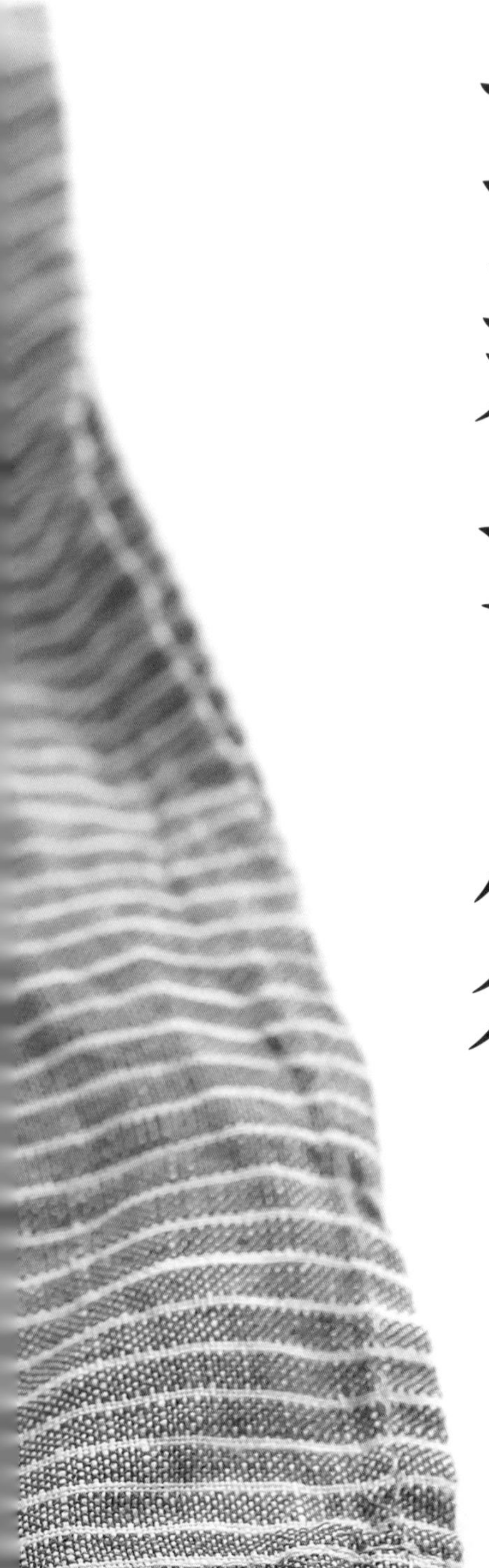

写真協力◎写真AC、ピクスタ　文◎小林杏菜

腸活というとすぐにヨーグルトを
思い浮かべるという人も
多いのではないでしょうか。
おいしくてヘルシーなイメージの
ヨーグルトですが、
もっと効果的に栄養をとれる方法や、
一流料理人たちの絶品レシピなど、
新たな発見が続々！
進化を続ける
ヨーグルトの魅力に迫ります。

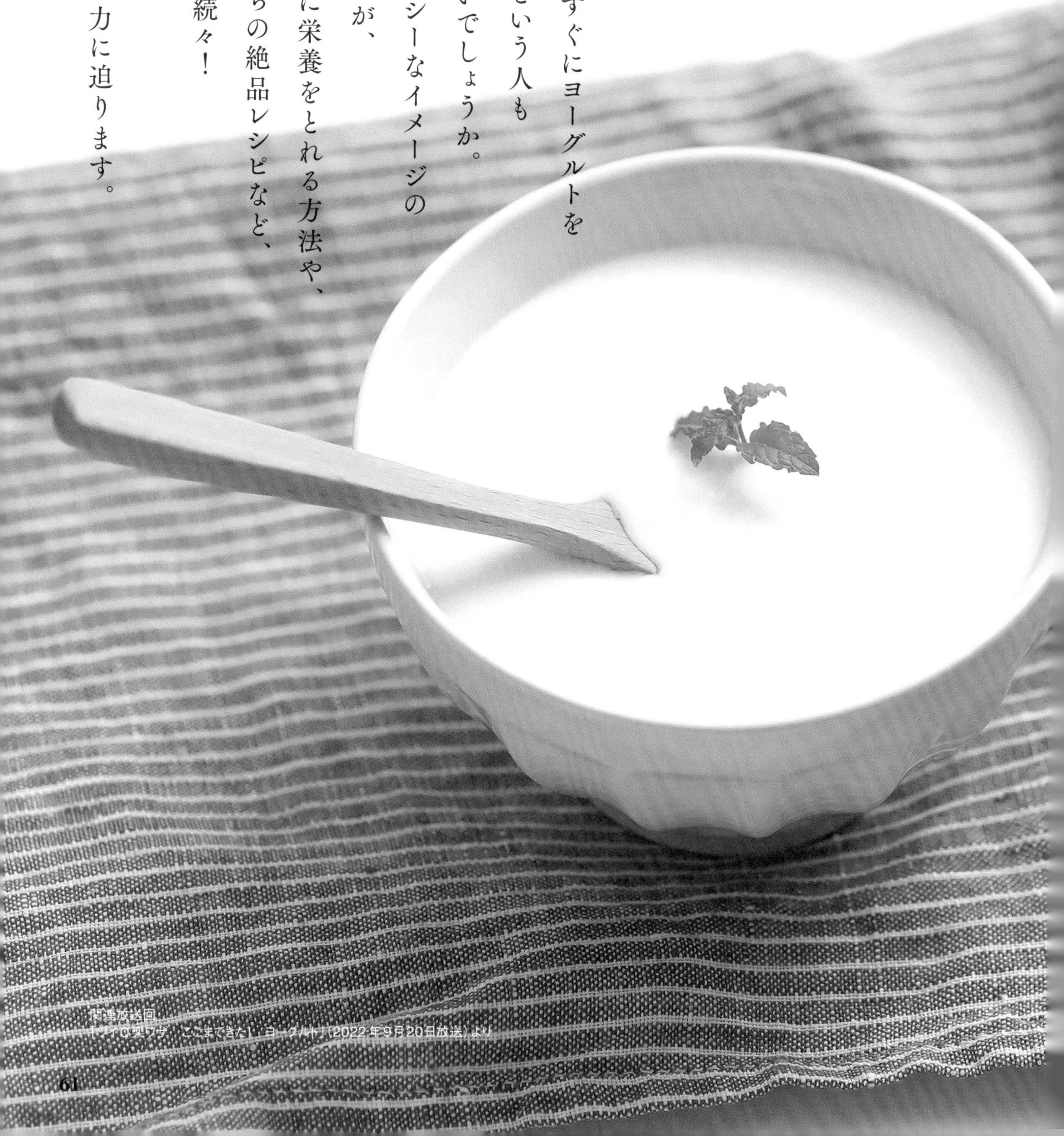

関連放送回
「ツイQ楽ワザ ここまできた！ ヨーグルト」（2022年9月20日放送）より

自分の腸内細菌と相性がいい菌を探すには？

細菌パワーを知ると、選び方が変わる!?
進化を続ける「機能性ヨーグルト」

同じヨーグルトを同量食べても人により効果が異なる

私たちの腸内には1000種類以上の細菌がいるとされ、その種類や割合は人によってまったく違います。そのため、同じヨーグルトを食べても、人によって効果が違うこともあるのです。数多くの種類があるヨーグルトから、自分に合うものを知る方法はあるのでしょうか？

腸内環境の研究をしている國澤純さんにうかがいました。

「いちばんわかりやすいのはお通じです。食べてお腹の調子が悪いときは自分の腸内細菌と相性がよくないサイン。個人的な感覚ですが、約3週間食べてみて、調子がよければ相性は悪くないと思います」（國澤さん、以下同）

最初は調子がよくても、続けて食べるうちにだんだん相性が悪くなり、お腹を壊すこともあるそう。そうした場合、無理に同じ種類を食べ続けず、違うものにかえてみるのもいいかもしれません。

もう1つ知っておきたいのが、ヨーグルトに含まれる菌の種類についてです。下の図のように、ヨーグルトに使われているおもな菌は乳酸菌とビフィズス菌の2種類あり、それぞれすんでいる場所が異なります。乳酸菌がすんでいるのは、免疫にかかわる細胞がたくさんある小腸。そのため、免疫機能を期待したい場合は乳酸菌入りのヨーグルトを選ぶといいかもしれません。いっぽう、ビフィズス菌は腸内細菌がたくさんいる大腸にすんで

菌により、すむ場所が異なっている

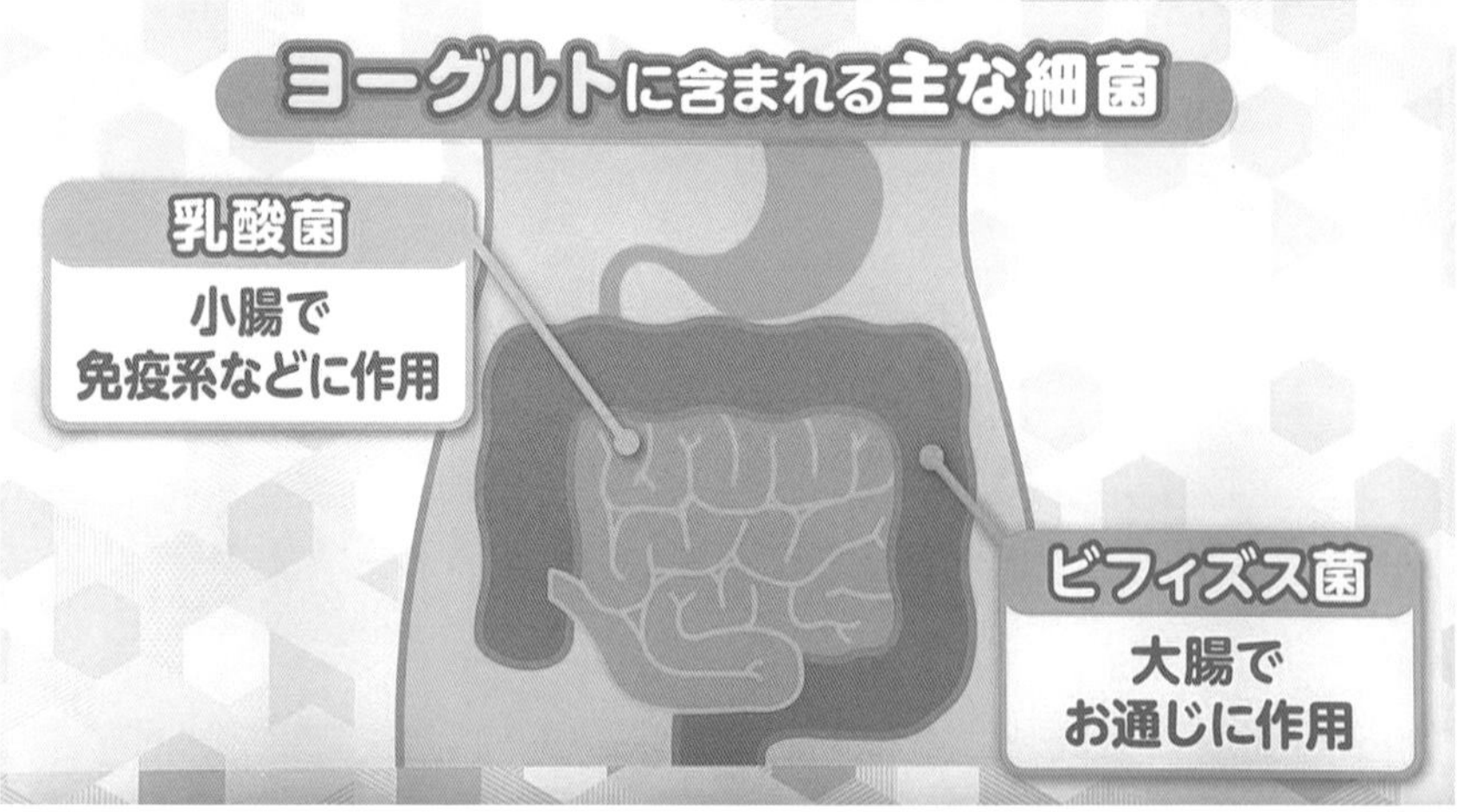

ヨーグルトに含まれる菌はおもに2種類。明確に機能を分けるのは難しいが、すむ場所も作用も異なる。

教えてくれたのは

国立研究開発法人
医薬基盤・健康・栄養研究所
國澤 純さん

いるため、お通じをよくしたい場合には、ビフィズス菌入りを選ぶほうがいいかもしれないというわけです。

ただし、乳酸菌にも整腸作用があると言われており、お通じにはビフィズス菌だけが効く、とは言い切れないそう。「明確に機能を分けるのは難しいのですが、買うときの参考にしてみては」

自分の腸内細菌との相性を探るには、まずは3週間ためしてみることをおすすめします。

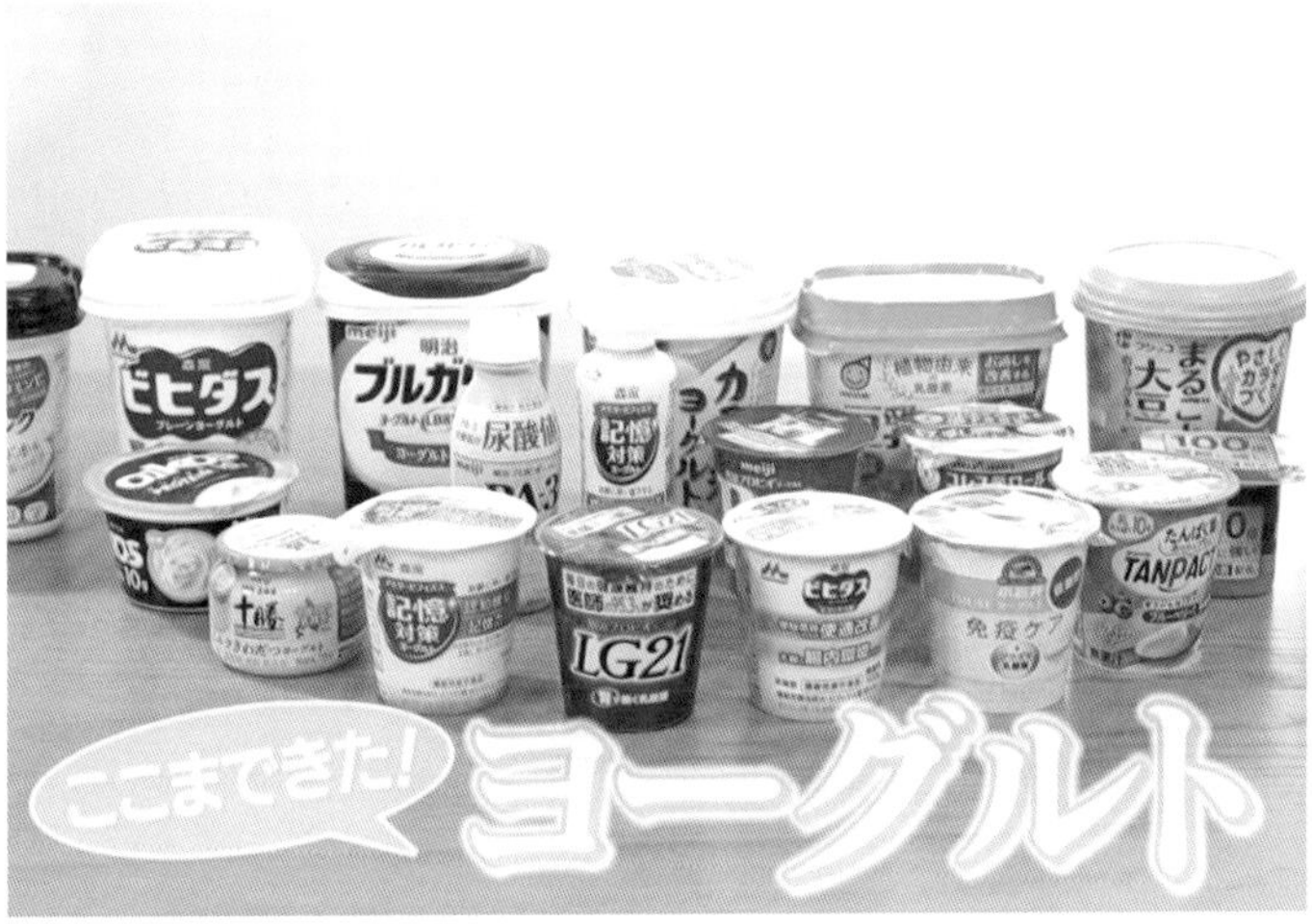

＼スーパーなどでさまざまな種類が売られている／

機能性ヨーグルト

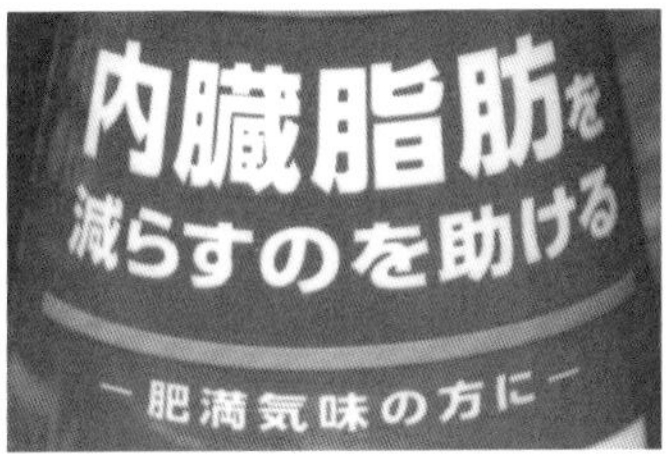

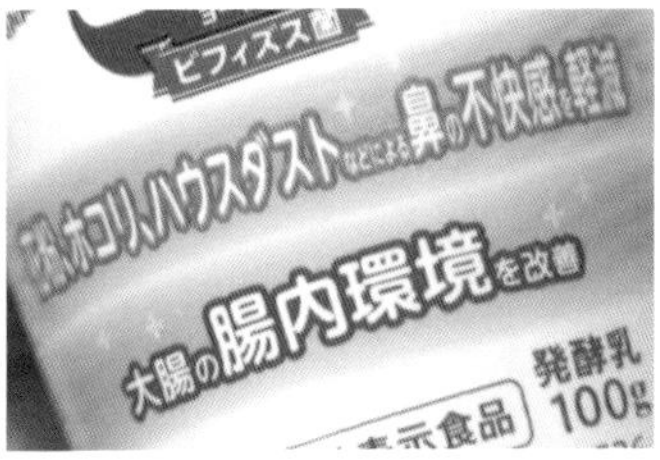

- 免疫機能の維持をサポート
- 睡眠の質の向上に役立つ
- 鼻の不快感を軽減
- 内臓脂肪を減らすのを助ける
- 記憶力を維持する

など

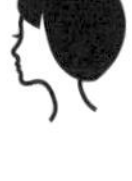

いったいどれくらい効果があるの？

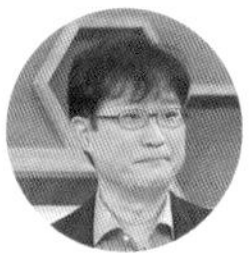

國澤さん

科学的な根拠はあると言っていいでしょう。ただし、腸内環境は1人ひとり異なるため、効果や、合うヨーグルトも異なります。

＼ 研究最前線！ ㊙リポート ／

機能性ヨーグルト 研究・開発のヒミツ

教えてくれたのは

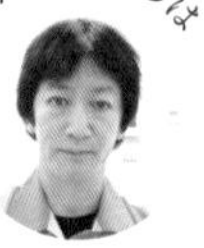

乳酸菌ハンターと呼ばれています

食品メーカー
研究本部（放送時）
木村勝紀さん

菌の採集、機能性の発見など、商品化に至るまでには、想像を超える企業努力が！
大手食品メーカーの研究所に潜入取材しました。

社内でも限られた人しか入れない「乳酸菌ライブラリー室」へ！

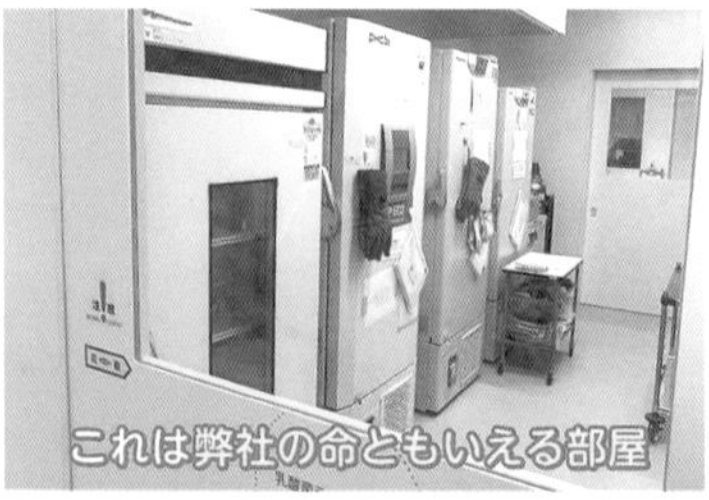

厳重に管理された冷凍庫には長年かけて集められた菌がいっぱい！

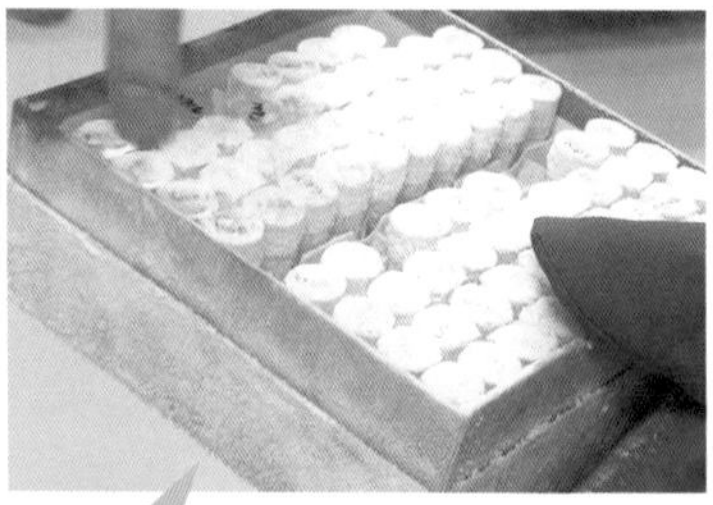

筒状のケース１つひとつに菌が保管されている

形が異なるだけでなく、機能性もまったく異なるんです

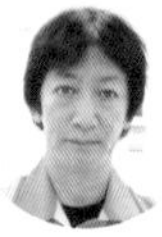

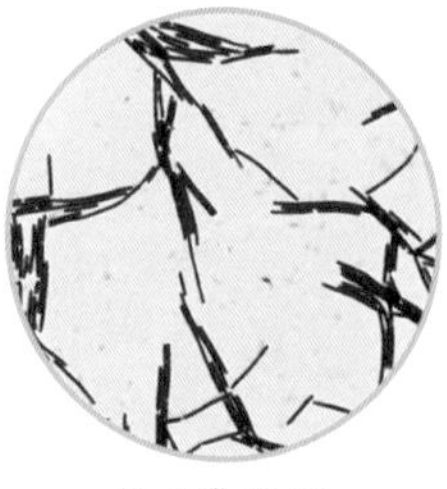

R-1乳酸菌

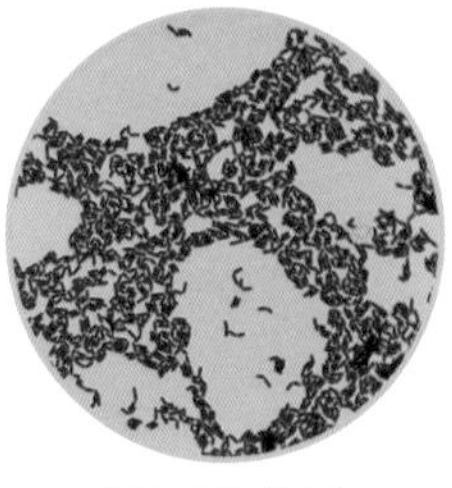

MI-2乳酸菌

40年かけて 約6000種の菌を採集

乳酸菌は私たちの身のまわりにたくさんいて、みそなどの発酵食品はもちろん、果物や魚などからも採取されるそう。こうしたさまざまな乳酸菌を集めて研究し、機能性を見つけて商品化しますが、これが大変な道のり。たとえば2009年に商品化されたR-1乳酸菌のヨーグルトですが、菌自体の発見はなんと1970年代。機能性や効果が不明なところから、研究によって機能を見つけ、商品化に至るまで、約30年かかりました。今販売されている数多くの商品は、各メーカーの地道な努力の結晶なのです。

あさイチのために特別調査！ 明太子の菌を調べてもらいました

木村さんも調べたことがなかった明太子。今回使った明太子からは、2種類の乳酸菌が検出されました。木村さんによると、人の手が入る加工食品からほかの雑菌が検出されなかったのが意外だそう。もしかすると乳酸菌が雑菌の繁殖を防いでいる可能性があるかもしれず、今後も調べていきたいとのこと。もしかしたらまた新しい機能性の発見につながるかも!?

明太子から見つかった乳酸菌

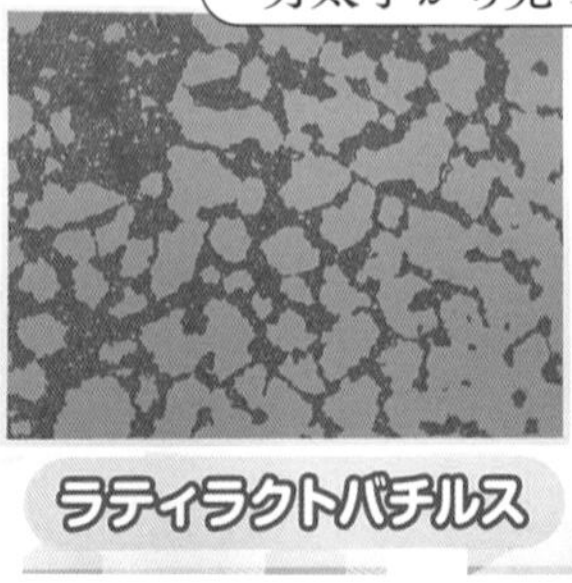

ラティラクトバチルス

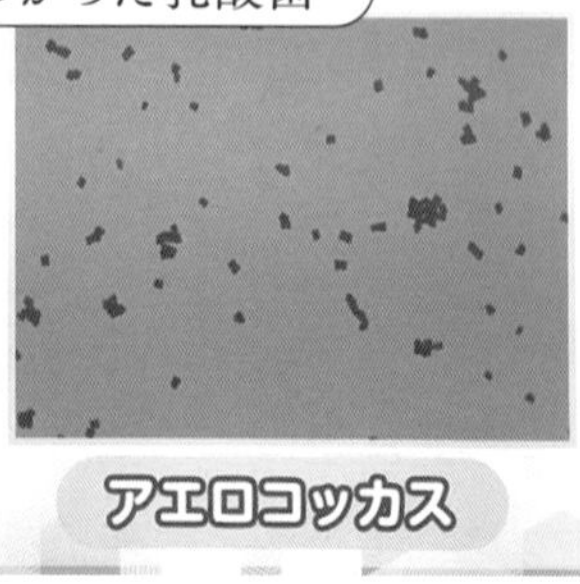

アエロコッカス

画像提供◎明治

良質なたんぱく質、不足しやすいカルシウムもとれる！

栄養満点のヨーグルトから、さらに効果的に栄養をとる方法

①食後にとる

ヨーグルトの栄養をより効果的にとれる食べ方について、管理栄養士の牧野直子さんに教えてもらいました。

「食前よりも、食後に食べたほうが菌が腸に届きやすいんです」（牧野さん）

腸内環境の専門家の國澤さんによると、乳酸菌は胃酸によって死んでしまうことがありますが、食後は胃酸が薄まり、死ににくくなると考えられるそう。また、腸は起きてから15時間ほどたってから活発に活動し、栄養の吸収や、老廃物の排出が活発になるため、朝起きてすぐよりも、夜に食べるのが効果的です。

せっかく食べるなら、夕食後のデザートがおすすめです。

教えてくれたのは

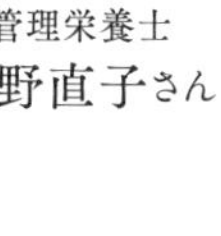

管理栄養士
牧野直子さん

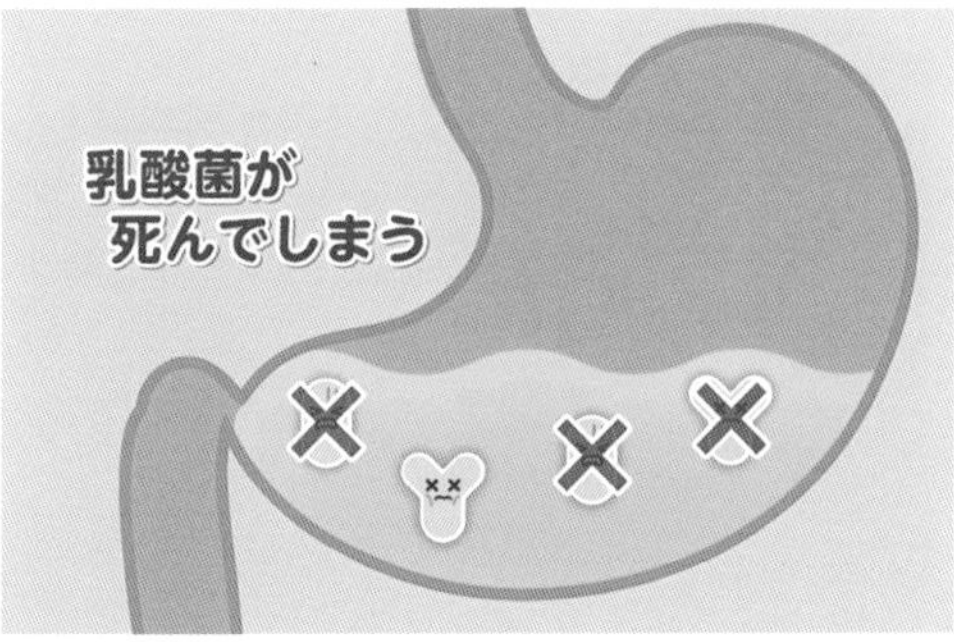
乳酸菌が
死んでしまう

空腹時の胃は酸性度が高く、乳酸菌が死んでしまうことも。

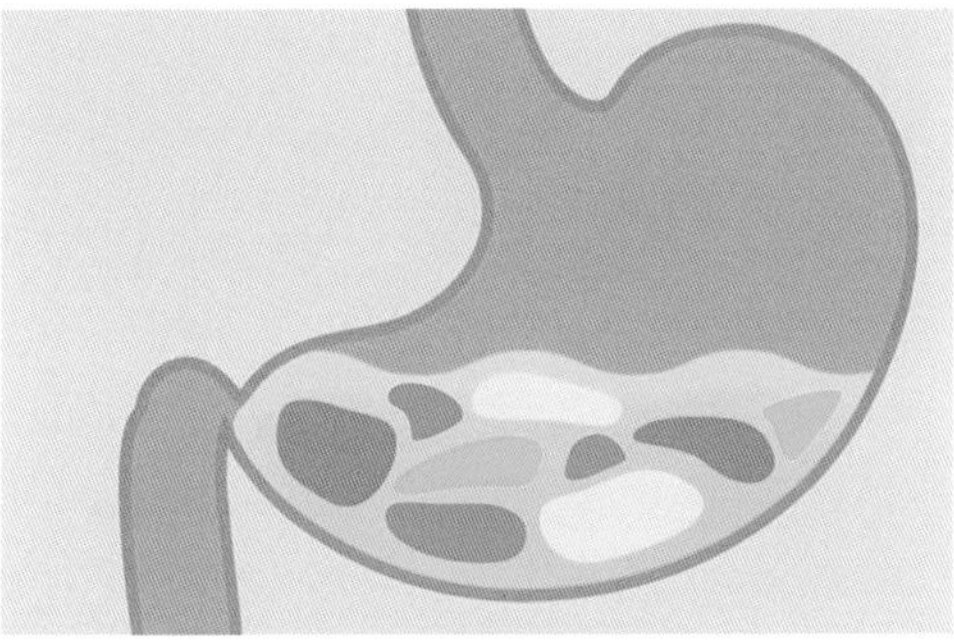

食事をとって、ほかの食べ物が入ってくると……

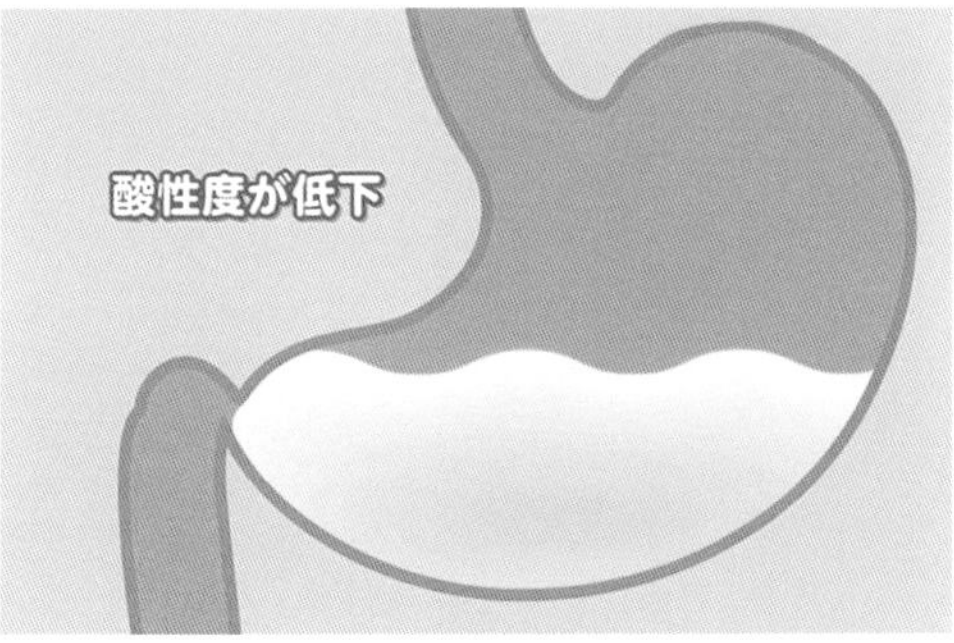
酸性度が低下

胃液が薄まって、胃の中の酸性度が下がる。

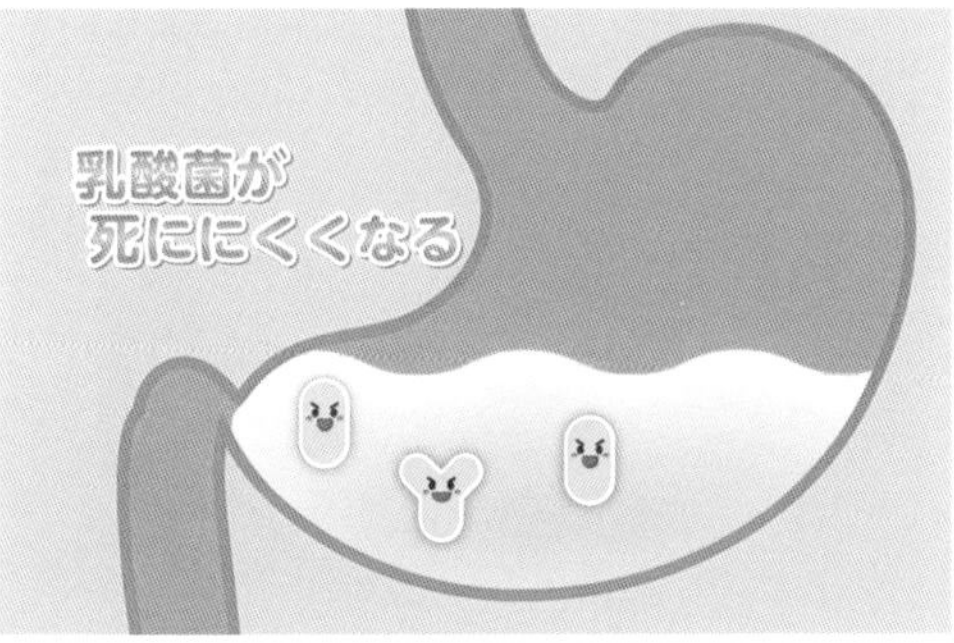
乳酸菌が
死ににくくなる

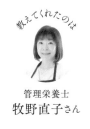

乳酸菌が死ににくくなる。

監修◎国立研究開発法人 医薬基盤・健康・栄養研究所 國澤純さん

②温めてとる

ヨーグルトを食後にとる以外にもう1つ、牧野さんおすすめの意外な食べ方がありました。

「温めて食べると、体を冷やしませんし、アレンジの幅も広がります」（牧野さん）

腸内環境の専門家の國澤さんによると、腸には、胃から運ばれてきた食べ物を栄養として吸収できるように分解する、消化酵素があるといいます。この消化酵素は、体温ぐらいの温かいものを食べると活発に働き、栄養の吸収率が高まるとされています。

冷たいヨーグルトでも栄養は吸収されますが、温めたほうがより効果的。温め方の目安は下で紹介しています。

ただし、一般にヨーグルトの菌は60度以上でだんだんと死んでしまうと言われています。死んでも効果がなくなることはありませんが、温めすぎに注意です。

なぜ温めると効果的？

冷たいヨーグルト

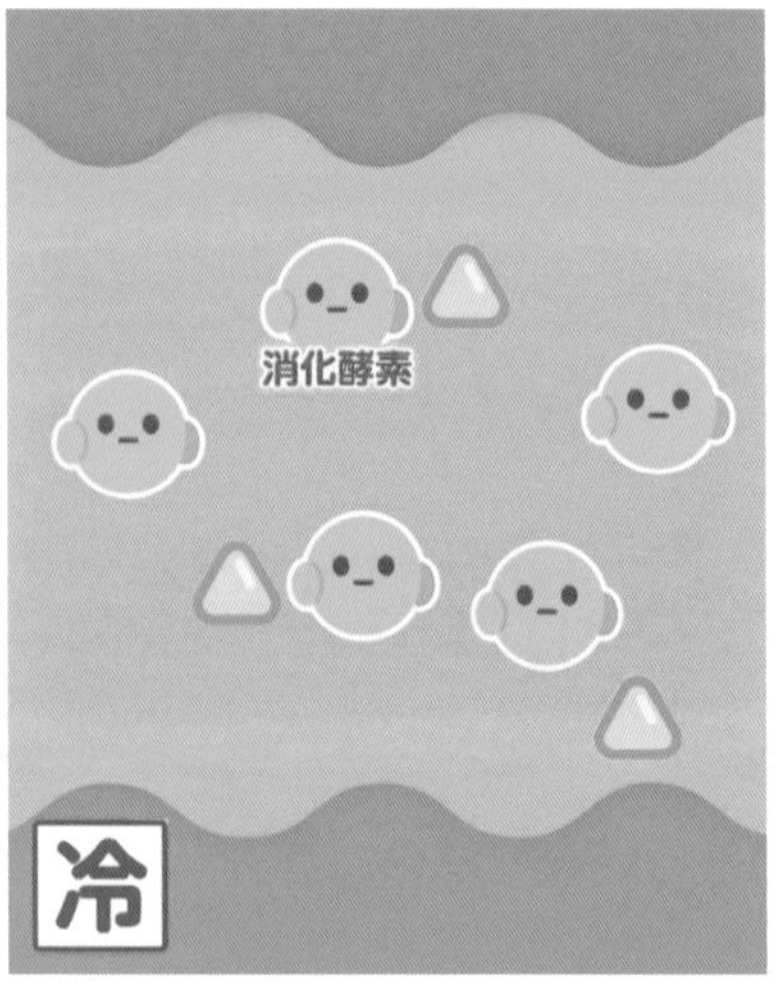

腸の中で、食べ物を栄養として吸収できるように分解する消化酵素があまり働かず、ヨーグルトの栄養が十分に吸収できない。

温めたヨーグルト

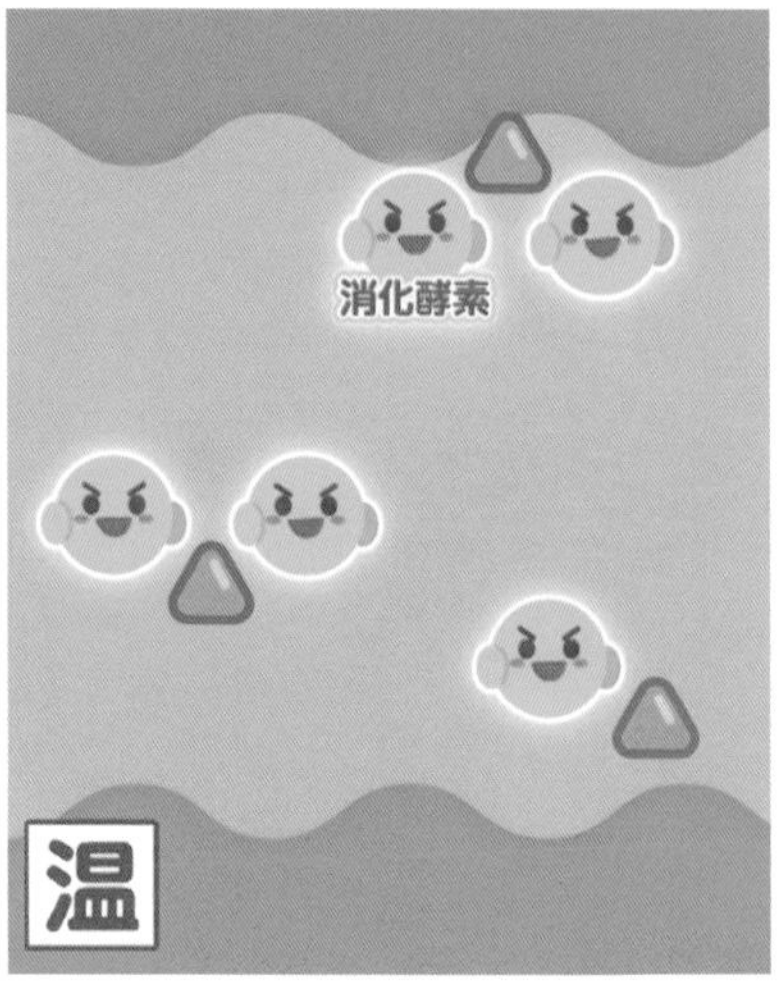

消化酵素が活発に働き、冷たい状態で食べたときよりもさらに栄養の吸収率が高まる。

温めすぎると菌が死んでしまうので注意！

100gのヨーグルトなら、
600Wの電子レンジで40秒ほど

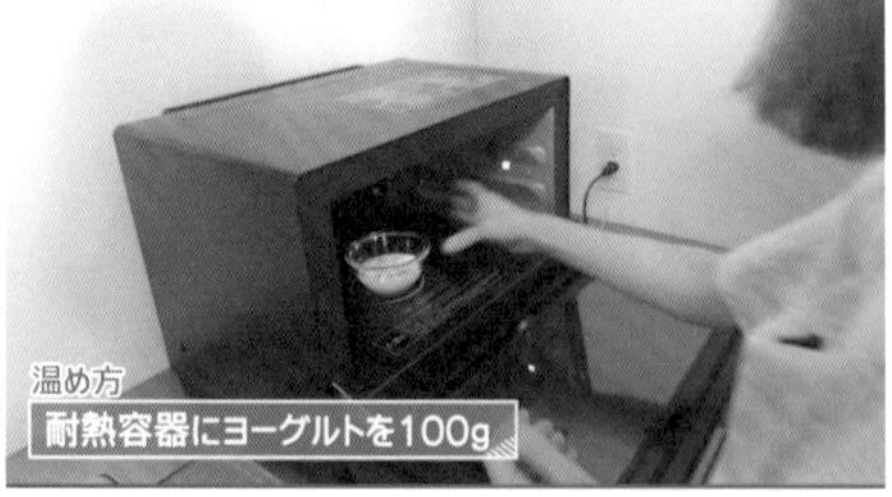

監修◎国立研究開発法人 医薬基盤・健康・栄養研究所 國澤 純さん

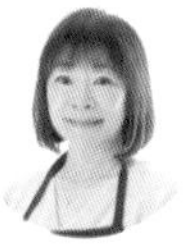

牧野さん
おすすめ

ホットヨーグルトレシピ

ホットヨーグルト

栄養価データ（1人分）
エネルギー **56kcal**
脂質 **2.8**g
塩分 **0.1**g

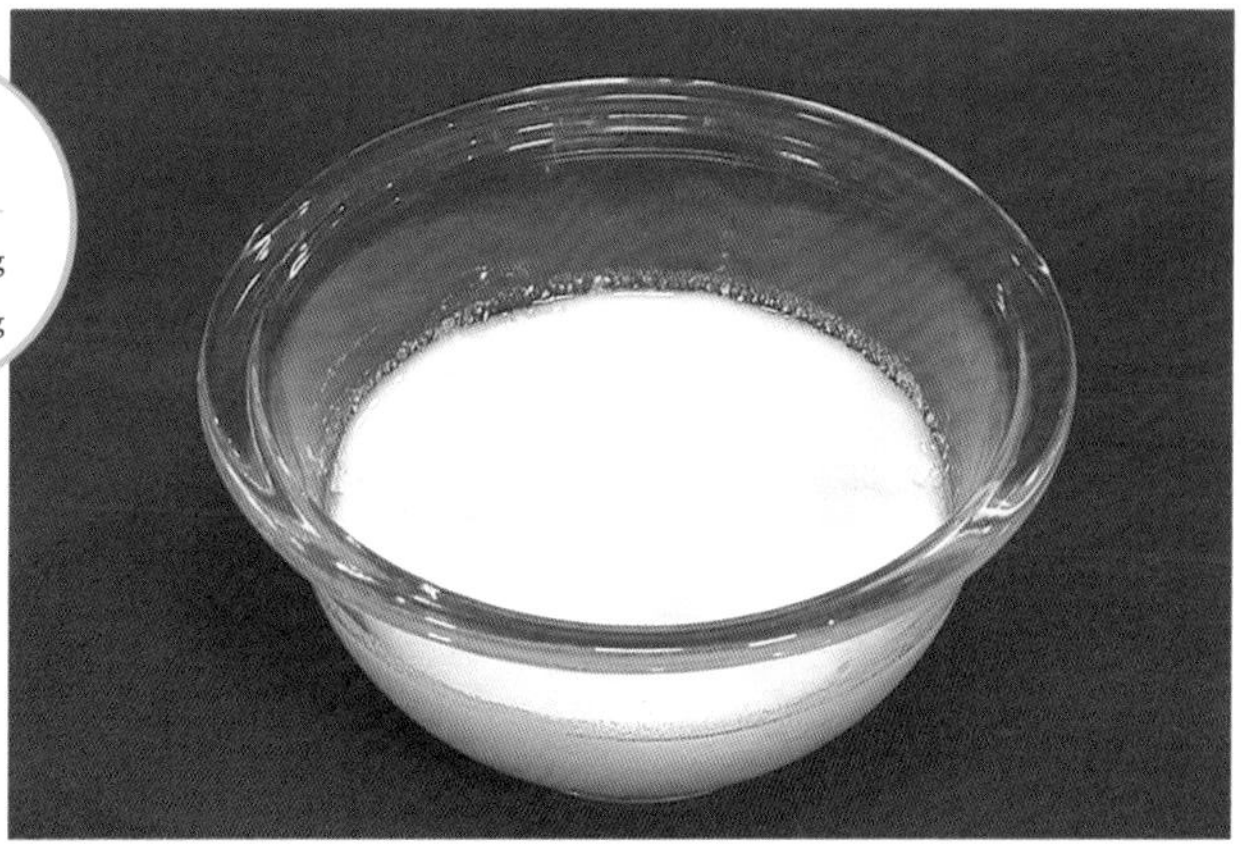

材料（1人分）

プレーンヨーグルト（無糖）……100g

作り方

プレーンヨーグルトを耐熱カップ（耐熱グラス）に入れ、ラップをせずに600Wの電子レンジで、約40秒加熱すれば完成。
※ふきこぼれに注意してください。

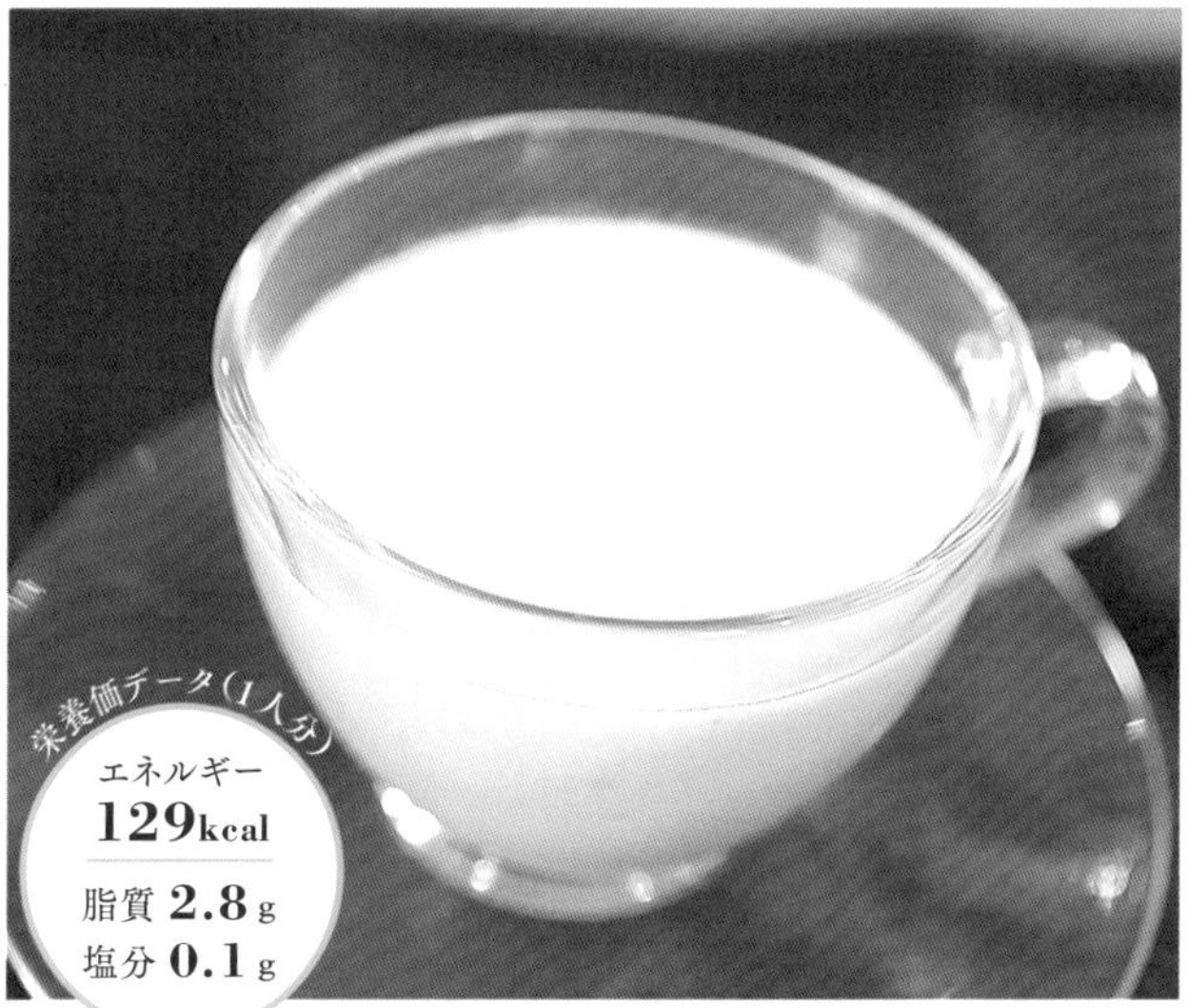

栄養価データ（1人分）
エネルギー **129kcal**
脂質 **2.8**g
塩分 **0.1**g

ホットオレンジジンジャーヨーグルト

材料（1人分）

プレーンヨーグルト（無糖）……100g
オレンジジュース（果汁100%）……50㎖
しょうが（すりおろす）……小さじ1
はちみつ……小さじ2

作り方

① 耐熱カップ（耐熱グラス）に材料をすべて入れ、ラップをせずに600Wの電子レンジで、約1分加熱する。
※ふきこぼれに注意してください。
② よくかき混ぜたら完成。

ホットトマトヨーグルトスープ

材料（1人分）

A | プレーンヨーグルト（無糖）……100g
トマトジュース（食塩無添加）……50㎖
顆粒コンソメスープの素……小さじ½
オリーブ油……適量

B | 粗挽きこしょう……適量
タバスコ……適量

作り方

① 耐熱カップにAの材料を入れ、ラップをせずに600Wの電子レンジで、約1分加熱する。
※ふきこぼれに注意してください。
② お好みでBを適量かけて完成。

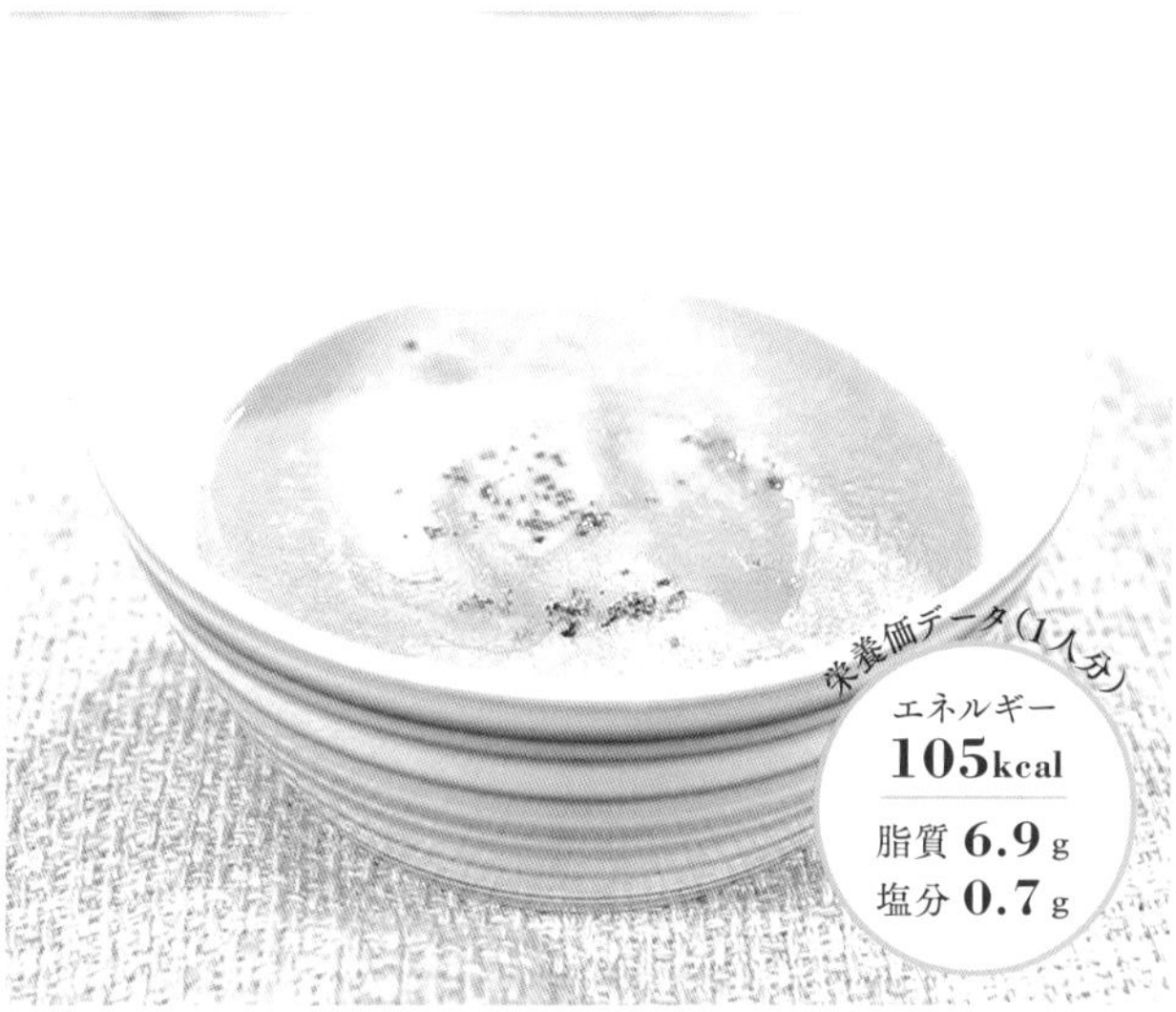

栄養価データ（1人分）
エネルギー **105kcal**
脂質 **6.9**g
塩分 **0.7**g

豊富な栄養素とうまみをとじこめる！

ヨーグルトで乾物を戻してみたら、栄養もおいしさもいいことずくめ！

乾物もヨーグルトも栄養まるごと逃がさない

料理研究家のサカイ優佳子さんが、ヨーグルトの意外な使い方を教えてくれました。

「乾物をヨーグルトで戻すと、ヨーグルトの水分であるホエーを吸って戻るので、栄養のとりこぼしがありません」（サカイさん）

じつは乾物を水で戻すと、せっかくの豊富な栄養素が水に流れ出てしまいます。しかし、ヨーグルトの水分で戻すことで、乾物の栄養素をそのままとれるうえ、ヨーグルトの栄養素もプラスされます。

不足すると骨粗しょう症の原因になるといわれるカルシウムを例にあげると、下のグラフのように、30～75歳の男女では、1日の平均摂取量が推奨摂取量に届いていません。

そこでおすすめなのがヨーグルト戻しワザ。たとえば71ページで紹介する煮干しのフリットなら、カルシウムは1人前あたり284㎎。1日の推奨摂取量の3分の1から半分程度がとれちゃう、すぐれものです。ヨーグルトで戻すと、煮干しの苦みも和らぎ、ふっくら戻るため、まるごと食べられて、お酒のおつまみにおすすめ。

70ページからはヨーグルト戻しワザを使った乾物のレシピをご紹介します。副菜のイメージが強い乾物が、メインのおかずやスイーツにも変身。ぜひさまざまな乾物でためしてみてください。

また、ヨーグルトで戻した乾物を使ったおかずのイメージがなくても、ドライフル

カルシウム推奨摂取量

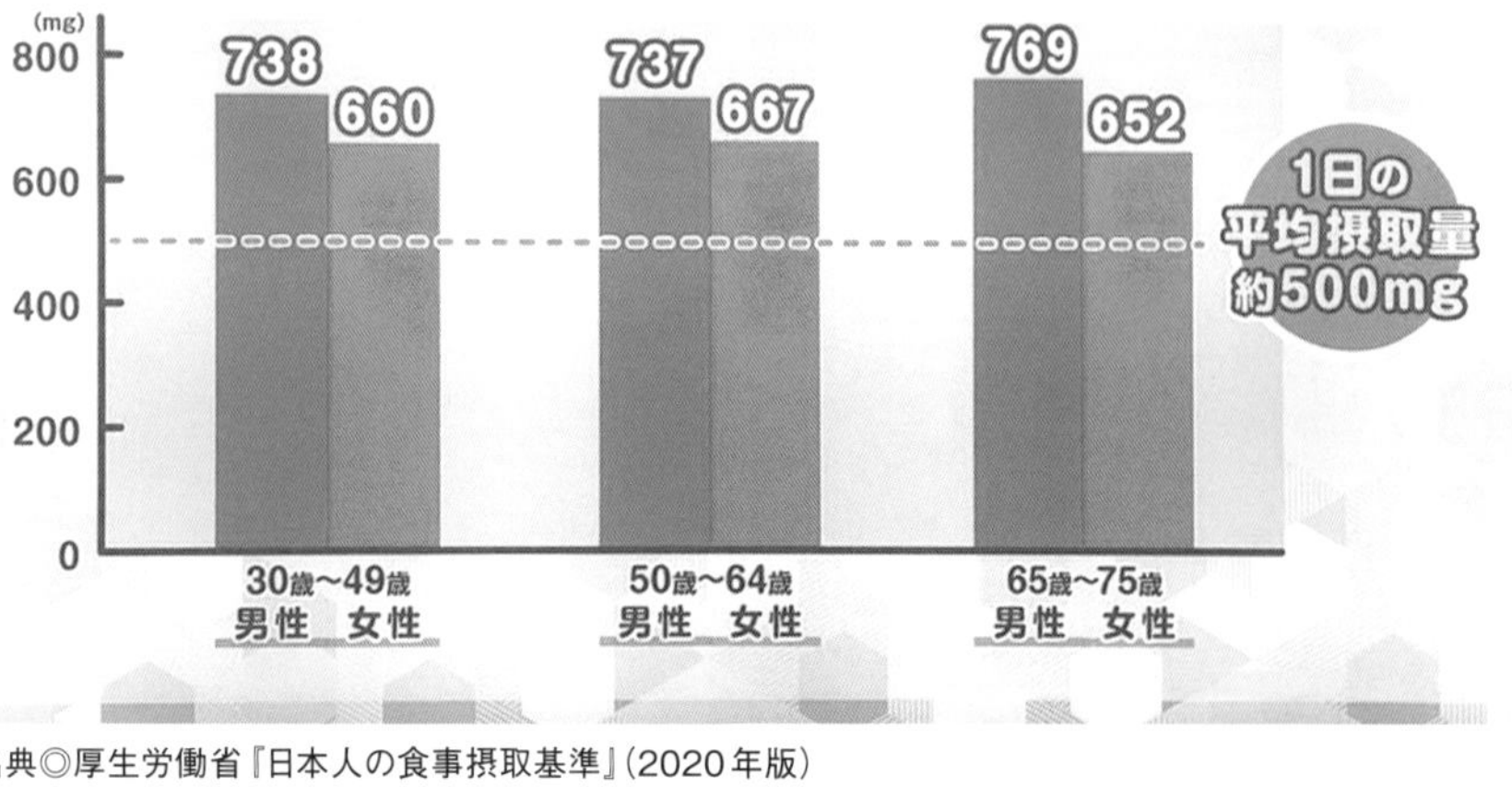

出典◎厚生労働省『日本人の食事摂取基準』（2020年版）

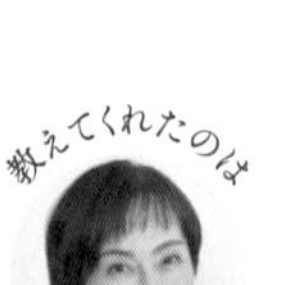

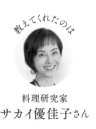

料理研究家
サカイ優佳子さん

ーツをヨーグルトで戻して食べている、という人は多いかもしれません。國澤さんによれば、この組み合わせは腸活にもとてもよいのだそう。

「ほかの乾物もそうですが、腸内細菌のエサになる食物繊維と、腸内細菌が働くためのビタミンとミネラルの両方が入っていますので、非常にいい組み合わせだと思います。ほかには、腸内細菌のエサになるオリゴ糖と食物繊維が両方とれるバナナや、大豆も相性がいいので、きな粉や、もしかすると豆腐もいいかもしれません」（國澤さん）

乾物をヨーグルトで戻すと……

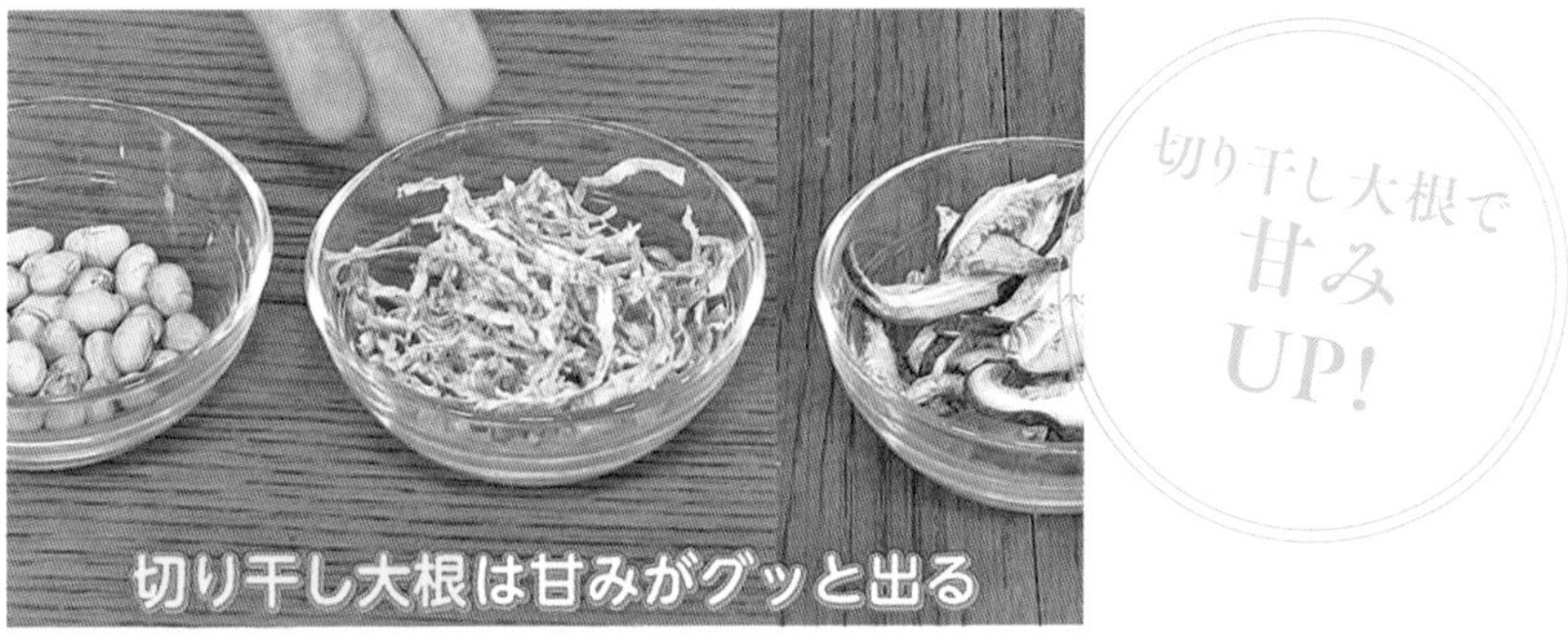
切り干し大根は甘みがグッと出る
切り干し大根で
甘み
UP!

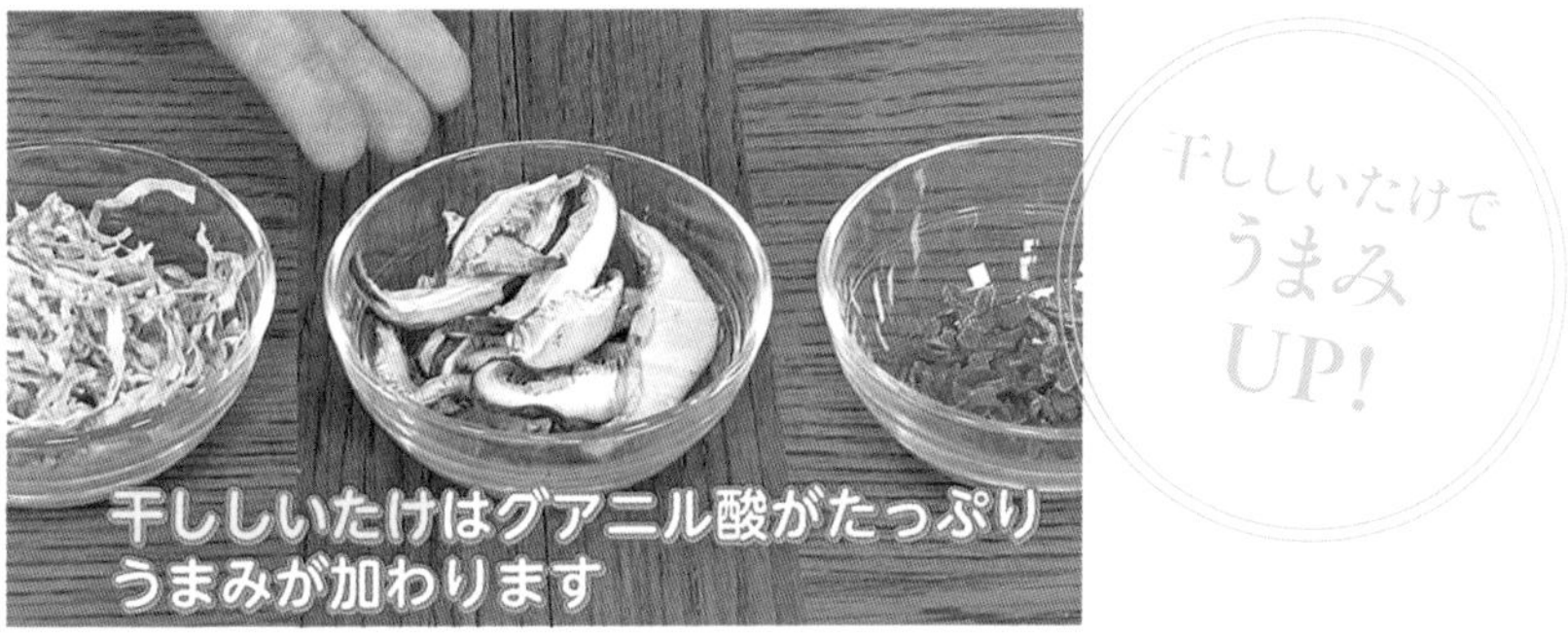
干ししいたけはグアニル酸がたっぷり
うまみが加わります
干ししいたけで
うまみ
UP!

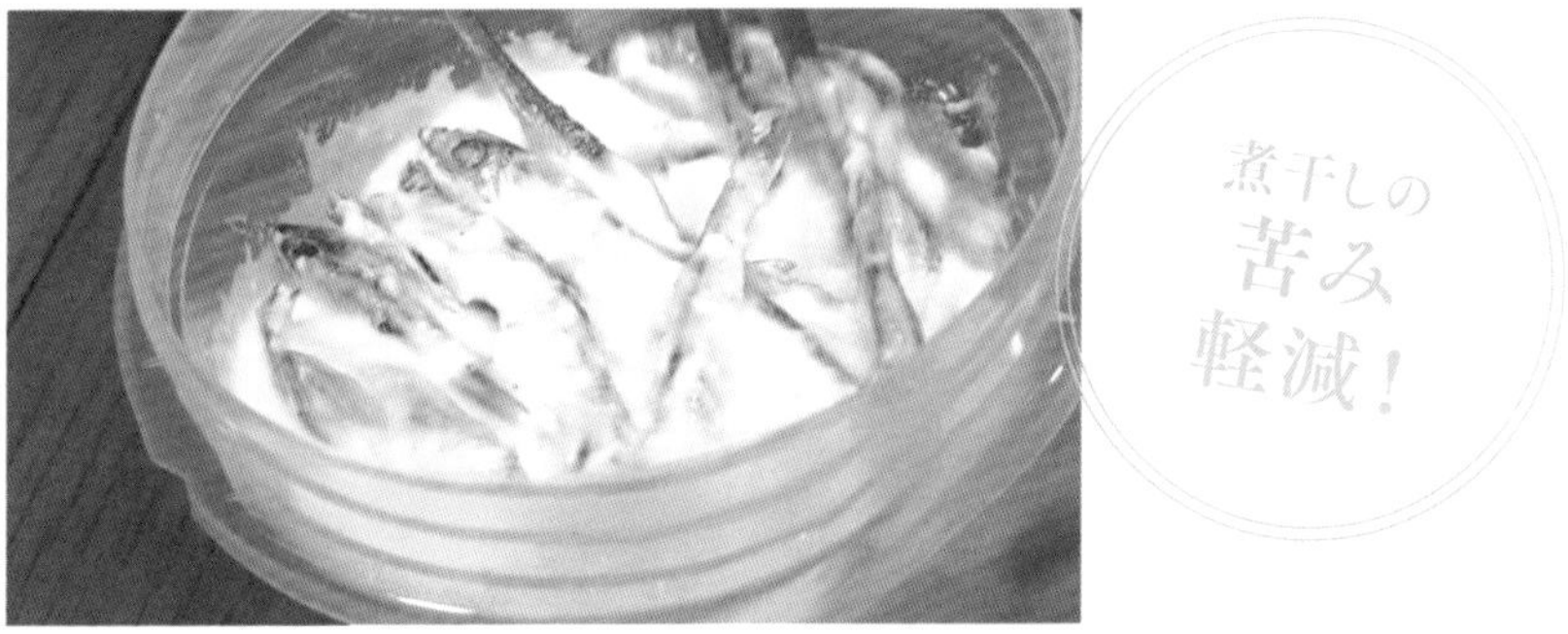
煮干しの
苦み
軽減！

NG 水で戻すとせっかくの栄養が流れ出てしまう……

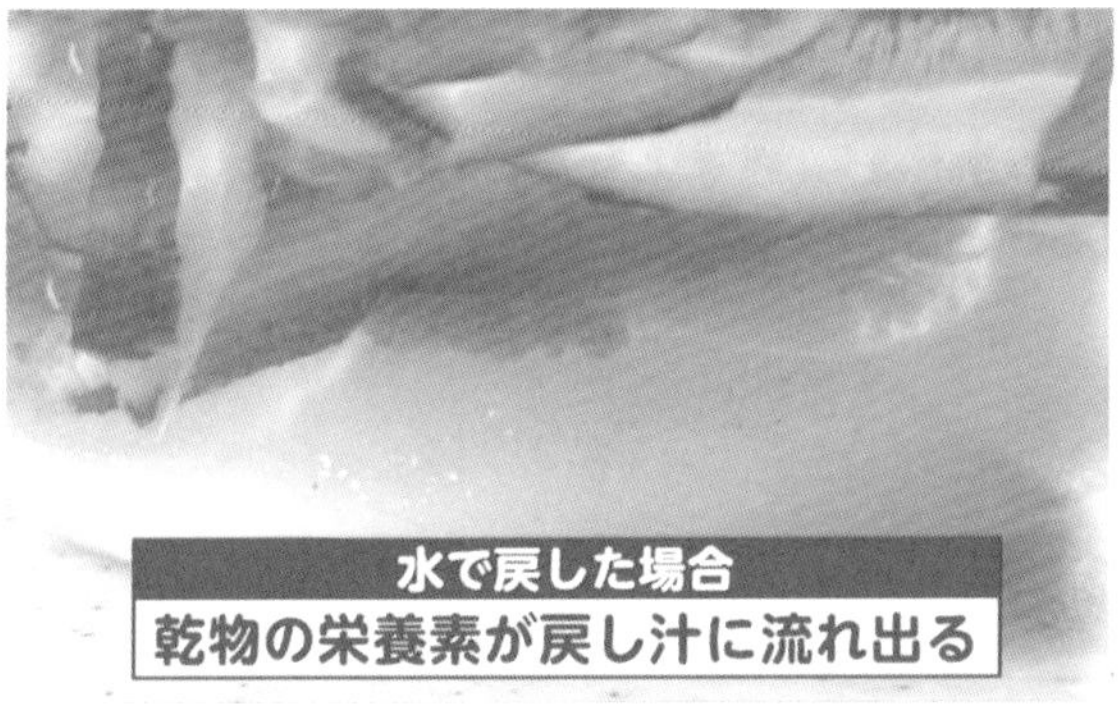

水で戻した場合
乾物の栄養素が戻し汁に流れ出る

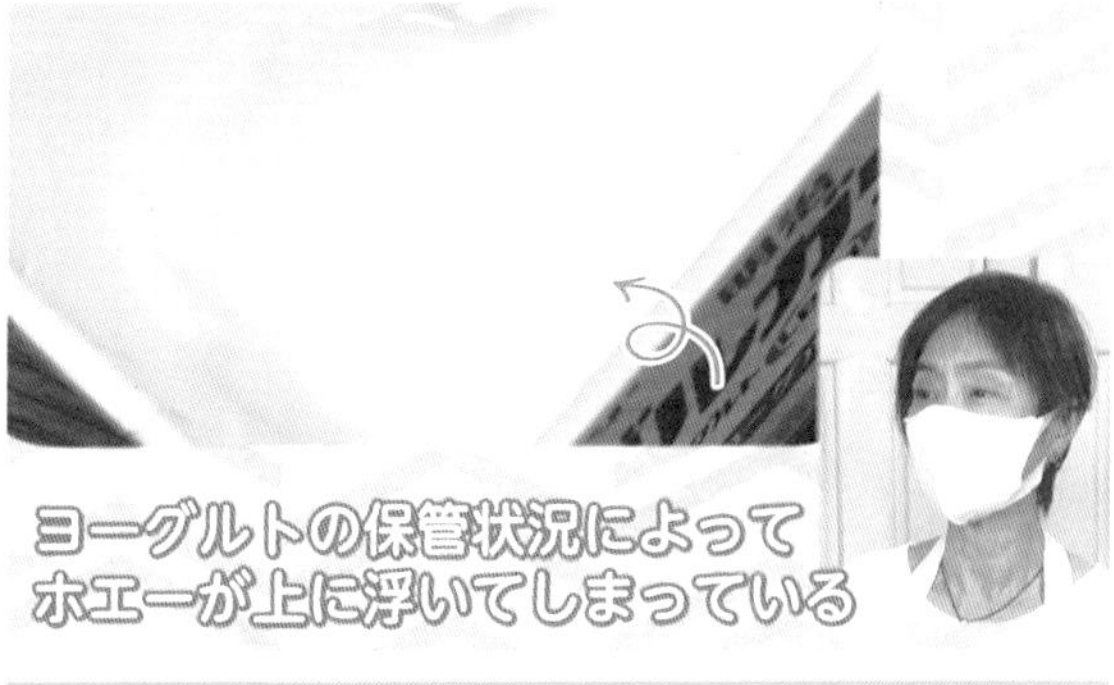
ヨーグルトの保管状況によって
ホエーが上に浮いてしまっている

ポイントはホエーをよく混ぜること

保管状況により、ホエー（水分）が分離していることが。これをきちんとかき混ぜて均一にしてから使ってください。

ヨーグルトで
乾物戻しレシピ

おいしくて栄養たっぷり、
しかも簡単にできちゃいます！

教えてくれたのは

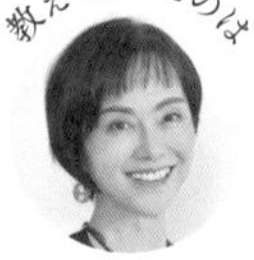

料理研究家
サカイ優佳子さん

ヨーグルトでふっくら戻った乾物は、栄養がまるごととれるうえに、おいしさもアップ！
丼ものからスイーツまで、ヘルシーなヨーグルト戻し乾物レシピをぜひおためしあれ。

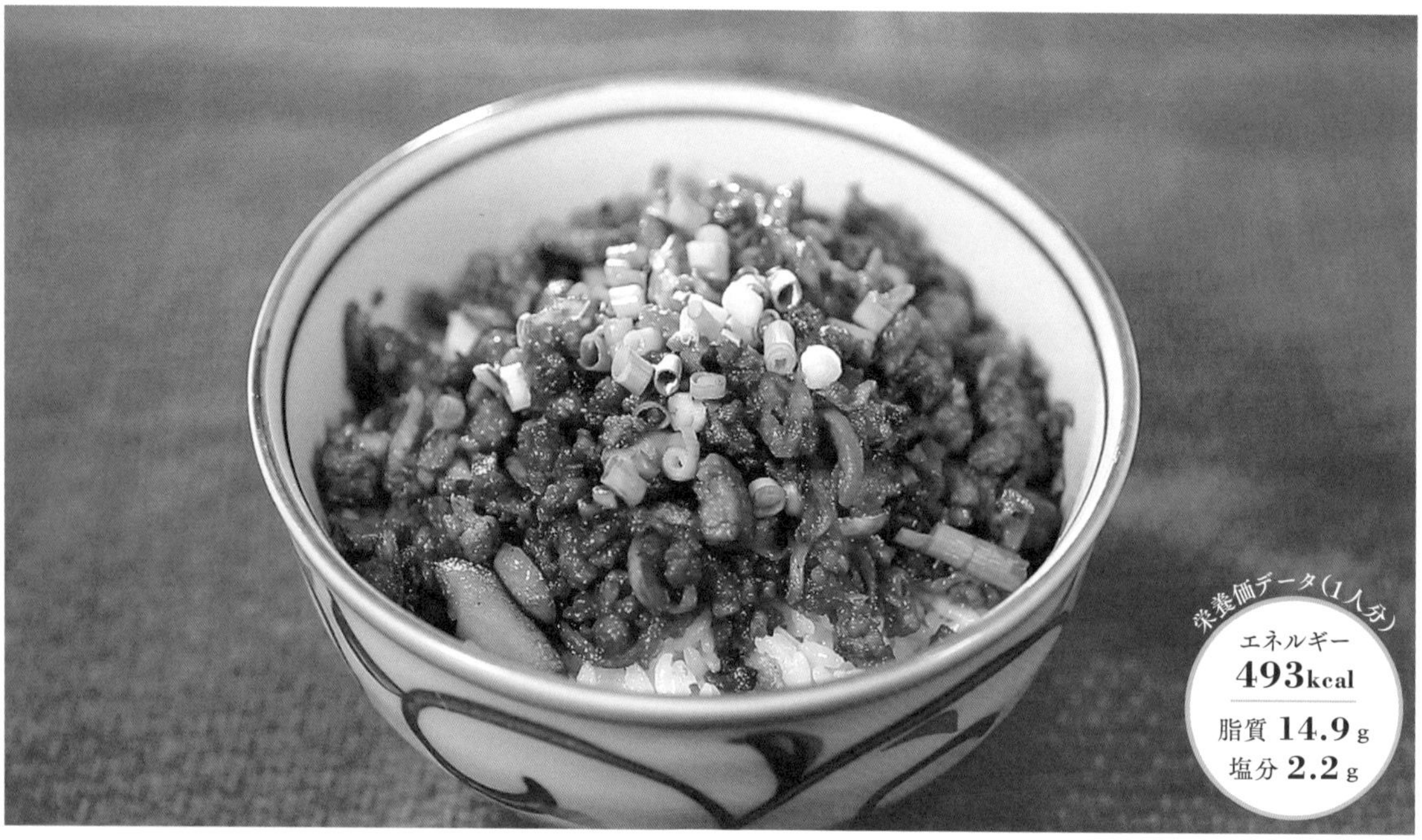

栄養価データ（1人分）
エネルギー
493kcal
脂質 14.9g
塩分 2.2g

乾物の栄養をギュッ！

ヨーグルトで戻したジューシー乾物丼

材料（2人分）

A | いり大豆……10g
干ししいたけ（スライス）……5g
干しにんじん……5g
切り干し大根……10g
プレーンヨーグルト（無糖）……100g

豚ひき肉……150g
オイスターソース……大さじ2　油……適量
温かいご飯……丼2杯分（約300g）
万能ねぎ……適量

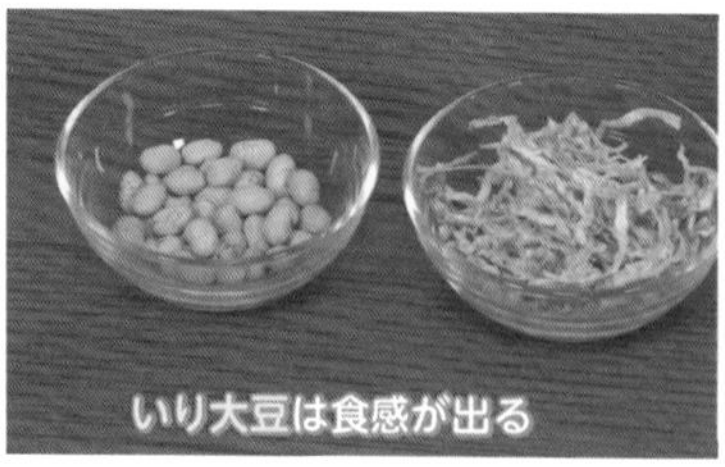
いり大豆は食感が出る

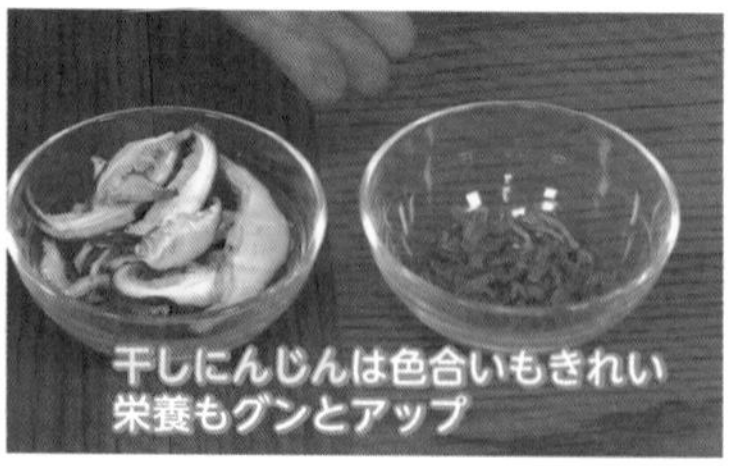
干しにんじんは色合いもきれい
栄養もグンとアップ

作り方

① Aをよく混ぜ、ふたをして冷蔵庫で8時間ほど戻す。
② フライパンに油をひき、豚ひき肉をほぐすように炒める。
③ ②に①を加えて炒め、火を通したらオイスターソースを加える。
④ 丼にご飯を盛り、③をのせて、小口切りにした万能ねぎを散らして完成。

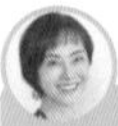

サカイさんから

「ヨーグルトとオイスターソースは相性がとてもいい。ヨーグルトの酸味、そしてオイスターソースのうまみ、塩味と甘みと、おいしさの全部がそろってしまうんです。また、戻した乾物は、すぐに使わない場合は冷蔵庫で1週間ほど保存できます。」

カルシウムたっぷり！

ヨーグルトで戻した煮干しのフリット

1日にとりたい
カルシウム量の半分から
3分の1がとれる！

栄養価データ（1人分）
エネルギー
124kcal
脂質 5.4g
塩分 0.5g

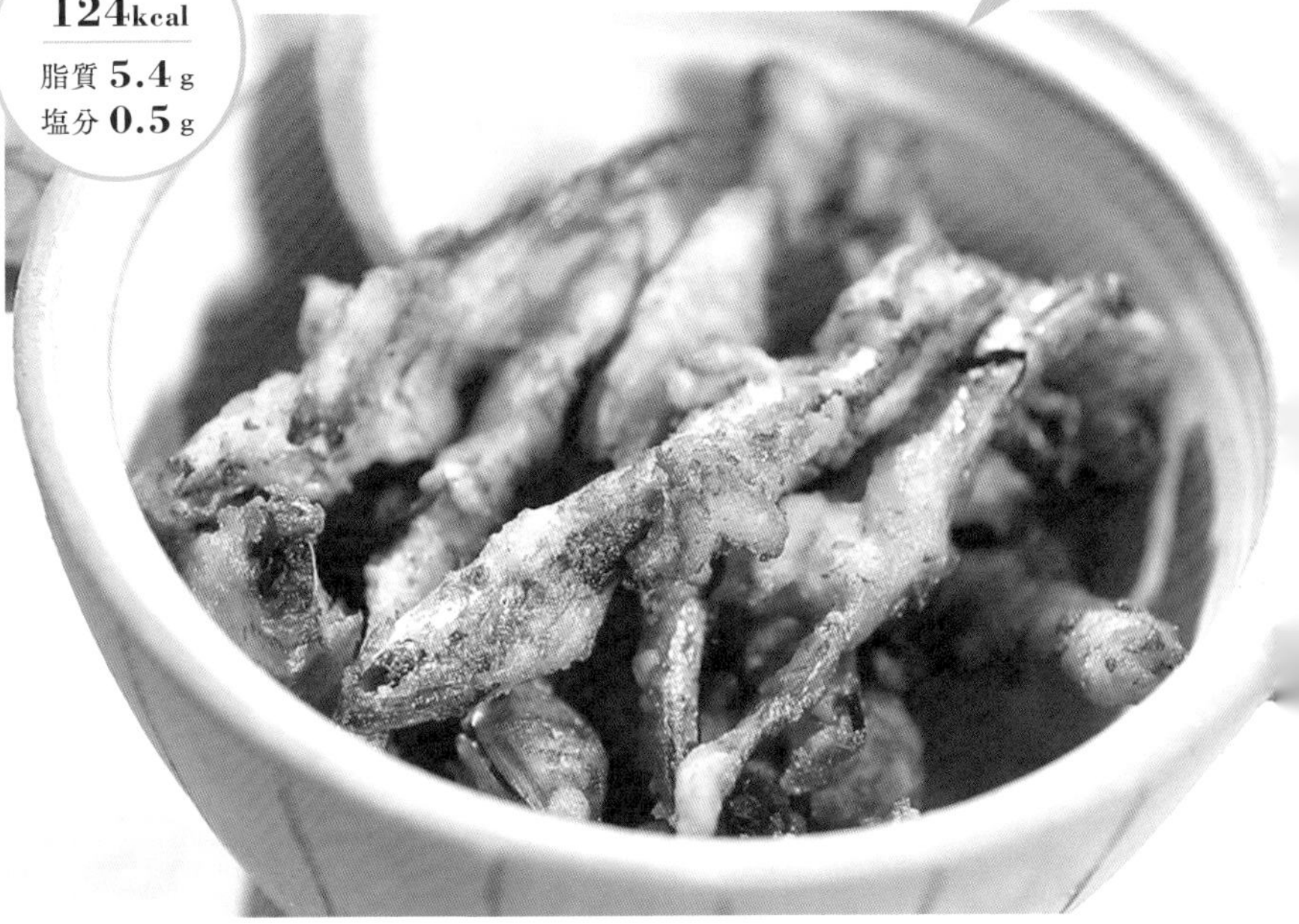

材料（2人分）

煮干し……20g
プレーンヨーグルト（無糖）……100g
小麦粉……大さじ2
青のり……適量
植物油……適量
レモン汁……適宜

作り方

① 煮干しをプレーンヨーグルトとよく混ぜ、ふたつきの容器に入れて冷蔵庫で8時間ほど戻す。
② ①に小麦粉と青のりを加えてよく混ぜる。
③ 油はねに注意して、180℃の油で②をじっくり揚げる。
④ 表面がカリッと揚がったら、油を切って盛りつけ、レモンを添える。
※お好みで、青のりの代わりに、カレー粉、ハーブなどでアレンジしても。

乾物がスイーツに！

高野豆腐のはちみつスティックケーキ

材料（1人分）

A｜プレーンヨーグルト（無糖）……60g
　｜はちみつ……15g
バニラエッセンス……数滴
高野豆腐……1枚
バター……15g

作り方

① Aをよく混ぜ合わせ、バニラエッセンスを数滴加えたら、高野豆腐と一緒にビニール袋に入れ、全体にまわるように漬けて、冷蔵庫で8時間ほど戻す。
② 高野豆腐を戻したら、ヨーグルトがついたまま3等分に切る。
③ フライパンにバターを溶かし、油はねに注意して弱火で全面を焼き、中まで火を通せば完成。

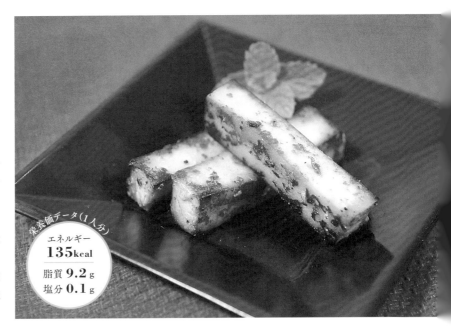

栄養価データ（1人分）
エネルギー
135kcal
脂質 9.2g
塩分 0.1g

専門家に聞く

ヨーグルトQ&A

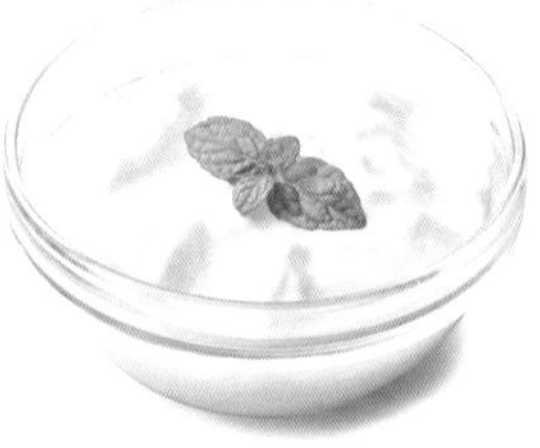

番組に寄せられた、ヨーグルトの食べ方にまつわる疑問に、國澤さんに答えてもらいました。

Q　ヨーグルトをたくさん食べるとより効果はアップする？

A　大きいパックをまるまる１個食べたりするのは、あまりおすすめしません。ヨーグルトの菌がお腹の中で増えすぎて定員オーバーになってしまいます。お腹を壊してしまう可能性も。パッケージにも書いてある場合も多いですが、推奨摂取量は１００ｇぐらいがいいのではないかと言われていますから、それぐらいを目安にするのがいいと思います。

Q　コレステロールが高い人もヨーグルトを食べて大丈夫？

A　推奨量の１００ｇ程度なら問題ないと思います。ただし、「体にいいから」と食べる量を増やすと、脂質や糖分のとりすぎになることも。低脂肪や無糖のものにする、ほかの食事の量を減らすなど、全体のバランスを見てとることが大事です。

Q　ヨーグルトは毎日食べ続けないと効果が減ってしまう？

A　ヨーグルトに使われている菌は基本的に通過菌と言われており、お腹を通過しているときだけ働いて、そのあとお通じで出ていってしまう菌です。だいたい2〜3日、お腹の中に残ると言われているため、毎日でなくても2〜3日ごとでも十分に効果が期待できると思います。定期的、継続的にとることが大切です。

Q　自宅のヨーグルトメーカーで、市販の機能性ヨーグルトをタネにして作って食べています。繰り返し作ると、機能性はどんどん薄まってしまう？

A　菌は周りの環境によって性質を変えていくという特徴があるため、はじめは機能性が保持されていたとしても、もしかするとだんだんなくなってしまう可能性もあります。ヨーグルトは作れたとしても機能性は変わってくる可能性があるため、注意が必要です。

教えてくれたのは

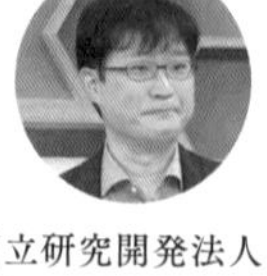

国立研究開発法人
医薬基盤・健康・栄養研究所
國澤 純さん

イタリアンの一流料理人が教えるヨーグルト活用レシピ

ヨーグルトソースの 健康イタリアン

ヨーグルトは、酸味が抜けてトマトとのバランスが崩れないよう、
仕上げのときに火を止めて合わせるのがポイント。
うまみと甘みが強いミニトマトに、ヨーグルトが酸味を補い、相乗効果で絶品に。

教えてくれたのは

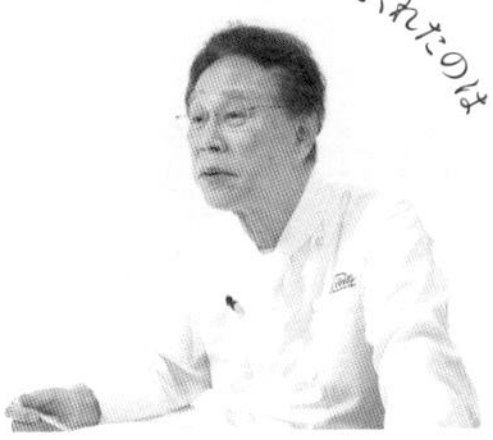

イタリアンシェフ
片岡 護さん

栄養価データ（1人分）
エネルギー 572kcal
脂質 26.5g
塩分 2.0g

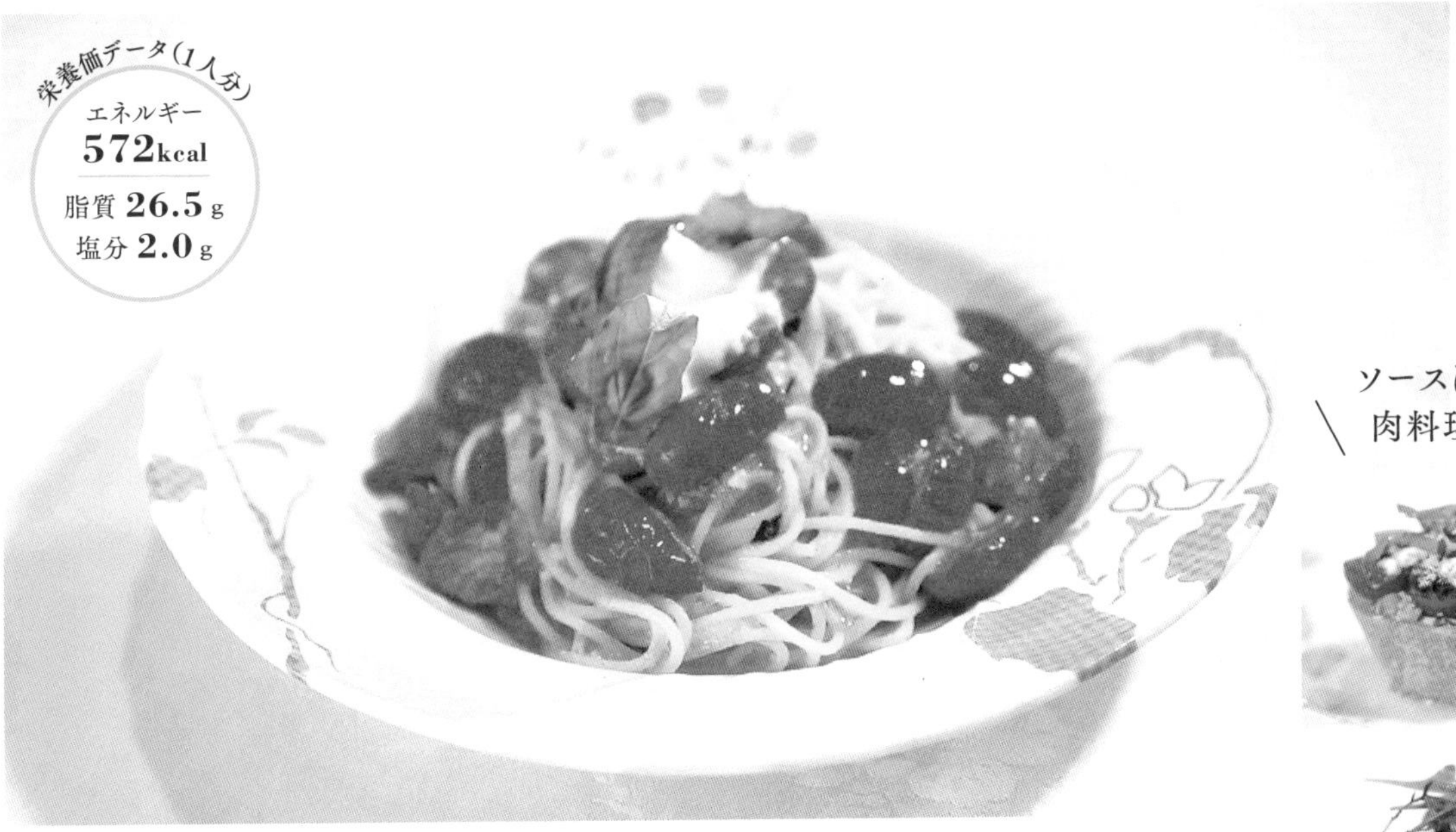

ソースはバゲットや
肉料理にも合う！

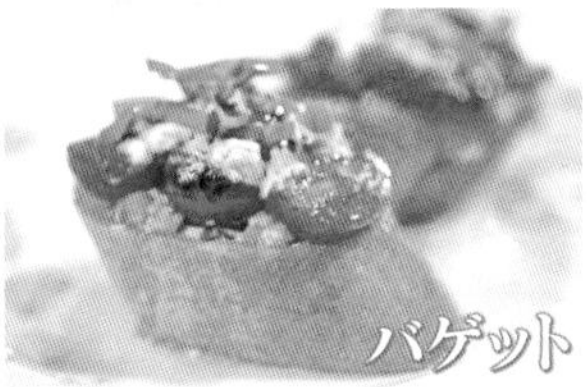
バゲット

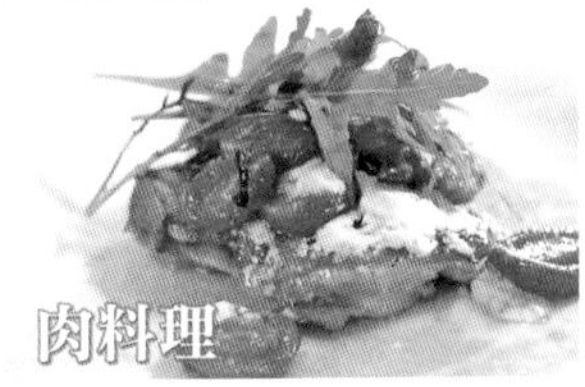
肉料理

たった5分で絶品！

万能ミニトマトソースパスタ

材料（1人分）

オリーブ油……大さじ2
ミニトマト……15個
バジル……3枚
にんにく……1かけ
プレーンヨーグルト（無糖）……50g
塩……適量
こしょう……適量
スパゲッティ……80g

作り方

① ミニトマトを半分に切る。
② スパゲッティをゆで始める。
③ フライパンにオリーブ油とみじん切りにしたにんにくを入れて、火をつけてから弱火で1～2分、にんにくがきつね色になるまでゆっくり炒める。
④ ③にミニトマトを入れてにんにくをからめ、塩、こしょう、バジルを入れたら強火で4分炒める。
⑤ ④にパスタのゆで汁を少し入れ、さらに4分ほど炒める。
⑥ ⑤にゆで上がったスパゲッティを入れてソースにからめ、さらにゆで汁を少し入れる。
⑦ 火を止めてからヨーグルトを入れ、ゆっくり軽く混ぜ合わせたら盛りつけて完成。
※ソースを冷凍保存する場合は、ヨーグルトは料理に使う直前に混ぜてください。

POINT

ヨーグルトは最後に入れる！

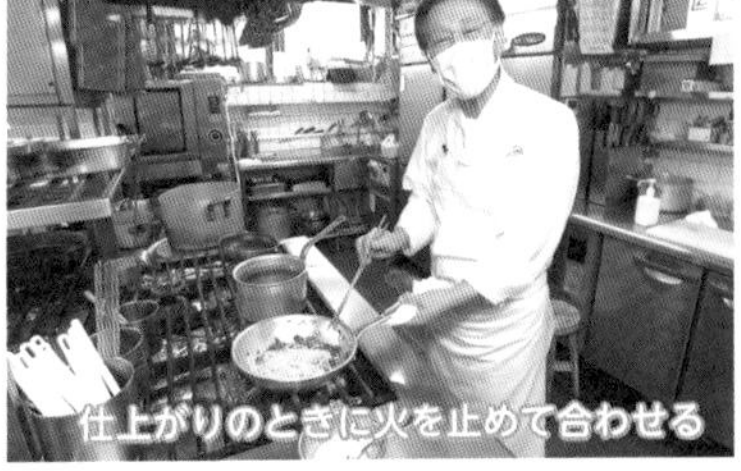
仕上がりのときに火を止めて合わせる

和食の一流料理人が教えるヨーグルト活用レシピ

ヨーグルトの万能だしの 健康和食

ヨーグルトは発酵食品なので、塩味やうまみを補えば、
みそやしょうゆと同じで万能調味料に変身！
刺身や肉のソースにも相性抜群の、まさに万能だしです。

教えてくれたのは

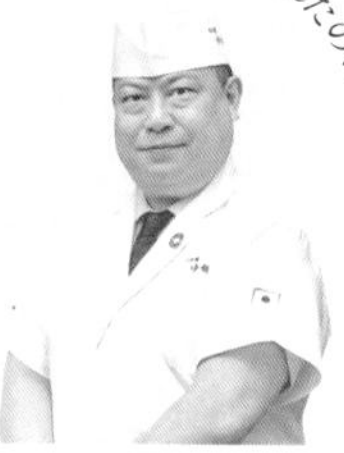

日本料理店店主
野永喜三夫さん

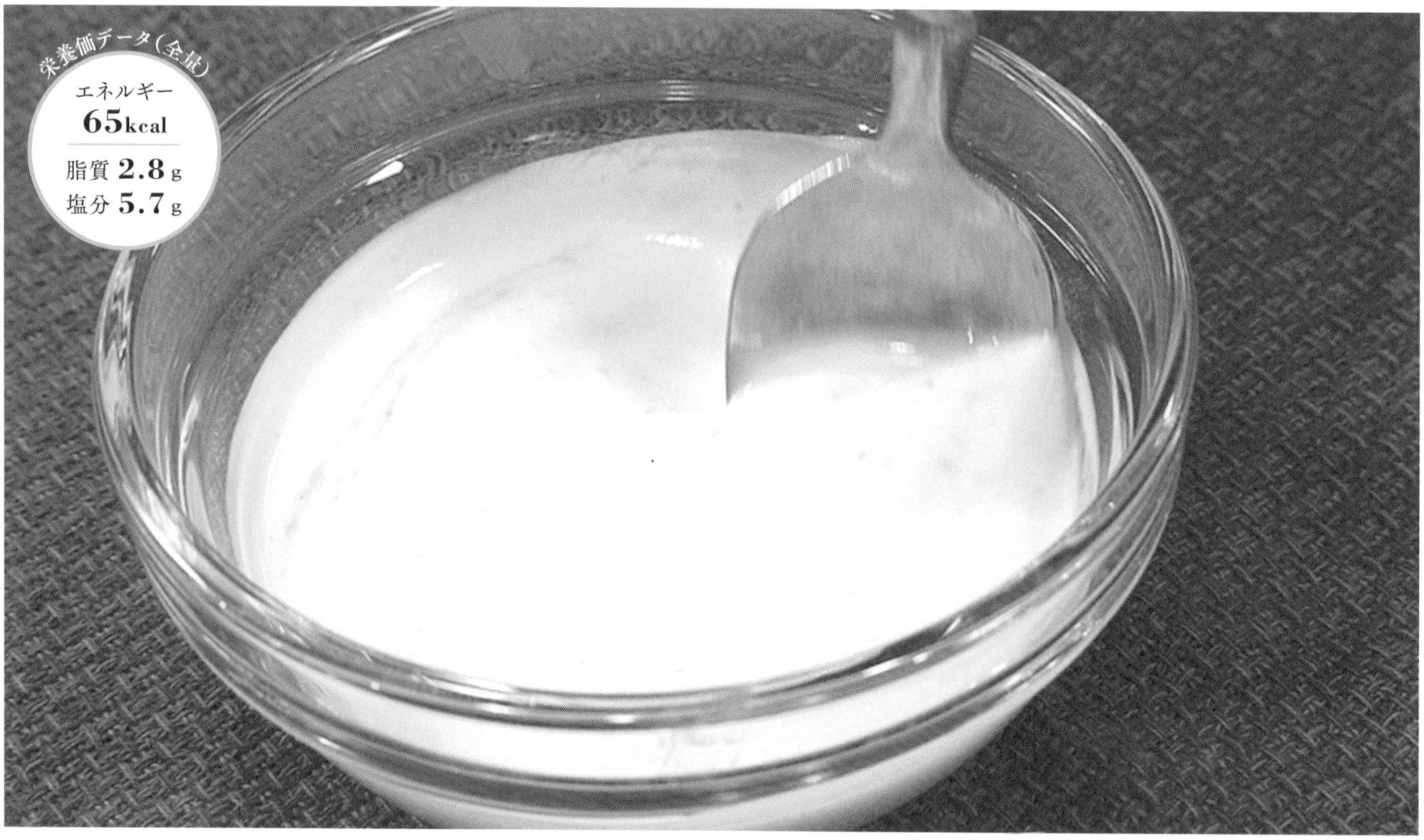
栄養価データ（全量）
エネルギー
65kcal
脂質 2.8g
塩分 5.7g

簡単！ヨーグルトの万能だし

材料（作りやすい分量）

プレーンヨーグルト（無糖）……100g
顆粒だしの素（和風）……4g
塩……4g

作り方

材料をすべて
混ぜ合わせれば完成。

材料は3つだけ！
新感覚調味料

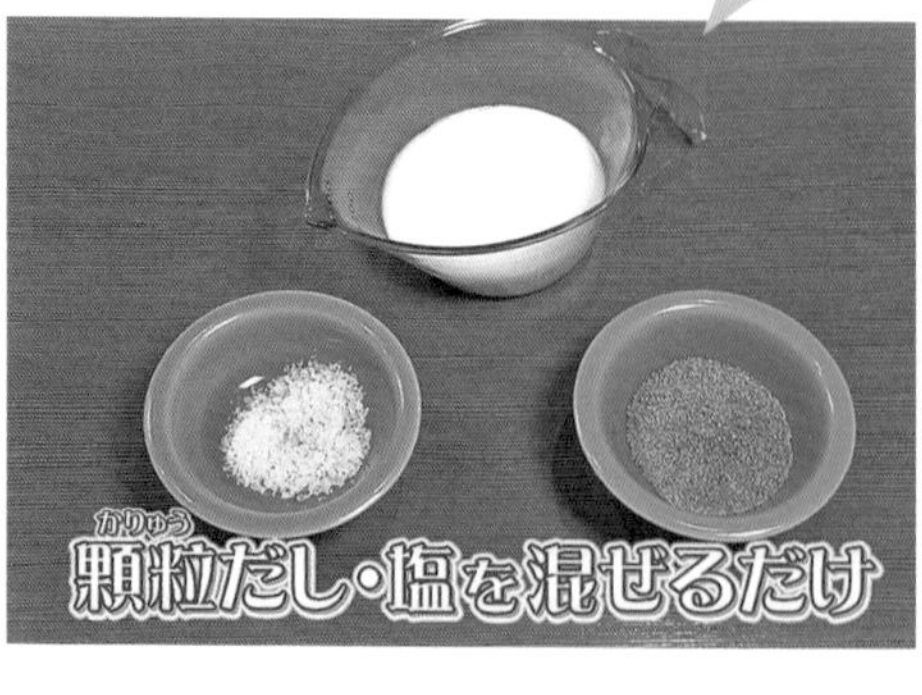
顆粒《かりゅう》だし・塩を混ぜるだけ

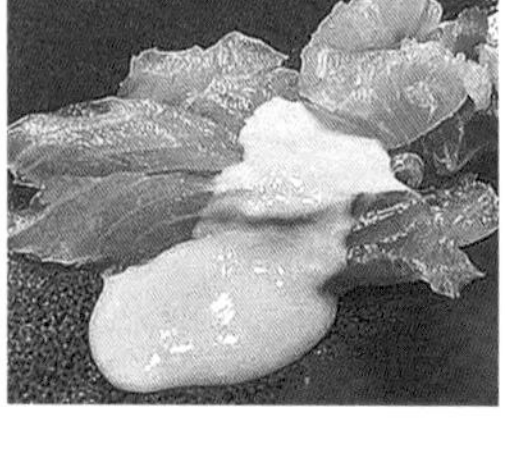

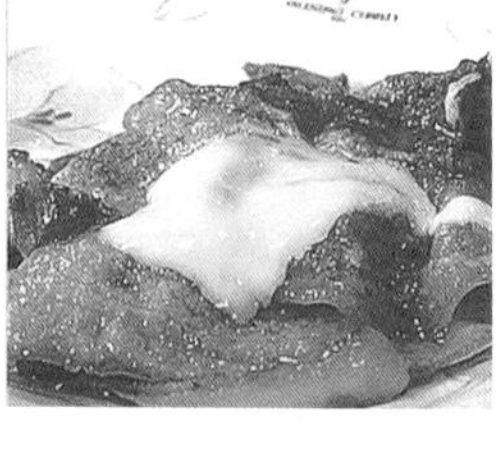

刺身や肉のソースにも
おすすめです

みそを使わない、新しい“みそ汁”

ヨーグルトでみそ汁風さっぱり汁

栄養価データ（1人分）
エネルギー
88kcal
脂質 1.4g
塩分 2.9g

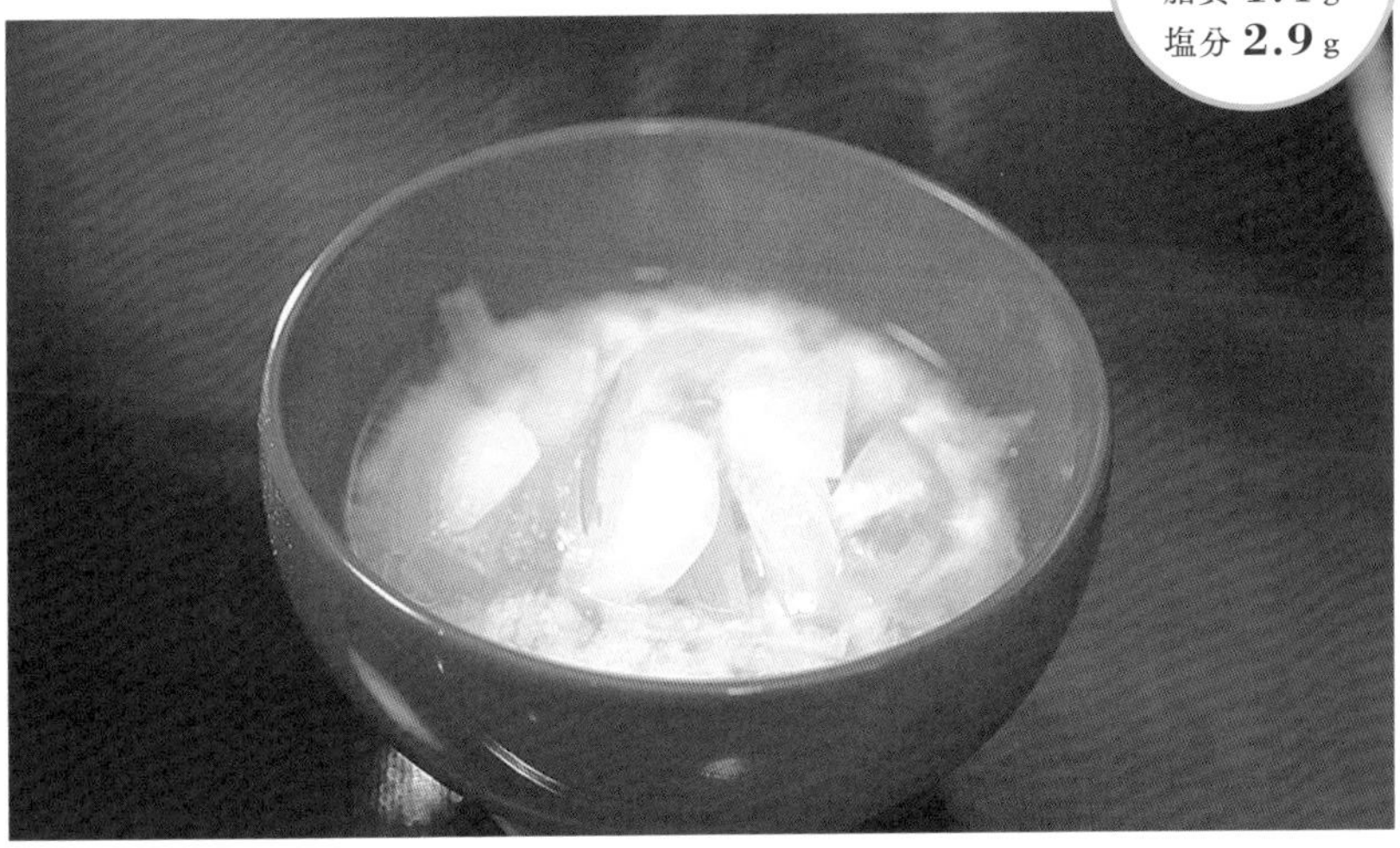

材料（2人分）

A｜プレーンヨーグルト（無糖）……100g
　｜顆粒だしの素（和風）……4g
　｜塩……4g

水……2と½カップ

たまねぎ……½個

じゃがいも……1個

作り方

① Aを混ぜ合わせてヨーグルトの万能だしを作る。

② たまねぎはくし切り、じゃがいもは半月切りにして鍋に入れ、水を加えたら中火で煮る。

③ ②の具材に火が通ったら、いったん火を止め、①を入れて軽く混ぜ合わせる。

④ ③をまた中火で煮る。風味が飛ばないよう、沸騰させない。

⑤ ひと煮立ちしたら、すぐに火を止めて完成。

酸味とコクが万能だしだけで！

万能ヨーグルトだしの炊き込みご飯

栄養価データ（1人分）
エネルギー
419kcal
脂質 10.2g
塩分 1.9g

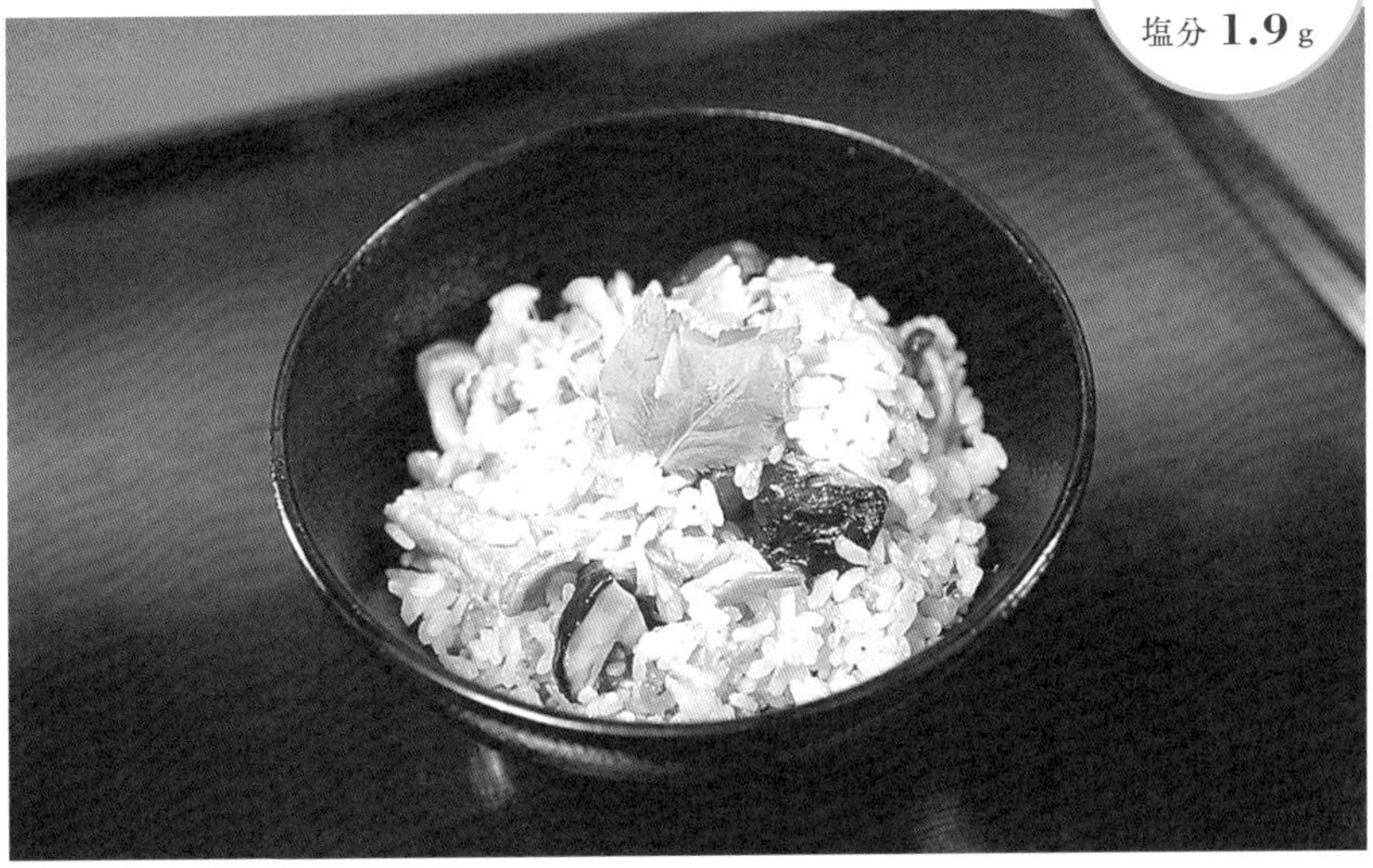

材料（2人分）

A｜プレーンヨーグルト（無糖）……100g
　｜顆粒だしの素（和風）……4g
　｜塩……4g

水……1と½カップ

米……2カップ（400㎖）

豚バラ肉（薄切り）……100g

しいたけ……100g

えのきたけ……100g

しめじ……100g

顆粒だしの素（和風）……4g

作り方

① 炊飯器にAを入れて混ぜ合わせ、水を加えて合わせだしを作る。

② ①に洗った米を水を切って入れ、平らにならす。

③ えのきたけとしめじは石づきをとり半分に切る。しいたけは石づきをとり4等分に切る。

④ 豚バラ肉を6等分（食べやすいサイズ）に切り、③と一緒にフライパンに入れる。

⑤ ④に顆粒だしの素（和風）を入れて中火で炒め、火が通ったら②の炊飯器に入れて炊く。

⑥ 炊き上がったら混ぜ合わせて完成。

時短で作れる！　切った水分も使える！

「水切りヨーグルト」まるごと活用術

クリーミーで濃厚、なのにヘルシー
たんぱく質やビタミン、ミネラルも豊富

ヨーグルトの水分を取り除いた水切りヨーグルトは、ふつうのヨーグルトと比べ、１００gあたりのたんぱく質と脂質が約２倍にアップ。そのヘルシーさと濃厚さを生かして料理に使いたくても、時間がかかって面倒という人も多いのでは。今回、花映さんが教えてくれた方法なら、４時間で水切りが完了。ふつうの水切りにかかる時間の約半分でできるので、思い立ったその日のうちに食卓に並べることもできて便利です。

また、水切りで出た水分はホエーと呼ばれ、水溶性のたんぱく質やビタミン、ミネラルなどの栄養がたっぷり。ホエーまで残さず活用できるレシピも教えてもらいました。

さらにもう１つ、おすすめのホエー活用法が、肉の下ごしらえ。ホエーに肉を漬け込むと、乳酸の力で肉がやわらかくなり、しっとりした仕上がりになります。料理のバリエーションが広がる水切りヨーグルトを、ぜひおためしください。

水切りで出た水分「ホエー」も捨てないで！

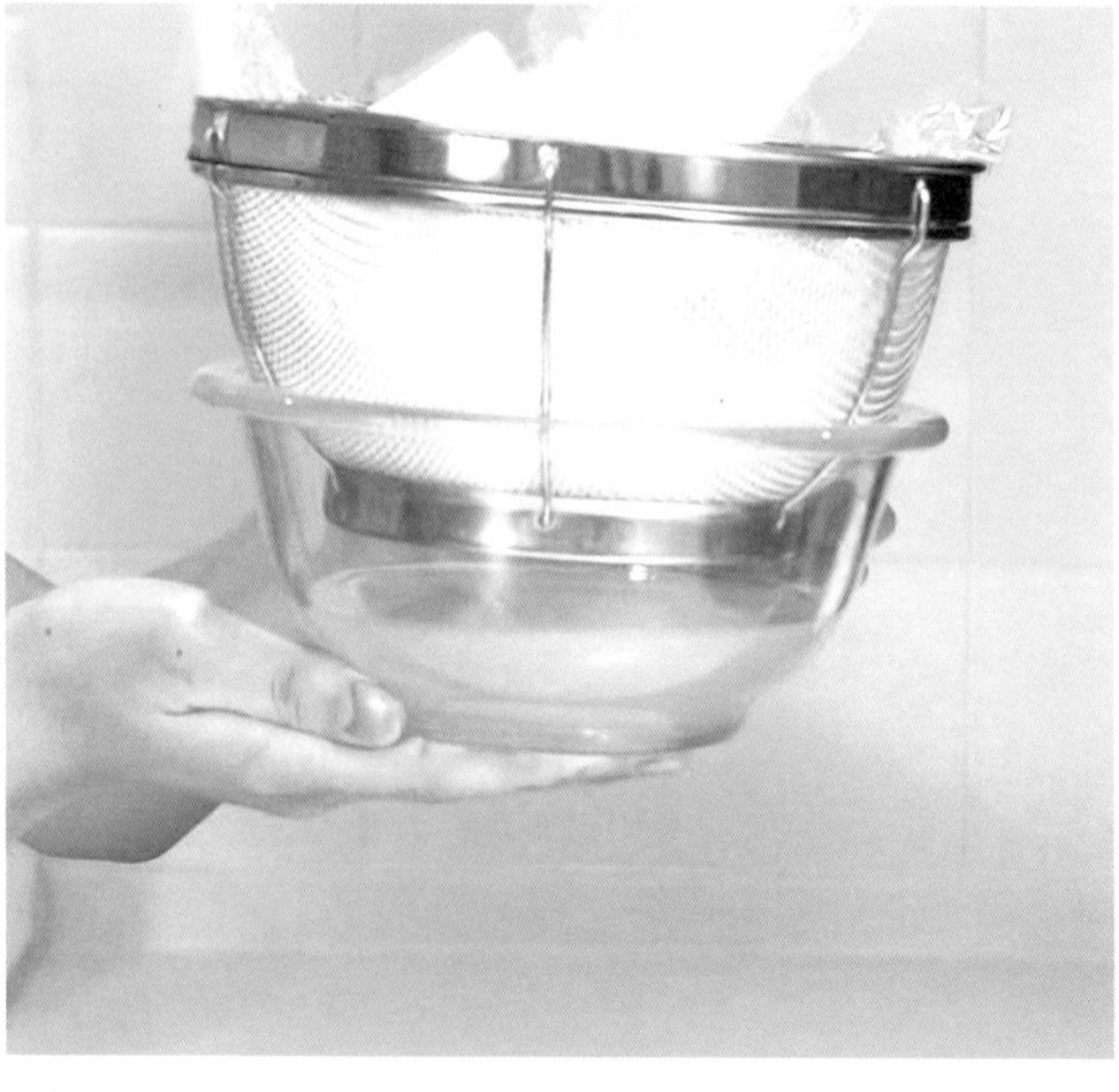

79ページで活用レシピをご紹介

教えてくれたのは

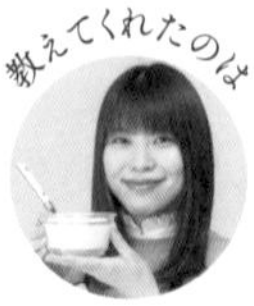

ヨーグルト研究家
花映さん

＼ 通常の約半分の時間でできる！ ／

時短で作る
水切りヨーグルト

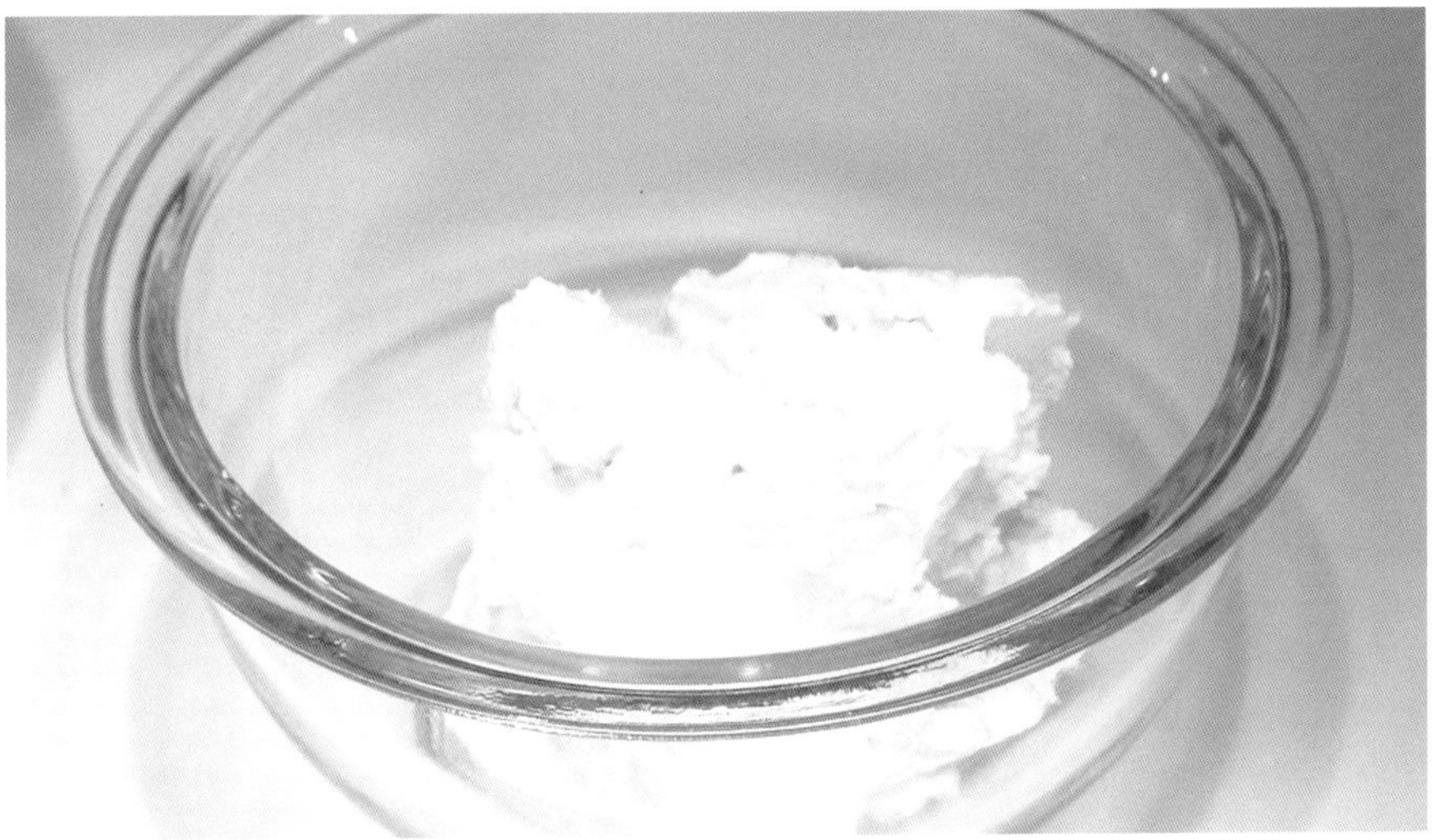

材料と道具（2～3人分）

プレーンヨーグルト（無糖）……400g
ポリ袋……1枚
紙タオル……1枚
水……500㎖

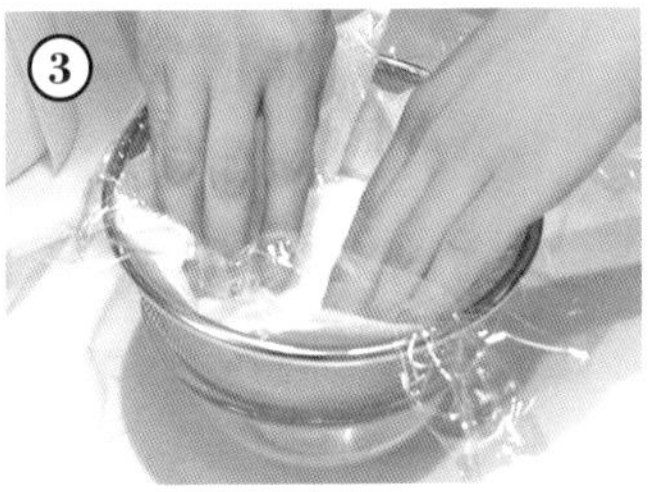

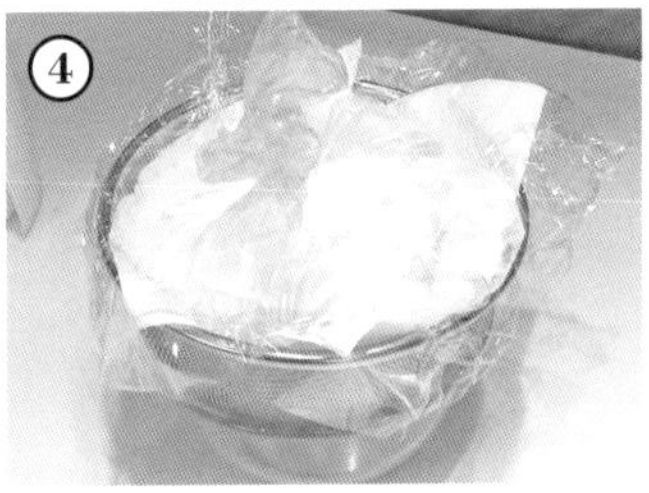

作り方

① ボウルの上にざるをのせて、紙タオルを1枚敷く。
② ①の上にヨーグルトを入れる。このとき、あまり混ぜないように固形のままやさしく入れるのがポイント。
③ ヨーグルトの上にラップをかける。
④ ポリ袋に500㎖の水を入れて、口をしっかりしばる。ポリ袋を重しがわりに③の上にのせ、4時間ほど冷蔵庫に入れる。
⑤ 水けを切ったら、紙タオルが破れないよう、器などに移して完成。

水切りヨーグルト＆ホエー
まるごと活用レシピ

ホエーには、水溶性のたんぱく質やビタミン、ミネラルなどがたっぷり。
せっかくの栄養をおいしく無駄なく取り入れるアイデア、ぜひおためしください。

教えてくれたのは

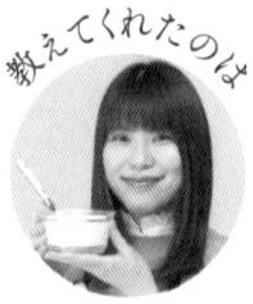

ヨーグルト研究家
花映さん

チーズの代わりに
水切りヨーグルトでカプレーゼ

栄養価データ（1人分）
エネルギー
257kcal
脂質 17.7g
塩分 0.7g

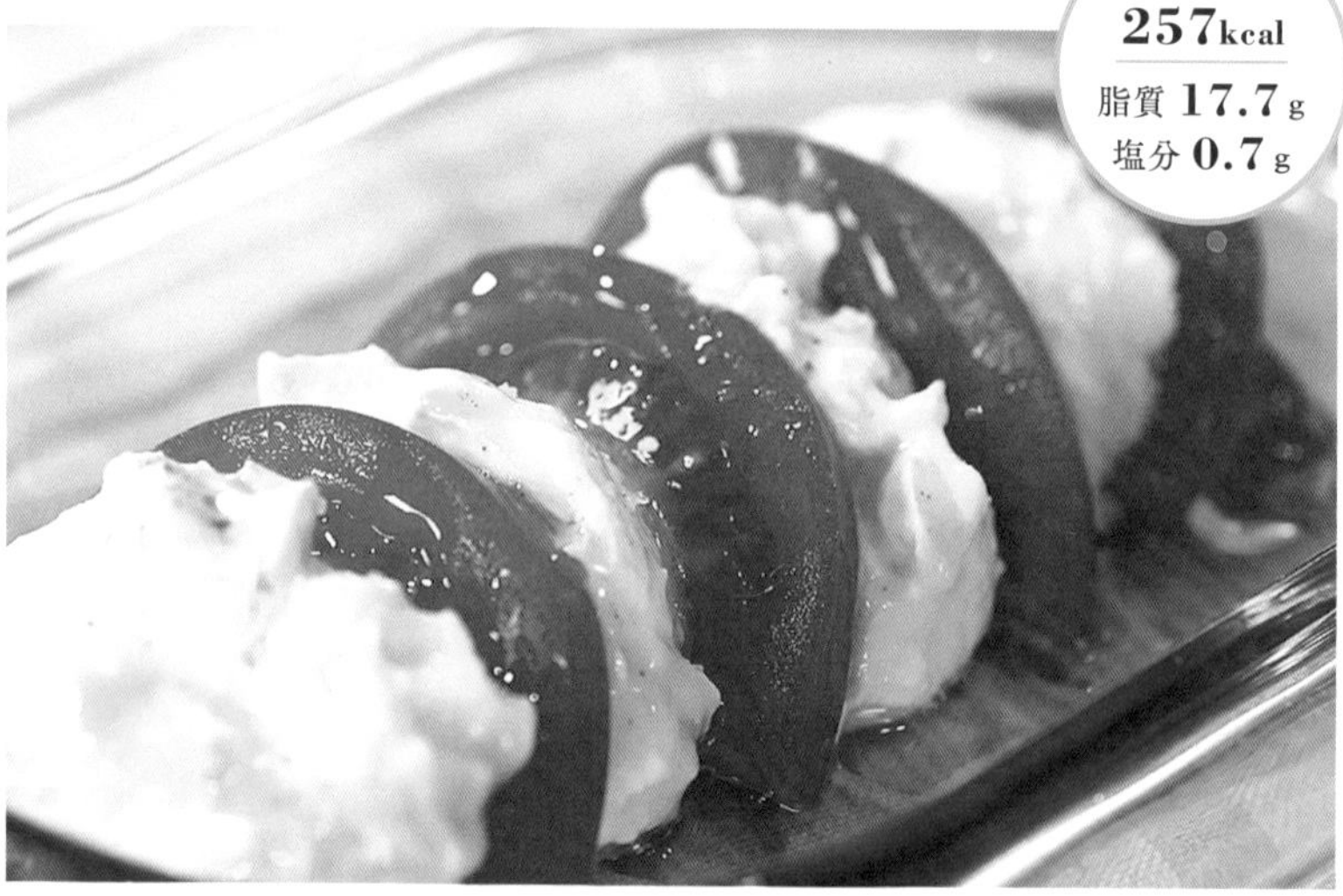

材料（1人分）
水切りヨーグルト（プレーン無糖）……100g
トマト……1個
塩……適量
こしょう……適量
オリーブ油……適量

作り方
① トマトを1cm幅でスライスする。
② ①のトマトと、お好みの量の水切りヨーグルトをスプーンで交互に盛りつける。
③ 塩、こしょうを適量ふって、オリーブ油を回しかければ完成。

生クリームの代わりに
水切りヨーグルトで フルーツサンド

栄養価データ（1人分）
エネルギー
354kcal
脂質 7.7g
塩分 0.9g

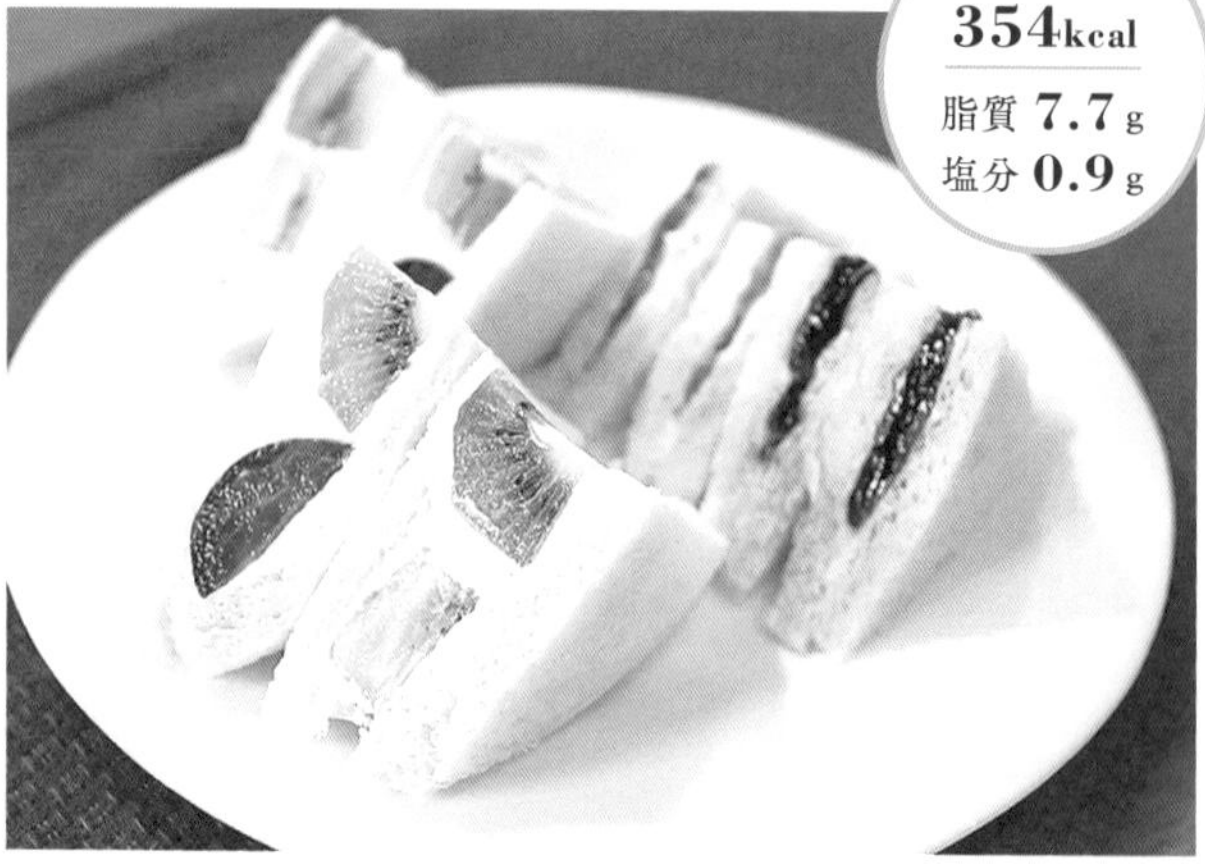

材料（1人分）
食パン（薄切り）……2枚
水切りヨーグルト（プレーン無糖）……100g
キウイ……½個
バナナ……¼個
お好みのぶどう（大粒・種なし）……3粒
はちみつ……10g

作り方
① 水切りヨーグルトにはちみつを混ぜて2枚のパンに塗る。
② 片方のパンに、カットする方向をイメージしながらフルーツを並べる。
③ ②にもう1枚のパンをのせて軽く押さえ、ラップでぴったりと包む。
※カットの方向をラップの上にペンで書いておく。
④ 30分ほど冷蔵庫でなじませる。
⑤ ラップごとパンの耳を切り落とし、ペンで書いた方向にカット。ラップをはがして盛りつければ完成。

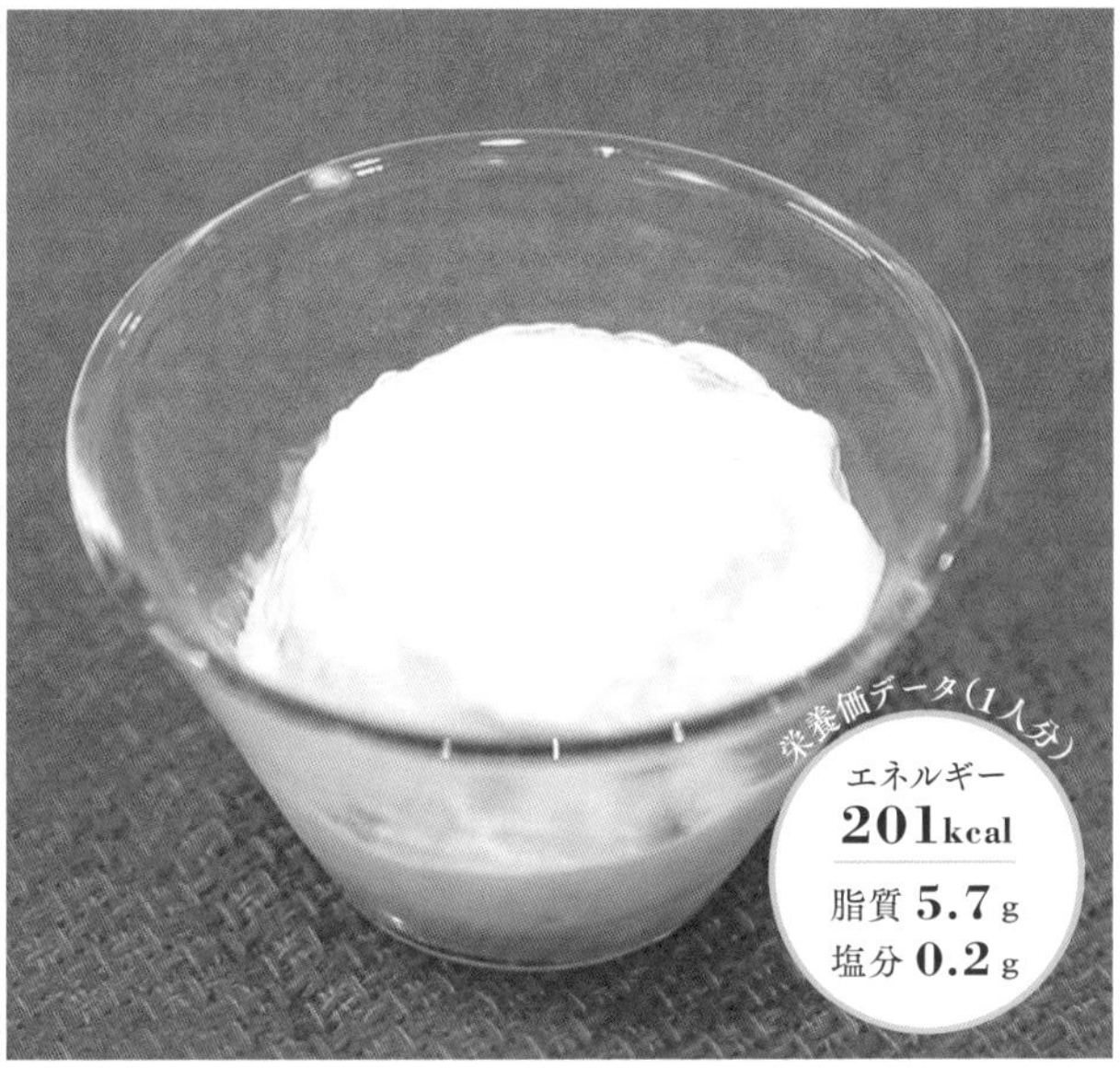

栄養価データ（1人分）
エネルギー 201kcal
脂質 5.7g
塩分 0.2g

舌ざわりなめらか！

バナナフローズンヨーグルト

材料（2人分）

水切りヨーグルト（プレーン無糖）……200g
バナナ……1本
はちみつ……20g

作り方

1. 保存袋に水切りヨーグルト、一口大にちぎったバナナ、はちみつを入れる。
2. 保存袋の口を閉じて、よくもんでバナナをつぶす。
3. 材料が混ざったら冷凍庫に入れて2～3時間冷凍する。
4. 器に盛りつけて完成。

水切りで出た水分「ホエー」活用レシピ

ホエーレモネード

材料（1人分）

ホエー……150mℓ
はちみつ……大さじ1
レモン汁……大さじ1
氷……適量

作り方

1. ボウルにはちみつ、レモン汁を入れ、よく混ぜ合わせる。
2. ホエーを加え、はちみつを完全に溶かす。
3. グラスに氷を入れて、②を注いだら完成。

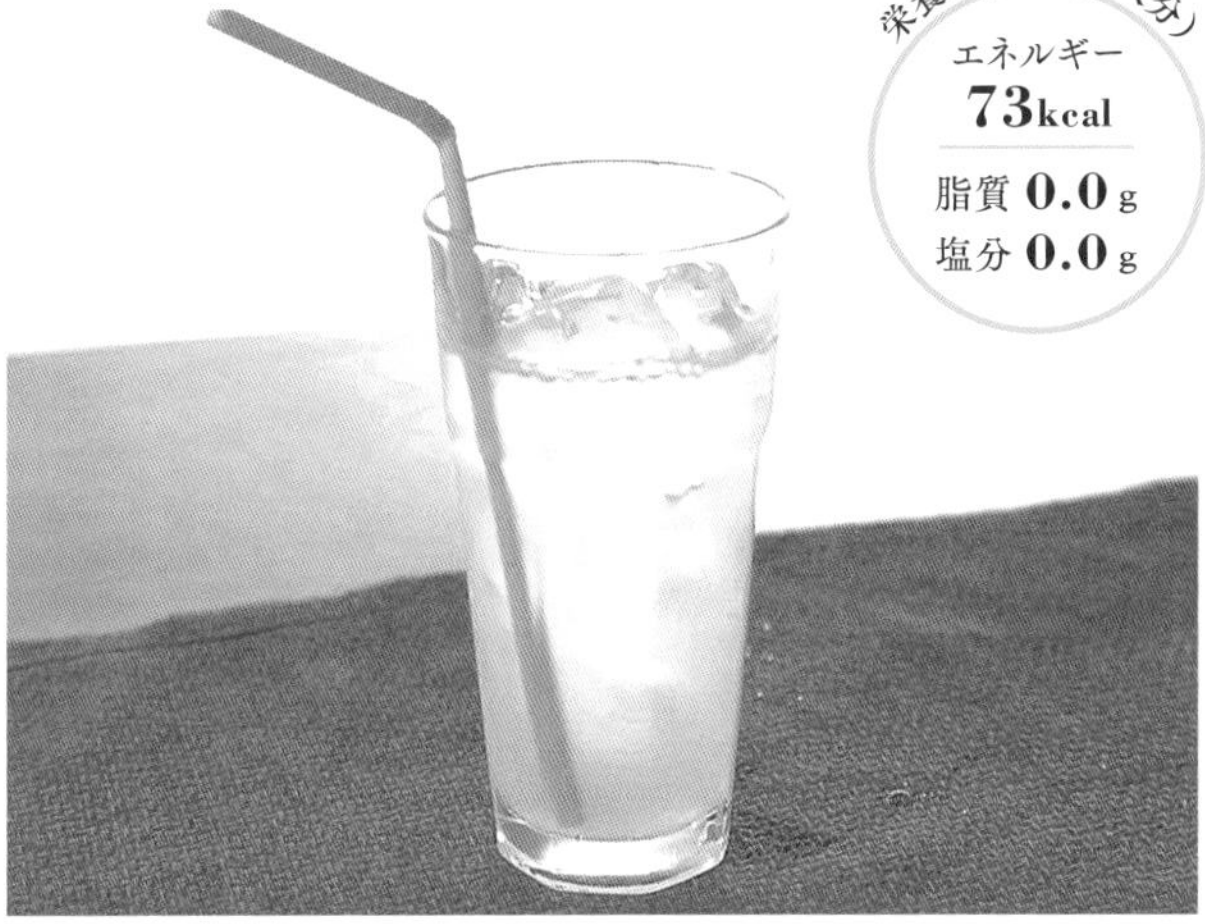

栄養価データ（1人分）
エネルギー 73kcal
脂質 0.0g
塩分 0.0g

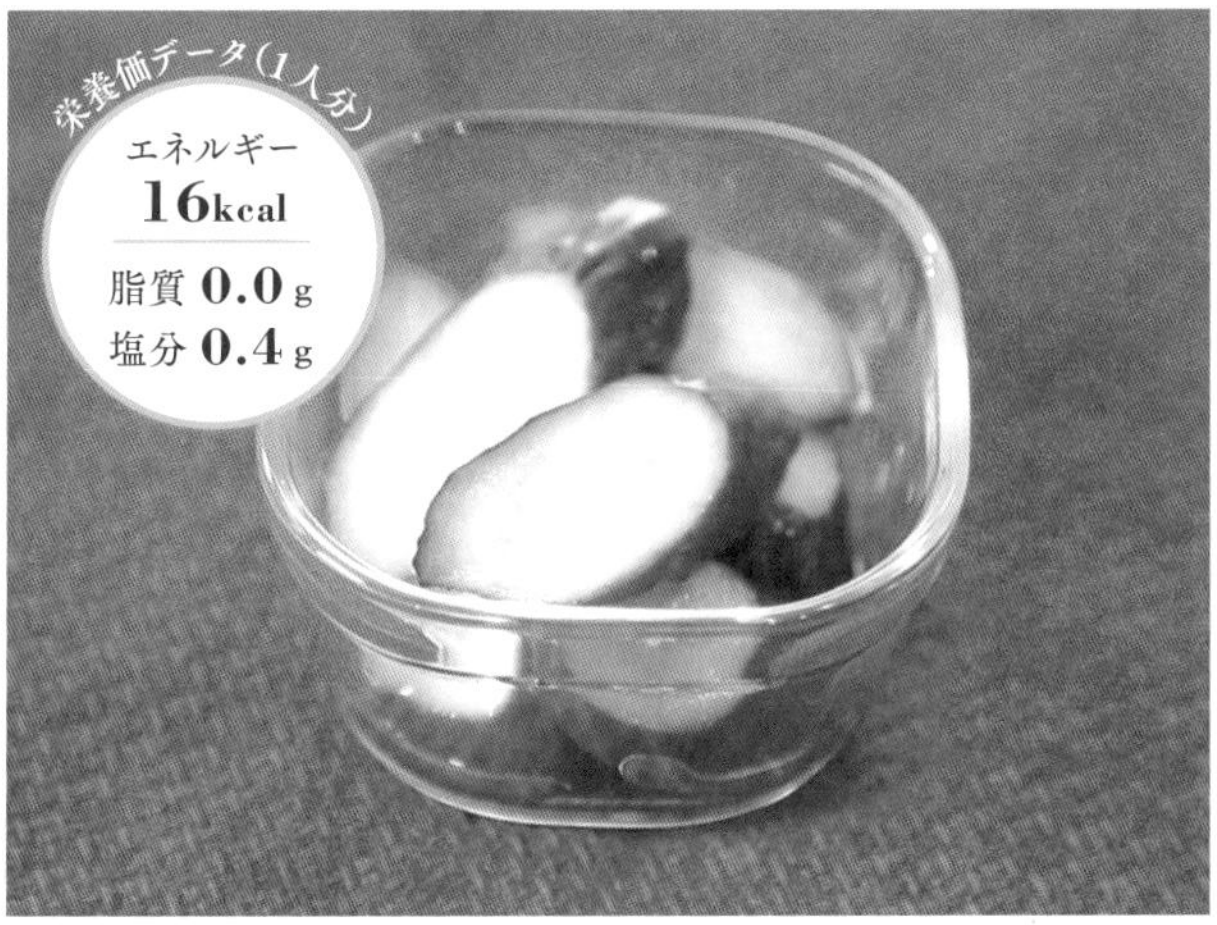

栄養価データ（1人分）
エネルギー 16kcal
脂質 0.0g
塩分 0.4g

ホエーの浅漬けきゅうり

材料（3～4人分）

きゅうり　2～3本
A（漬け込み液）
- ホエー……180mℓ
- レモン汁……大さじ1
- 塩……小さじ½
- 砂糖……大さじ1

作り方

保存袋に斜め切りにしたきゅうりとAを入れてもみ込む。袋を閉じて冷蔵庫で数時間～ひと晩漬け込めば完成。

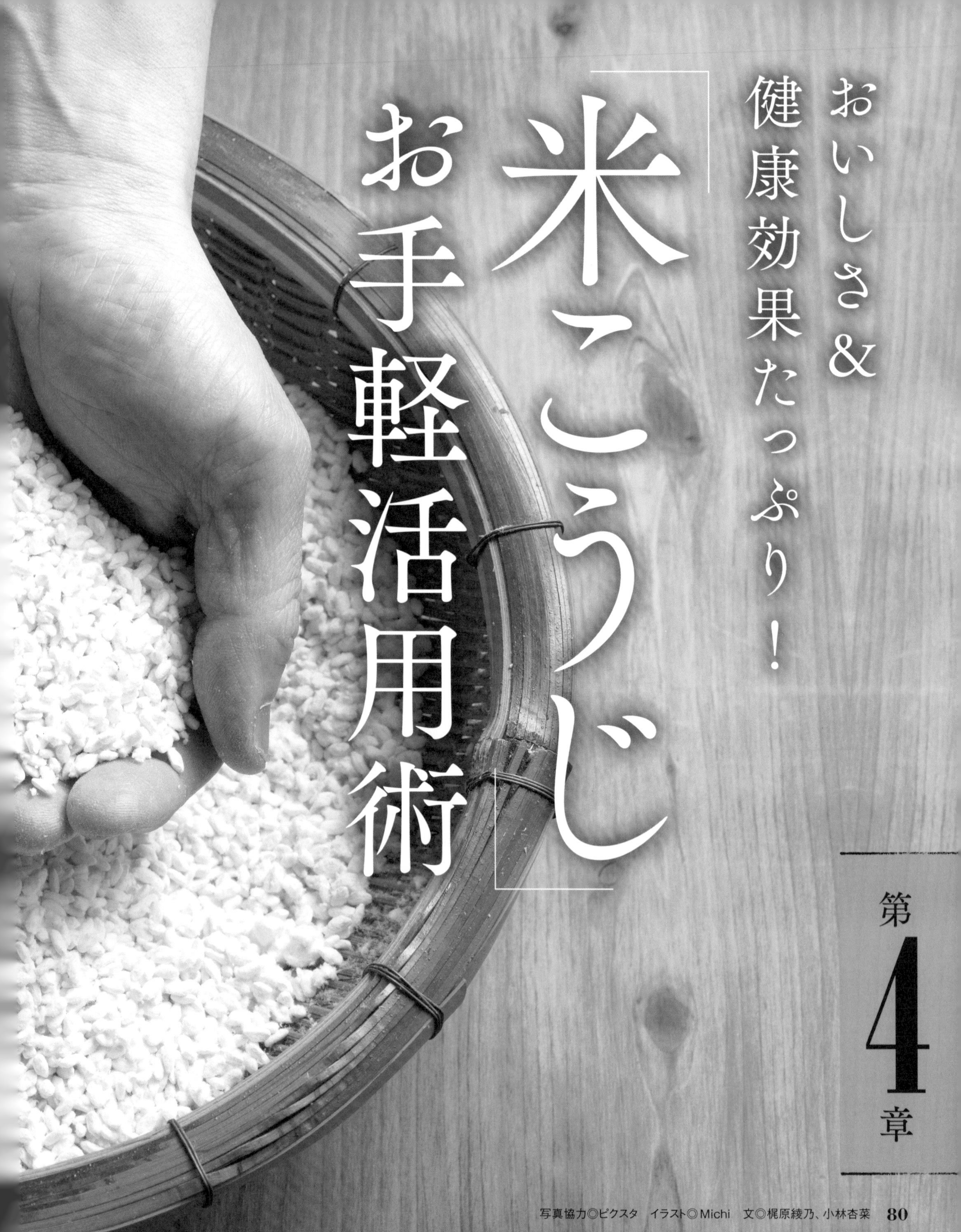

第4章

おいしさ＆健康効果たっぷり！

「米こうじ」お手軽活用術

写真協力◎ピクスタ　イラスト◎Michi　文◎梶原綾乃、小林杏菜

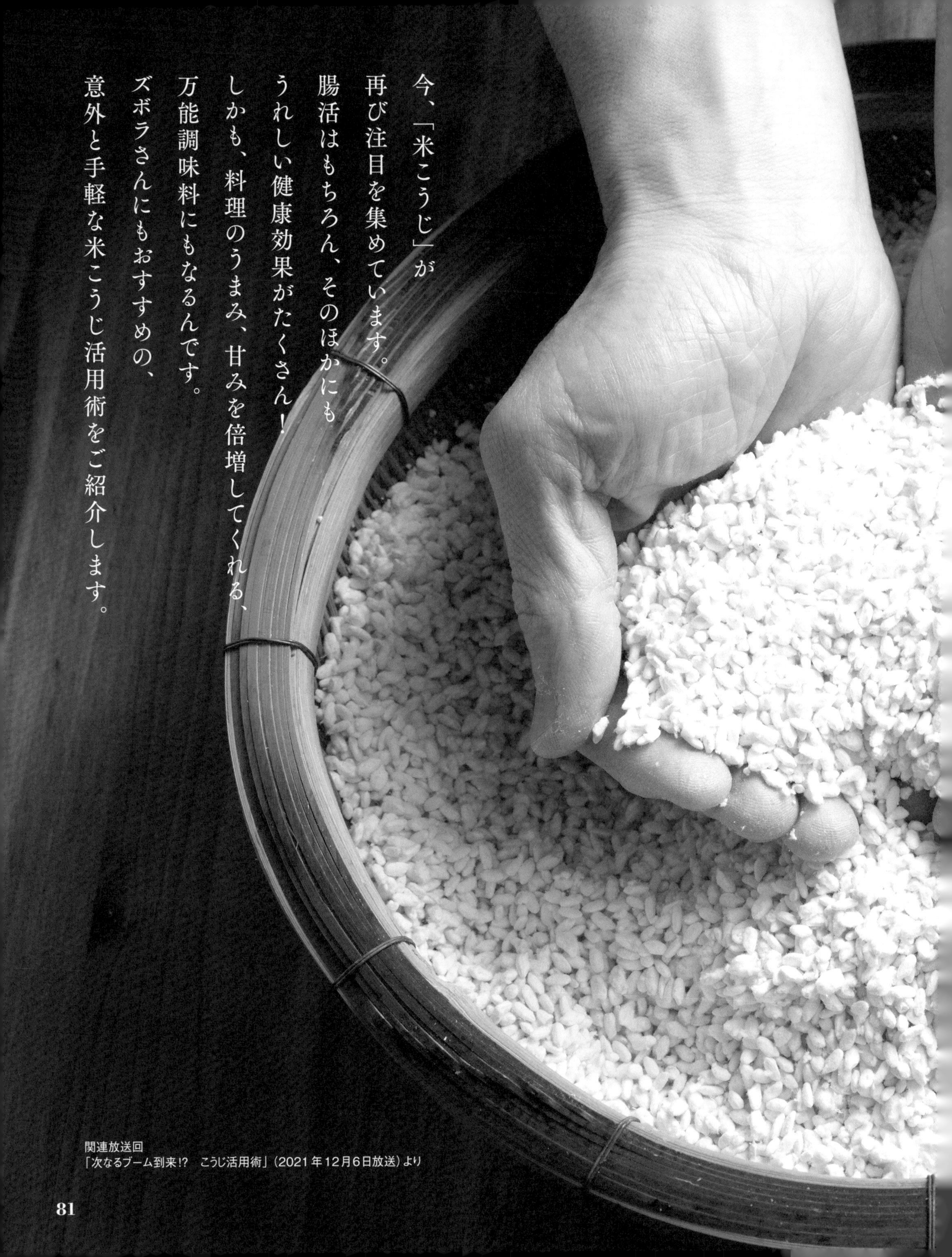

今、「米こうじ」が
再び注目を集めています。
腸活はもちろん、そのほかにも
うれしい健康効果がたくさん！
しかも、料理のうまみ、甘みを倍増してくれる、
万能調味料にもなるんです。
ズボラさんにもおすすめの、
意外と手軽な米こうじ活用術をご紹介します。

関連放送回
「次なるブーム到来!?　こうじ活用術」（2021年12月6日放送）より

高血圧予防、中性脂肪低下＆便通改善効果も！

うれしい健康効果がたくさん！再び注目される「米こうじ」

米こうじの種類

生こうじ

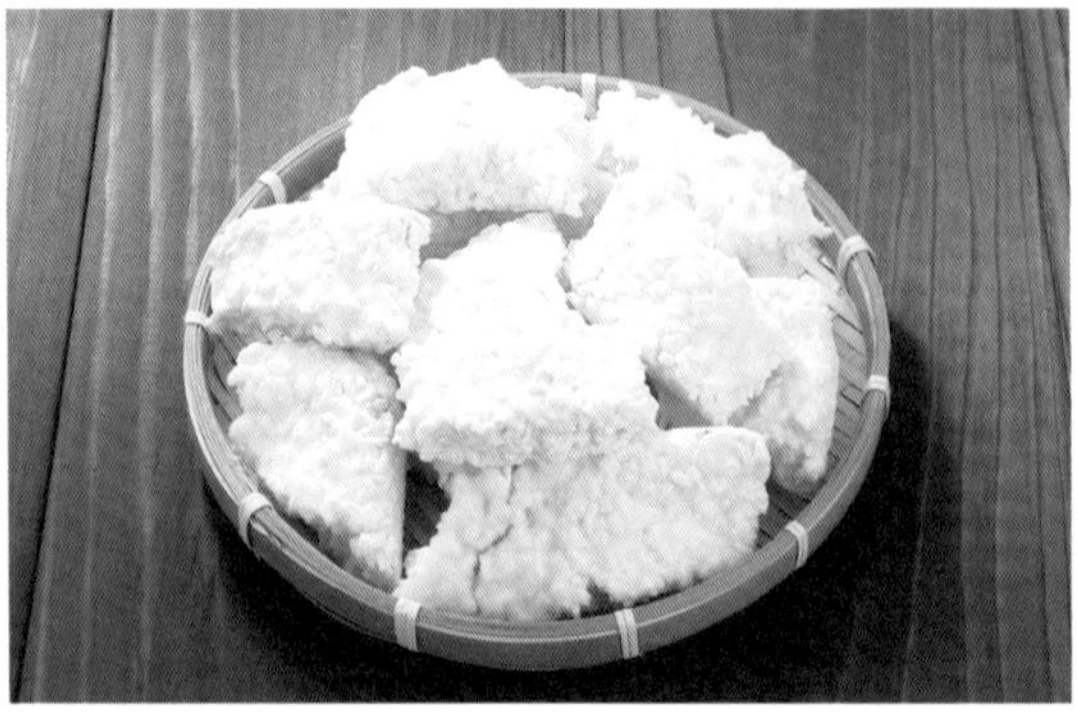

その名のとおり生のこうじ。香りがよいが、日持ちが短い。

乾燥こうじ

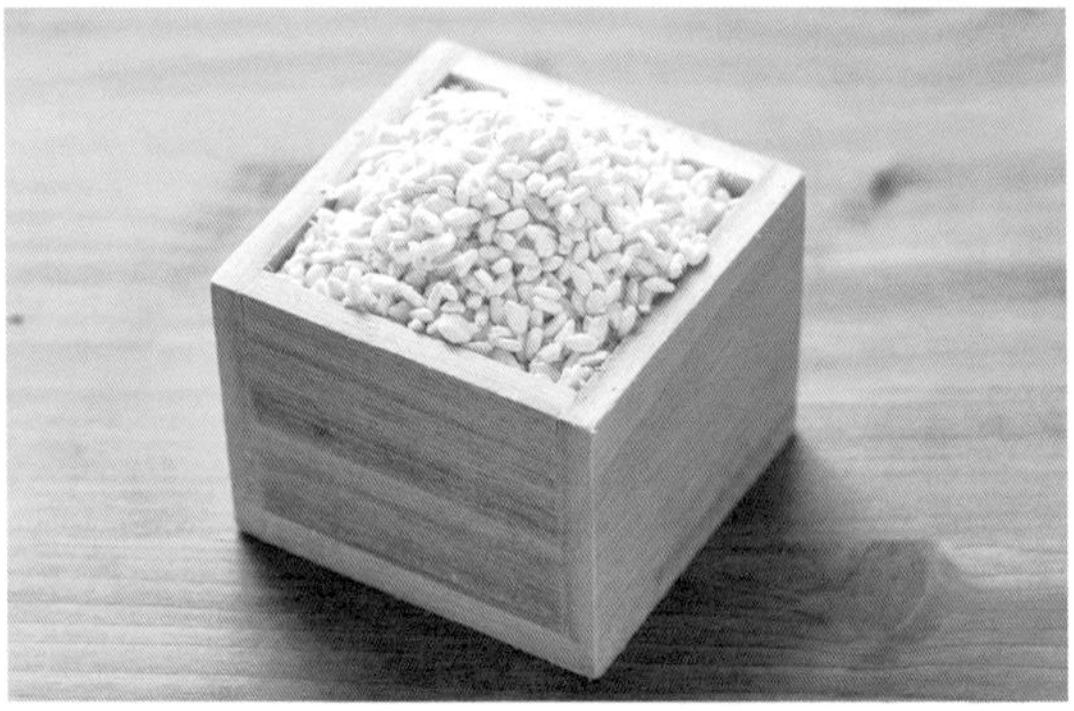

生こうじを乾燥させたもの。長期保存することができる。

塩こうじ

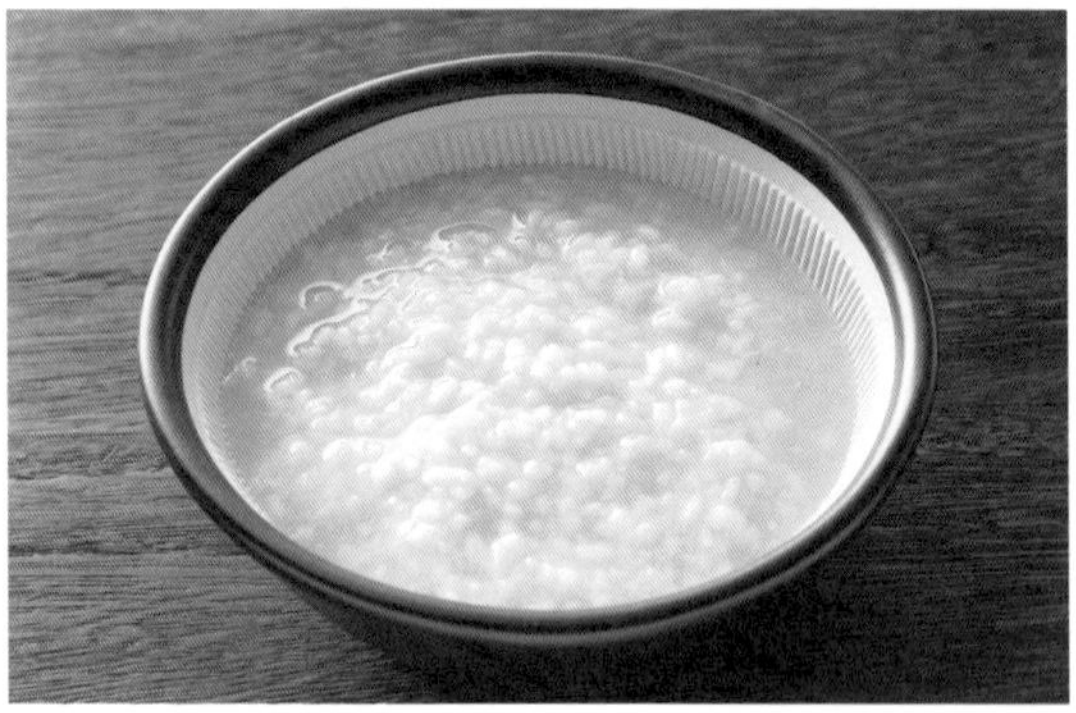

米こうじに塩と水を加えた万能調味料。魚や肉の漬け床などに使われる。

米こうじに秘められたパワーとは

そもそも「米こうじ」とは、蒸した米に、こうじ菌というカビを繁殖させたもののこと。日本酒やみりん、みそなどの発酵食品を作るのに欠かせません。

コロナ禍でおうち時間が増えたことで、米こうじの新たな使い方が登場しています。

自宅で米こうじと何かを混ぜ合わせて新しい発酵食品を作る人が増えているといいます。

発酵と聞くと、温度の管理が必要など、少し大変なイメージがありますが、85ページからは、材料を混ぜるだけで「米こうじが代わりに料理をおいしくしてくれる」、お手軽レシピを紹介します。

「米こうじ」が今、再びブームに！

2022年 ― **米こうじ×◯◯**

2016 ― **甘酒**

2012 ― **塩こうじ**

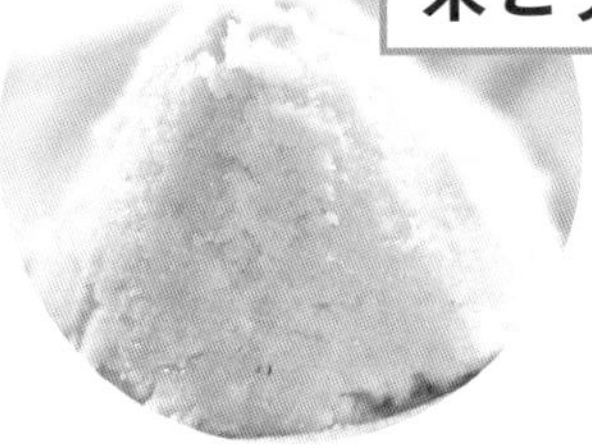

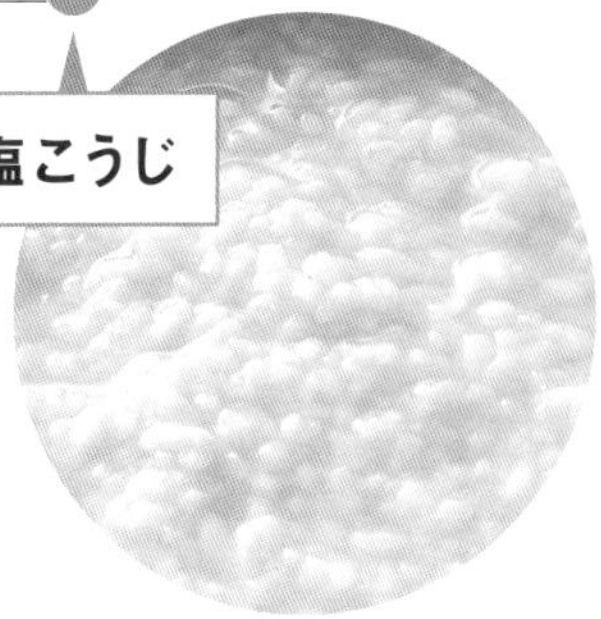

米こうじを使った加工品は過去にも流行しているが、近年は米こうじを自宅でいろいろな食材と混ぜて発酵させるという「米こうじ×◯◯」がブームになっている。

米こうじブームは、いろいろなところで！

＼こうじ専門店では……／

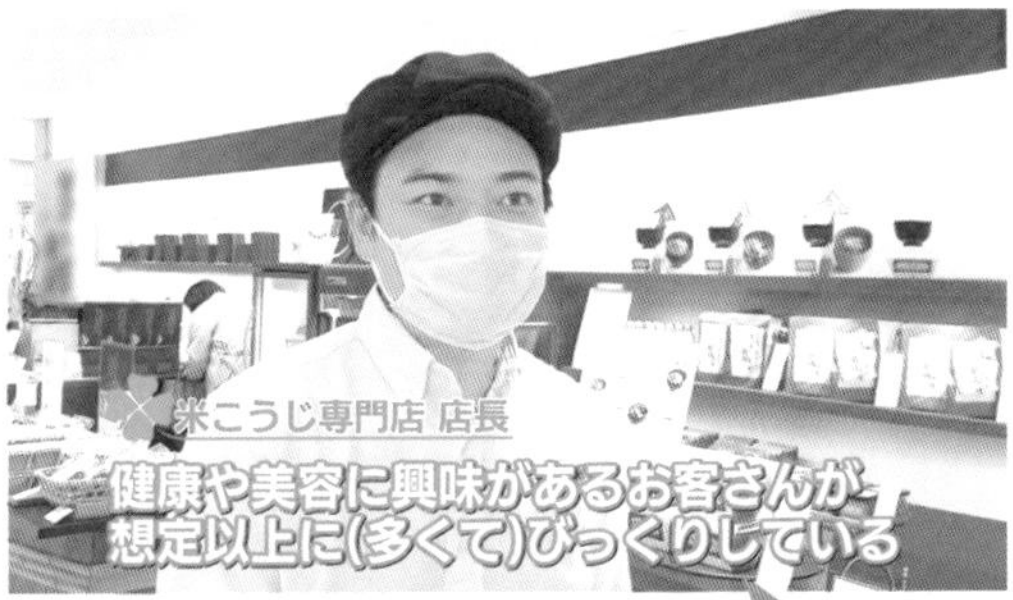
米こうじ専門店 店長
健康や美容に興味があるお客さんが想定以上に(多くて)びっくりしている

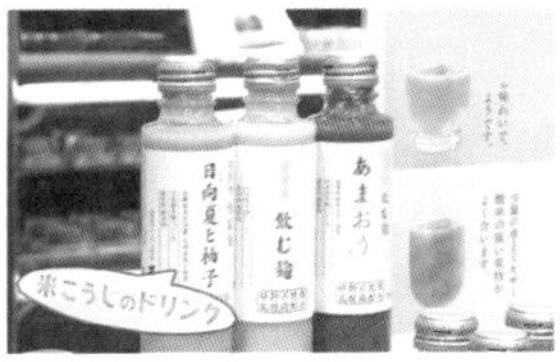

米こうじの効果に興味があるお客さんが多くてびっくりしています

お店には、米こうじの割合を通常よりも増やしたみそやドリンクなどの商品が並ぶ。

＼料理レシピサービスでは……／

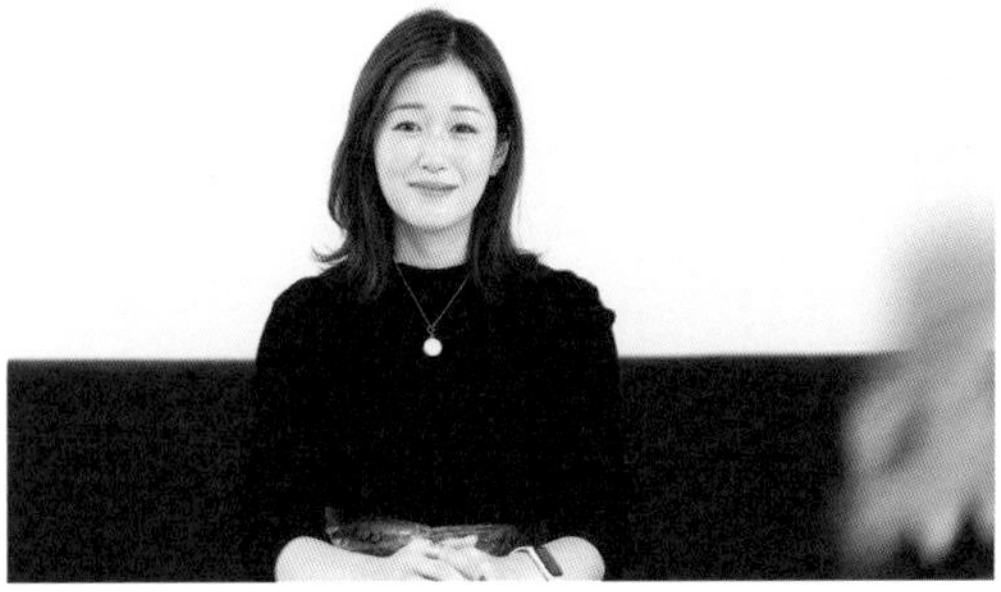

おもしろさ、ヘルシーさなど、米こうじの可能性に多くの方が気づいています

米こうじと小豆を混ぜ合わせた「発酵あんこ」などがレシピサービスで人気を集めている。

健康効果が
つぎつぎと
明らかになっている！

- ☐ 便通改善
- ☐ 美肌
- ☐ 中性脂肪低下
- ☐ 疲労回復
- ☐ 関節痛緩和
- ☐ 高血圧予防

放っておくだけ！「ひと晩発酵みそ」でうまみ・甘みが大幅UP！

番組では、こうじの達人に、米こうじとおからで作る簡単手作りみそを教えてもらいました。それが「ひと晩発酵みそ」。その発酵前後の成分を分析すると、うまみ成分はおよそ20倍に、甘み成分は10倍以上になりました。たった8時間で、驚きの変化があったのです。

ほかにも、通常のみそより米こうじを多くとることができ、おからの栄養も一緒にとれるなど、おいしくて体にやさしい手作りみそを、ぜひおためしあれ。

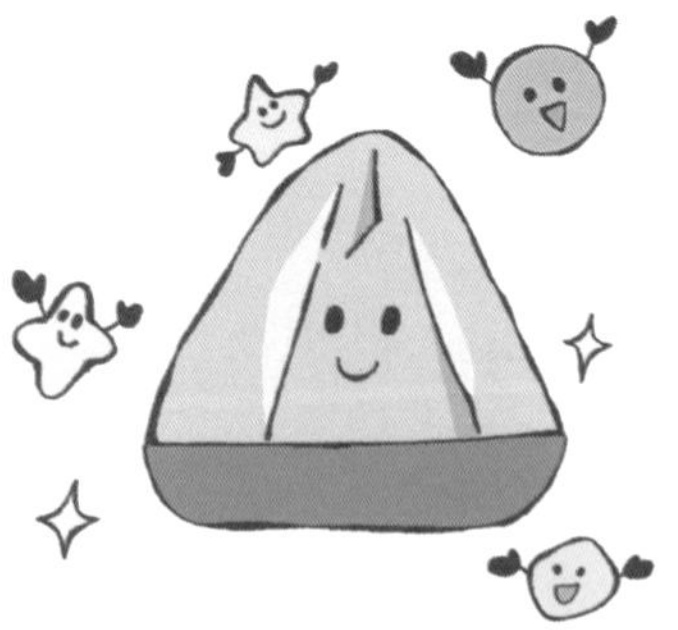

味わい＆成分に驚きの変化が！

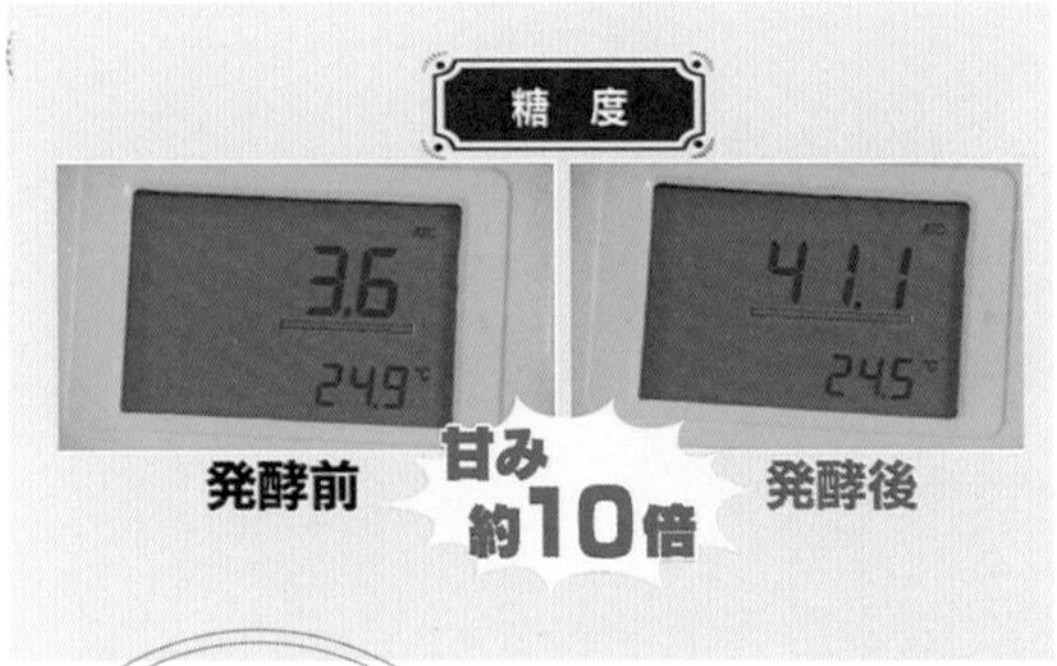

甘みが約10倍に！

発酵前の糖度は3.6だったのに対し、発酵後は41.1と、約10倍にアップ。

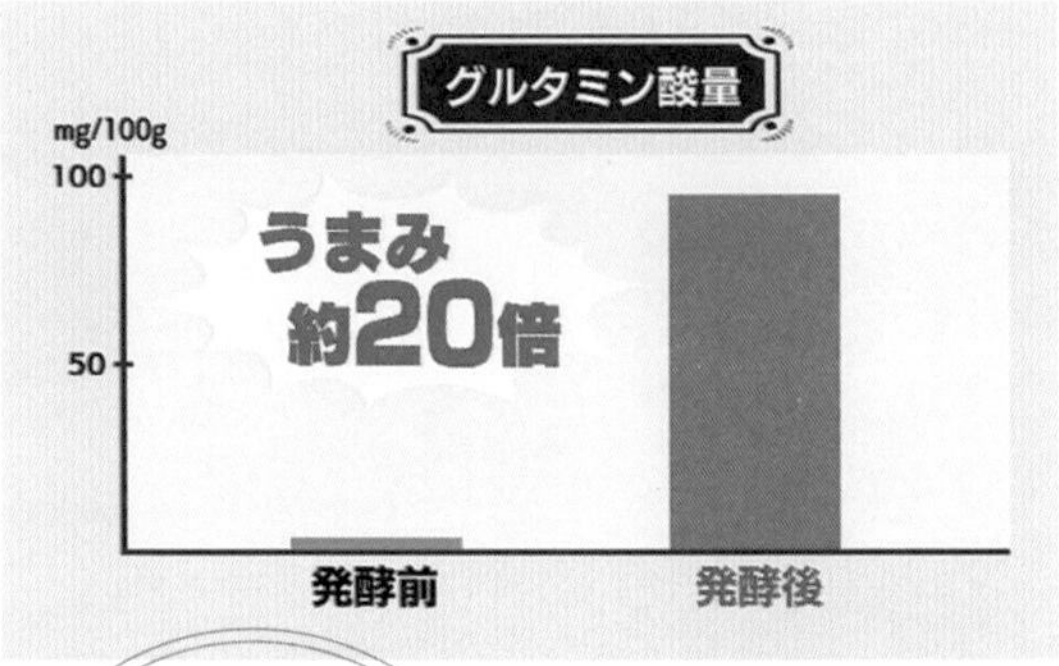

うまみが約20倍に！

うまみ成分であるグルタミン酸の量は、発酵前には100g中4㎎だったが、発酵後は95㎎にアップ。

〈85ページの「ひと晩発酵みそ」を作る場合のスープジャーの注意点〉

●保温する時間が長すぎると腐敗のリスクもあるため、8時間をめどにしてください。

●スープジャーおよび保存容器は、熱湯などで消毒をした清潔なものを使用してください。

〈スープジャーがない場合は〉

●ホームベーカリーや圧力鍋の「甘酒モード」など、温度を保つ機能がついた調理家電を使用してください。

米こうじ×おからで簡単おいしい！

栄養満点みそがひと晩でできる！

うまみも引き出され、
おいしく仕上がりますよ

教えてくれたのは

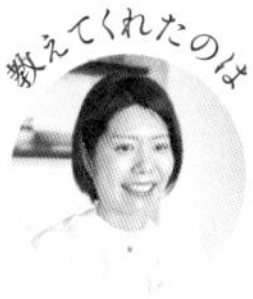

料理家・発酵マイスター
榎本美沙さん

数々のこうじレシピを考案する達人・榎本美沙さんに教えてもらったのは、手作りみそ。
スープジャーなどの、一定の温度を保つことができる容器に入れて8時間放っておくだけで、
たったひと晩の発酵でも、甘みと深いコクが楽しめます。

米こうじ×おからのひと晩発酵みそ

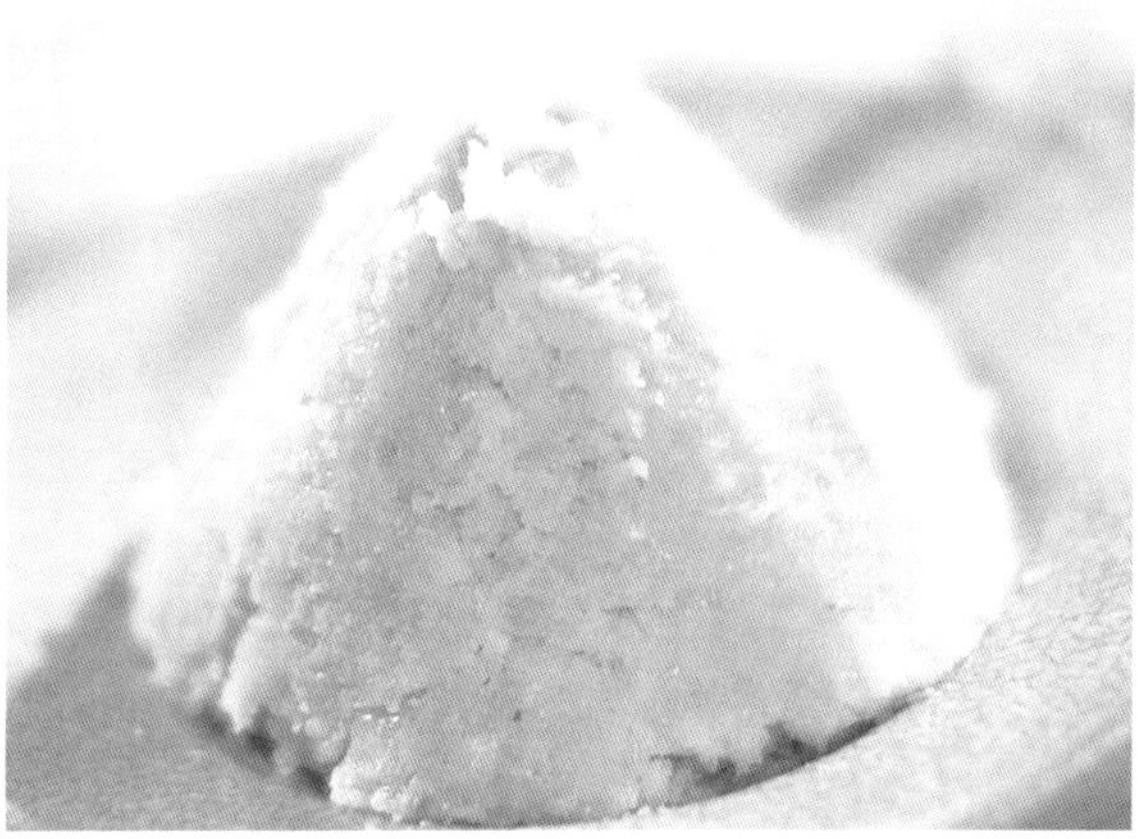

材料（作りやすい分量
［400mlのスープジャー１つ分］）

米こうじ（乾燥）……130g ※常温に戻しておく
塩……13g
おから（生）……75g
水……180ml

作り方

① 米こうじを砕く

米こうじをフードプロセッサーに入れる。20秒ほど回して、砕く（米粒が半分～⅓の大きさになる程度）。塩を加え、全体を混ぜ合わせる。

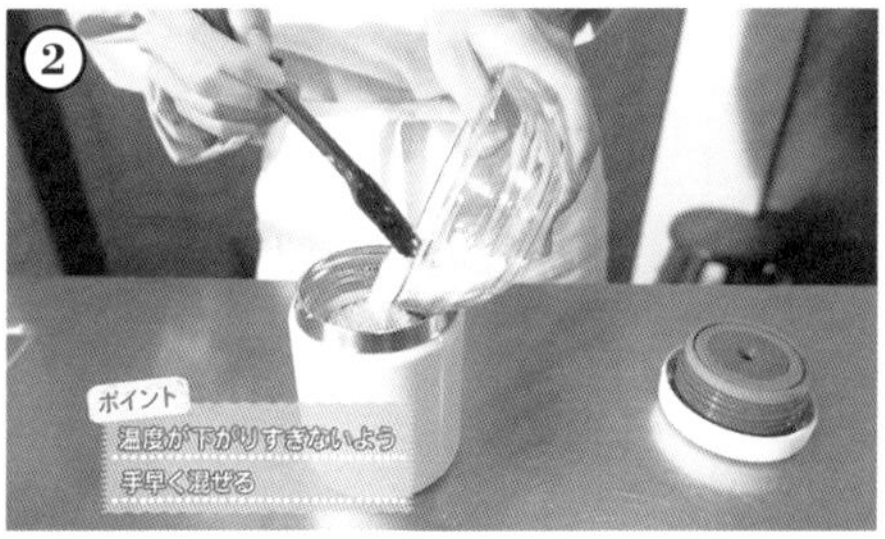
②
ポイント
温度が下がりすぎないよう
手早く混ぜる

② スープジャーに入れる

小鍋におからと水を入れ、弱めの中火で焦げないようにかき混ぜながら３分ほど温める。表面がふつふつとしたら火を止める。消毒をした清潔なスープジャーに入れ、65度になるまで冷まし、①を加えて手早くかき混ぜる。

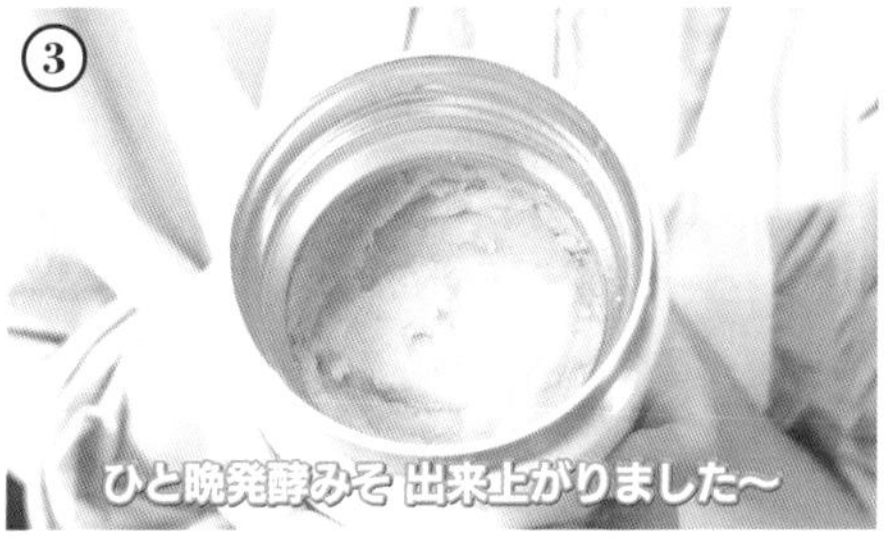
③
ひと晩発酵みそ 出来上がりました～

③ 8時間置く

しっかりふたを閉めて、８時間置く。その後、清潔な保存容器などに移し、保管する（冷蔵庫で２週間保存が可能）。

※腐敗を防ぐため、保温する時間は8時間をめどにし、10時間を超えないようにしてください。
※常温のままでは腐敗するので、必ず冷蔵庫で保管してください。
※塩分量が少ないため、みそ汁などに使う場合は、通常の２倍量入れると味がととのいます。

ひと晩発酵みその甘み＆うまみの秘密は酵素の働きにあり！

専門家も驚く酵素のパワー

ひと晩発酵みその味わいと成分の変化の結果について、東京農業大学教授の前橋健二さんによると、秘密はこうじ菌の「酵素」にあるといいます。

米こうじにはいろいろな酵素が含まれており、食品の成分を分解する働きがあります。酵素は温度を上げるとよく働き、50～60度の温度帯でいちばん活発になります。

スープジャーを使用すると、その種類にもよりますが、酵素がよく働く50度の温度帯を約8時間保つことができました（番組調べ）。

米こうじの酵素が活発に働いて、短時間でおからのたんぱく質がよく分解された結果、うまみが引き出され、おいしいみそができあがったというわけです。

また、熟成時間が短く、腐敗する心配が少ないため、通常のみそより塩分量を少なくすることができます。米こうじとおからの栄養もたっぷりとれて、栄養面でもうれしいことがいっぱいです。

米こうじの酵素の活性

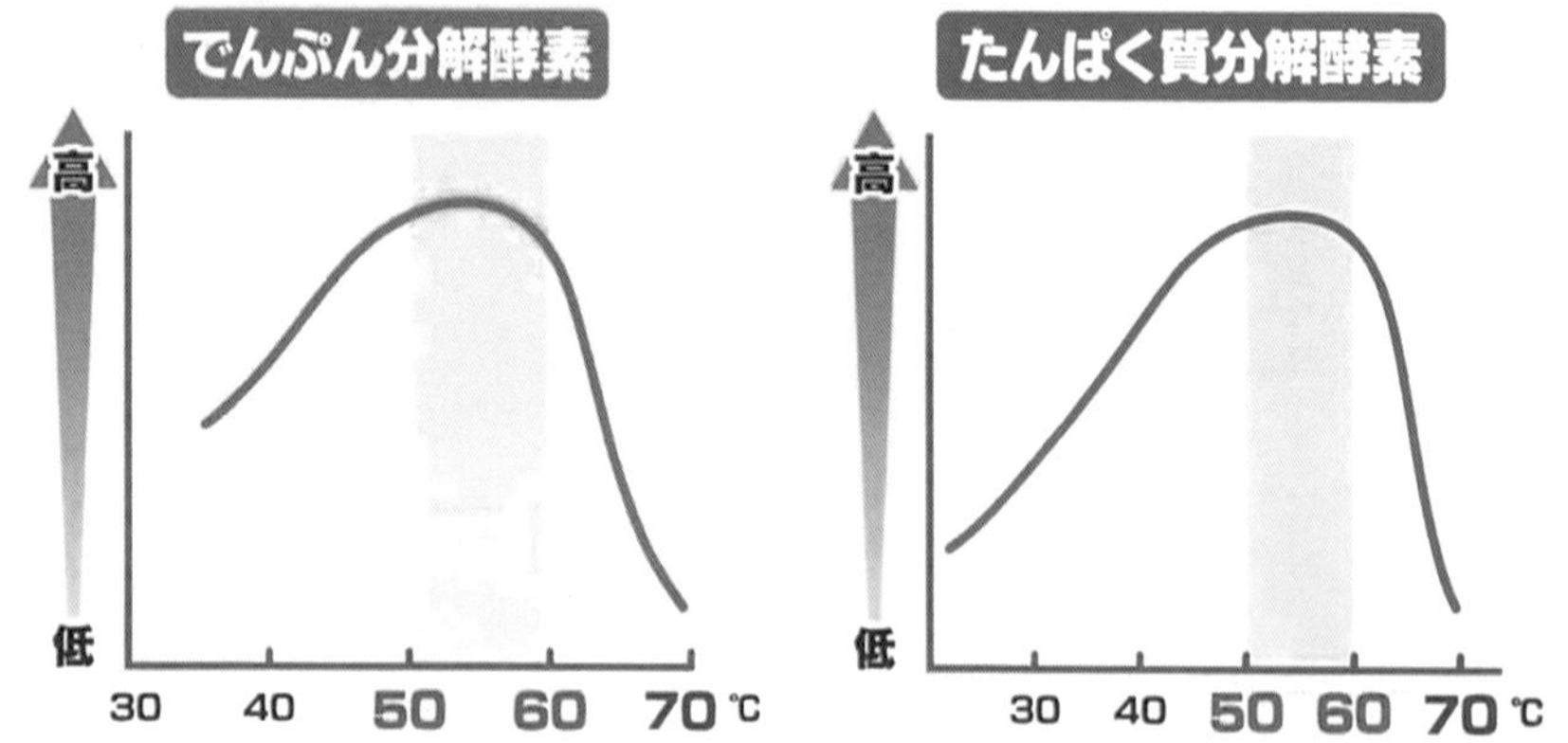

米こうじにはいろいろな酵素が含まれているが、そのうちの「でんぷん分解酵素」「たんぱく質分解酵素」は50～60℃の状況でいちばん活発に働く。しかし、70℃の状況では酵素が壊れてしまい、働かなくなってしまう。

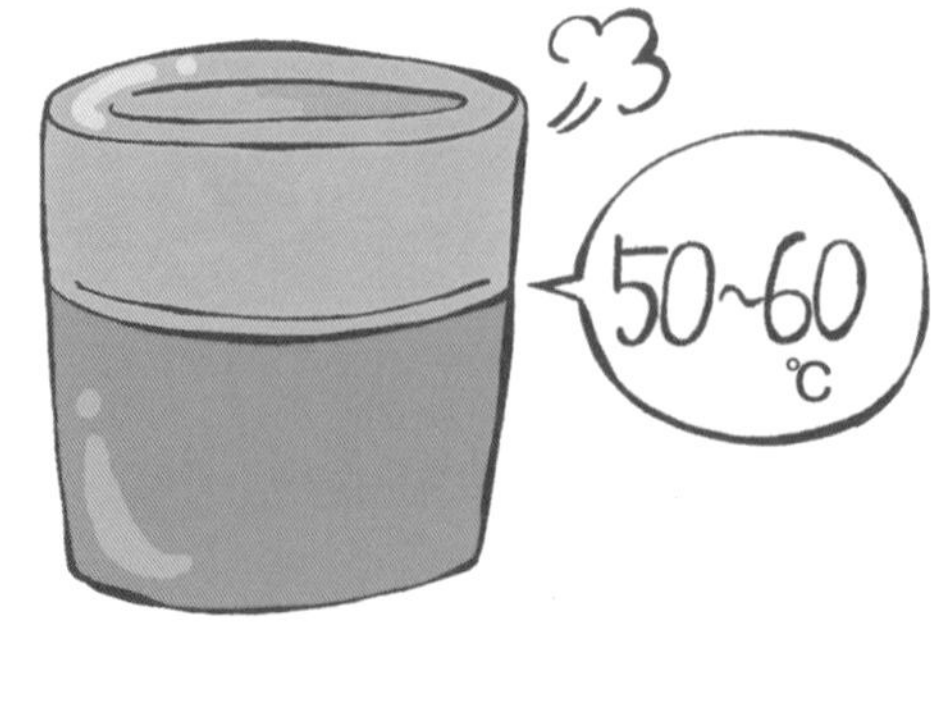

教えてくれたのは

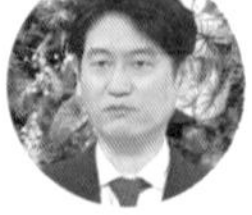

東京農業大学教授
前橋健二さん

専門家に聞く

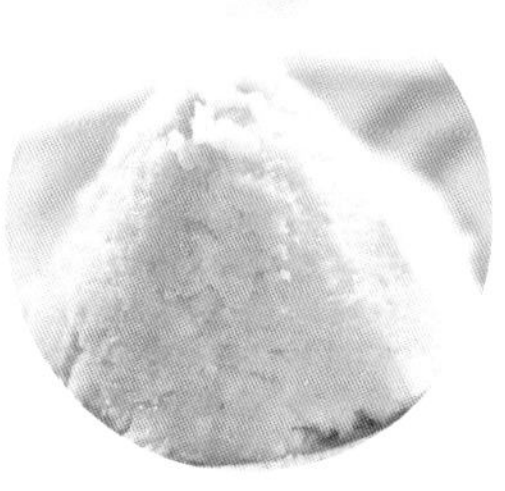

米こうじQ&A

番組に寄せられた、米こうじについての疑問に、前橋さんに答えてもらいました。

Q 冷凍庫で保存していた米こうじ。気づけば2年たってしまいました。使用できますか？

A 腐ってはいないと思いますが、何が起こっているかわからないという点で、使わないほうがいいです。保存する場合、こうじは足が早く、冷蔵庫だと1週間もたつとだいぶ弱ってしまいます。違うカビが入ってくることもありますし、冷凍しても効果は変わらないので冷凍をおすすめしますが、さすがに2年は長すぎますね。

●

Q 米こうじ×○○で作ったものを料理に使うとき、100℃まで温度が上がってしまうと酵素の効力はなくなりませんか？

A たしかに100度まで上がると酵素は働きません。ただし、その温度までいくあいだにもいくらか働きますし、そもそも作っているあいだに十分に働いていい仕事をしていますから、その結果として料理においしいうまみ成分を加えることができます。

●

Q 米こうじは、そのまま使うのと砕いて細かくしてから使うのとでは、味や発酵の速度に違いが出ますか？

A 酵素が働くには水が必要なので、すばやく水が浸透して温度が高ければ酵素が働きやすくなります。細かくしたほうが水の浸透が早いので、結果的に砕いたほうが早いということになります。

●

Q 日本酒をつくる杜《とう》氏《じ》さんは、菌に影響が出るので納豆を食べないと聞いたことがあります。家庭内でこうじ菌を扱う際、納豆菌が問題を起こすことはありますか？

A 日本酒づくりの場合は、2つの菌の育つスピードが違うために一緒に育てられないということです。家庭では買ってきたこうじ菌の酵素を利用するだけで、菌を育てるわけではないので、納豆と一緒に食べても保管しても大丈夫です。

「米こうじ」×〇〇 絶品レシピ

教えてくれたのは

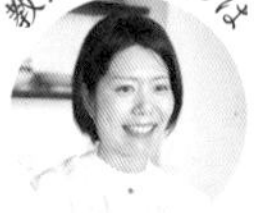

料理家・発酵マイスター
榎本美沙さん

米こうじが発酵によって甘み、うまみ、酸味などさまざまな味を出してくれるので、複雑な味わいに。食材との組み合わせによる可能性は無限大！

ほんのり甘く、そのままでも食べられます

米こうじ×トマト缶 ヘルシー手作りケチャップ

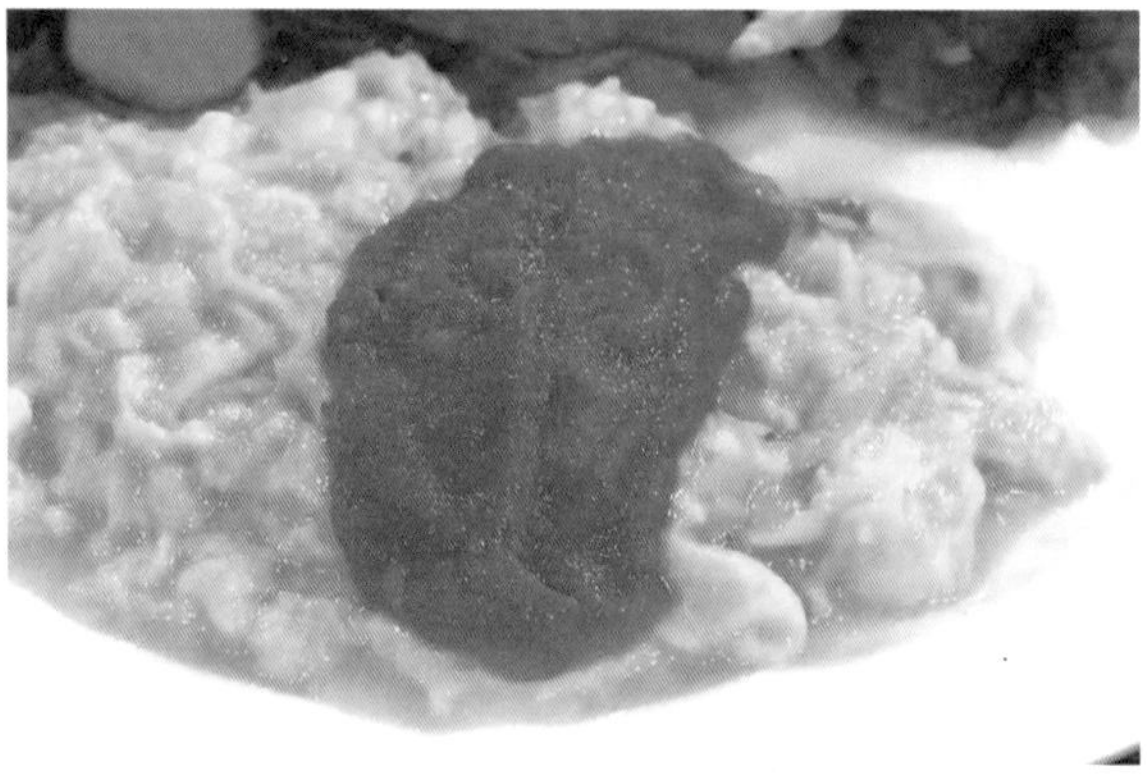

材料（作りやすい分量［400㎖のスープジャー1つ分］）

米こうじ（乾燥）……70g ※常温に戻しておく

塩……4g　トマトの水煮（缶詰・カットトマト）……½缶（200g）

水……60㎖

作り方

① 米こうじをフードプロセッサーに入れる。20秒ほど回して、砕く（米粒が半分～⅓の大きさになる程度）。塩を加え、全体を混ぜ合わせる。

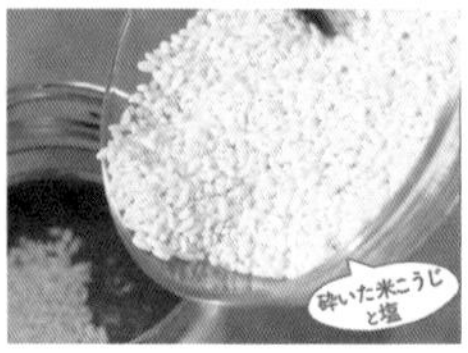

② 小鍋にトマトの水煮と水を入れ、弱めの中火にかける。焦げないようにかき混ぜながら、3分ほど温める。表面がふつふつとしたら火を止める。消毒をした清潔なスープジャーに入れ、65℃になるまで冷まし、①を加えて手早くかき混ぜる。

③ しっかりふたを閉めて、8時間置く。再びフードプロセッサーにかけてなめらかにし、清潔な保存容器などに移し、保管する（冷蔵庫で1週間、冷凍庫で1か月保存が可能）。

※腐敗を防ぐため、保温する時間は10時間を超えないようにしてください。
※常温のままでは腐敗するので、必ず冷蔵庫で保管してください。

やさしい甘さで上品な味わい

米こうじ×小豆 発酵あんこ

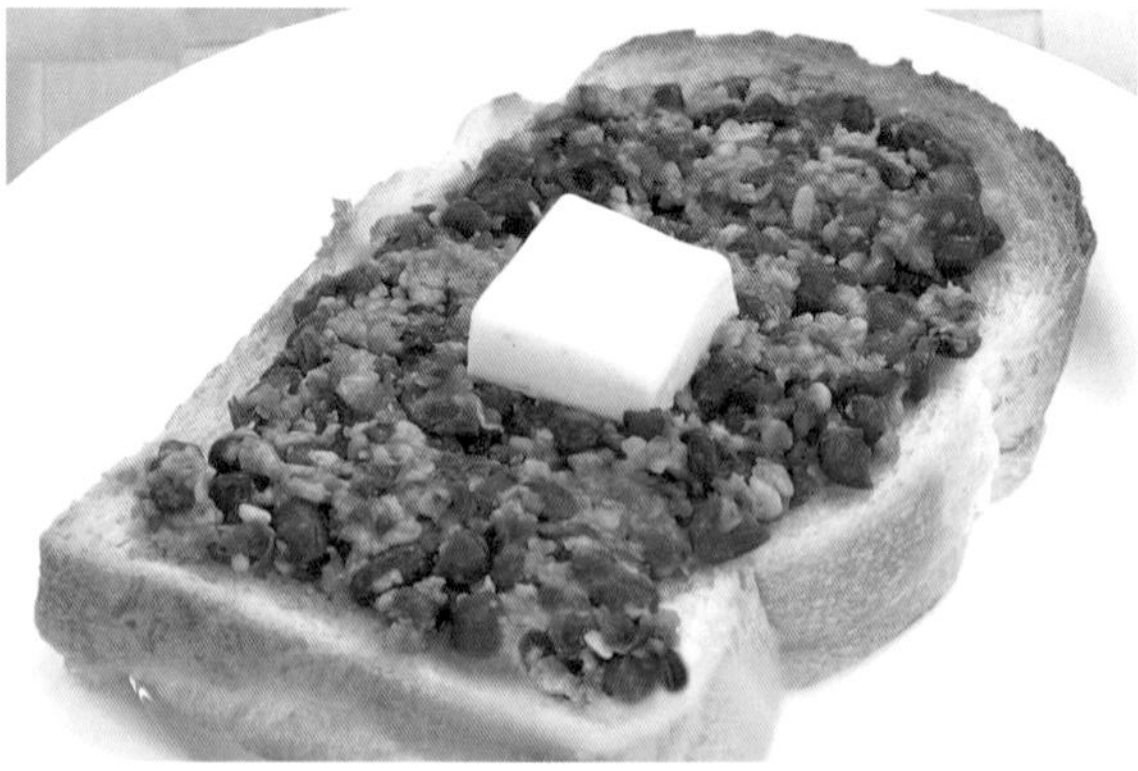

材料（作りやすい分量［400㎖のスープジャー1つ分］）

米こうじ（乾燥）……80g ※常温に戻しておく

水……4 ½カップ　塩……ひとつまみ　小豆（乾燥）……80g

作り方

① 小豆はざるに入れ、サッと洗って水けを切る。米こうじは「ヘルシー手作りケチャップ」の工程①を参考に、砕いて塩と混ぜる。

② 厚手の鍋に水2カップを沸かしたら、中火にして洗った小豆を加える。さらに沸騰させ、水½カップを加える。沸騰させた状態で10分ほどゆでる。

③ ふたをして、火を止め、30分蒸らす。ざるにあげ、湯を切り、さっと洗う。

④ 豆を鍋に戻し、水2カップを加え、強火にかける。沸騰したら、豆がおどる程度の弱火にし、水が少なくなったら都度、水（分量外）を加え、アクを取りながら50分ほどゆでる。 豆を軽くつまみ、つぶれたら煮あがりのサイン。

⑤ 豆と汁に分け、小豆全量とゆで汁70㎖を清潔なスープジャーに入れる。豆をつぶすように混ぜ、65度まで冷まし、①の米こうじを加えて手早くかき混ぜる。

⑥ しっかりふたを閉めて、8時間置く。清潔な保存容器などに移し、保管する（冷蔵庫で3日間、冷凍庫で1か月保存が可能）。

※腐敗を防ぐため、保温する時間は10時間を超えないようにしてください。
※常温のままでは腐敗するので、必ず冷蔵庫で保管してください。
※冷凍の場合、小分けにしてラップで包み、チャック付き保存袋に入れると便利です。

老舗こうじ屋さんの新・塩こうじ活用法

「塩こうじ」×〇〇で作る万能うまみ調味料

教えてくれたのは

こうじ屋ウーマン
浅利妙峰さん

浅利妙峰さんは、大分県佐伯市で330年続くこうじ店の9代目。
塩こうじブームの立役者として知られる浅利さんに、とっておきのレシピを教えてもらいました。

サラダはもちろん、パンにつけても

塩こうじ×オリーブオイル こうじドレッシング

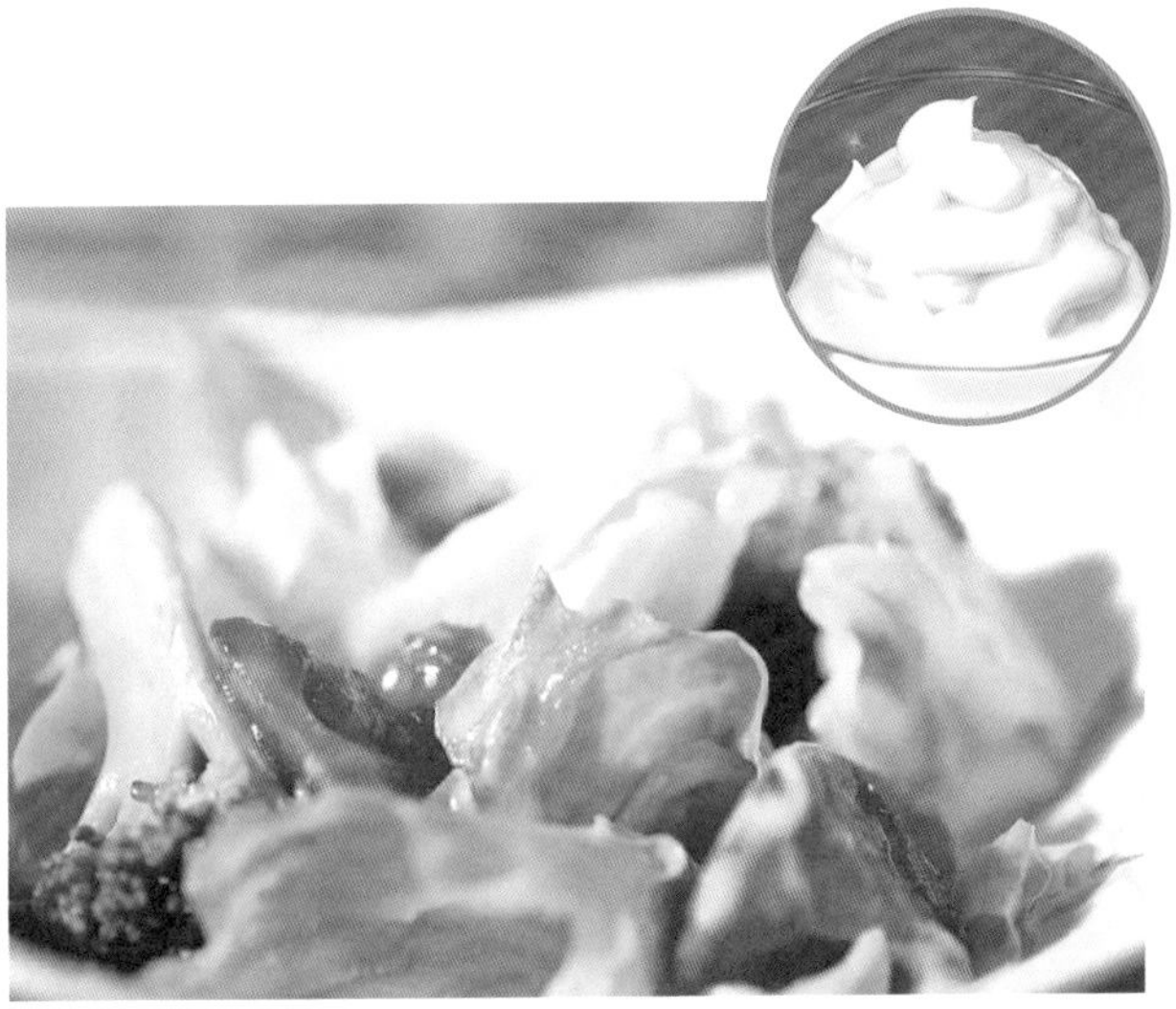

材料（作りやすい分量）

エクストラバージンオリーブ油……100g
塩こうじ……100g

作り方

① 塩こうじをミキサーにかけ、なめらかになるまでかくはんする。
② オリーブ油を少量ずつ加えては、ミキサーで混ぜ合わせるのを繰り返す。一気に入れると、とろみが出ないので注意。
③ マヨネーズ状のとろみになれば完成。

コンソメのような味わいで、あらゆる料理を引き立てる

塩こうじ×たまねぎ 万能たまねぎこうじ

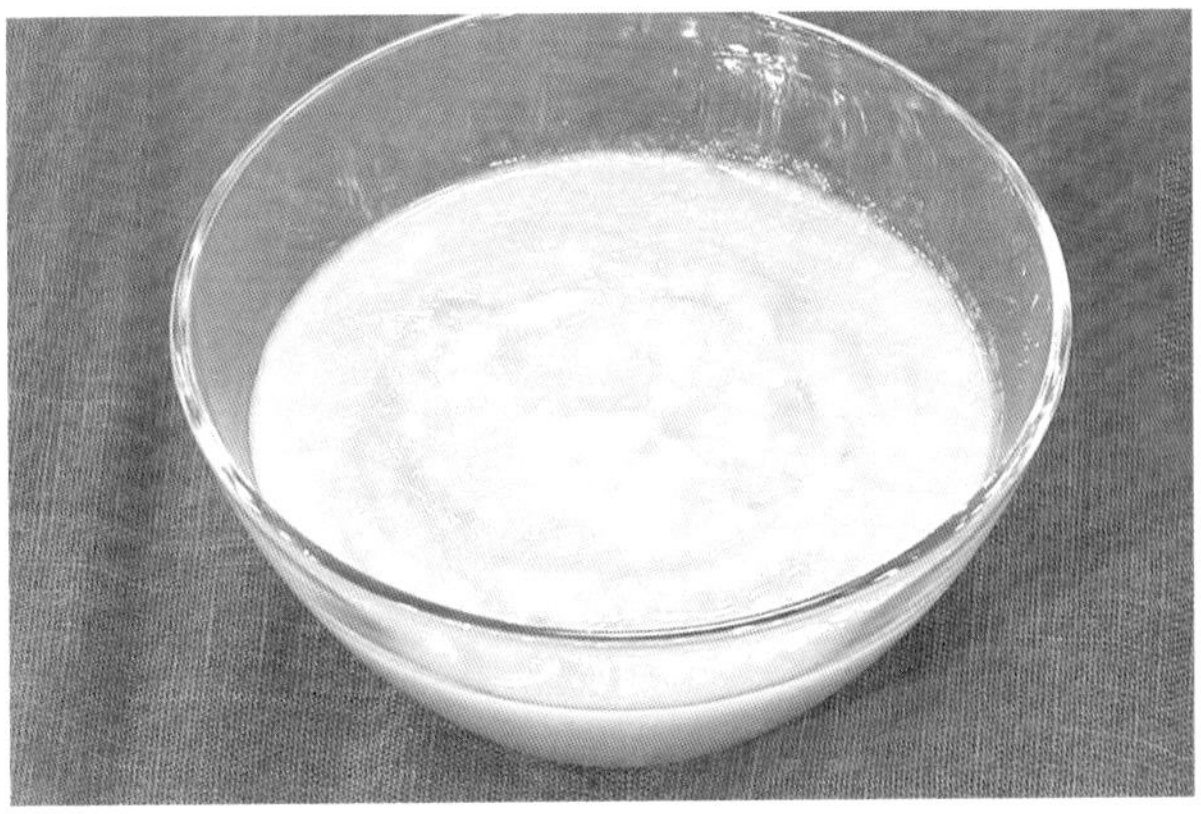

材料（作りやすい分量）

米こうじ（生こうじ）……300g　塩……100g
たまねぎ（すりおろす）……400g

作り方

① ボウルに米こうじを入れて手でほぐし、塩を加え、香りが立つまでしっかりもみ合わせる。
② たまねぎを加え、混ぜ合わせる。全体がひたひたになるくらいの水分量が目安だが、水けが足りないと感じた場合、10%の塩水（水90㎖＋塩10g）を加え、水分量を調整する。
③ 清潔な容器に移し、1週間ほど常温に置く。室温により発酵期間が変わるため、温かいところは5日を目安にする。1日1回スプーンで上下にかき混ぜる。
④ 冷蔵庫で保管する（3か月保存可能）。

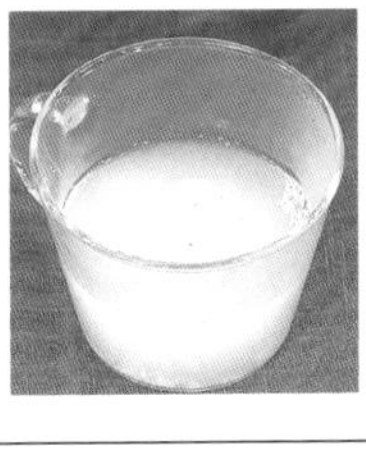

お湯を注ぐだけでコンソメスープになる！

たまねぎこうじ1に対し、お湯10を注ぐ。たまねぎと塩こうじだけとは思えない、コク深いスープが楽しめる。

最新の研究結果で明らかになった、こうじ菌のパワー！

1日コップ半分の甘酒で便通が改善！

1日40gの米こうじで便通効果が期待できる

おいしさはもちろん、健康面でもうれしいことが多い米こうじ。2020年に明らかになったばかりの最新研究もあります。

便秘や下痢で悩む透析患者14人に、1日コップ半分の甘酒（118g）を3か月間飲んでもらったところ、およそ8割の患者の便の状態が改善したというものです。

研究を行った管理栄養士の上原由美さんも、この結果にはびっくり。

2～3週間で便の状態に変化が見られた人が多く、早い人では1週間程度で変化が見られたのだそう。

118gの甘酒に含まれる米こうじは40g。1日当たり、40gの米こうじで効果が期待できます。

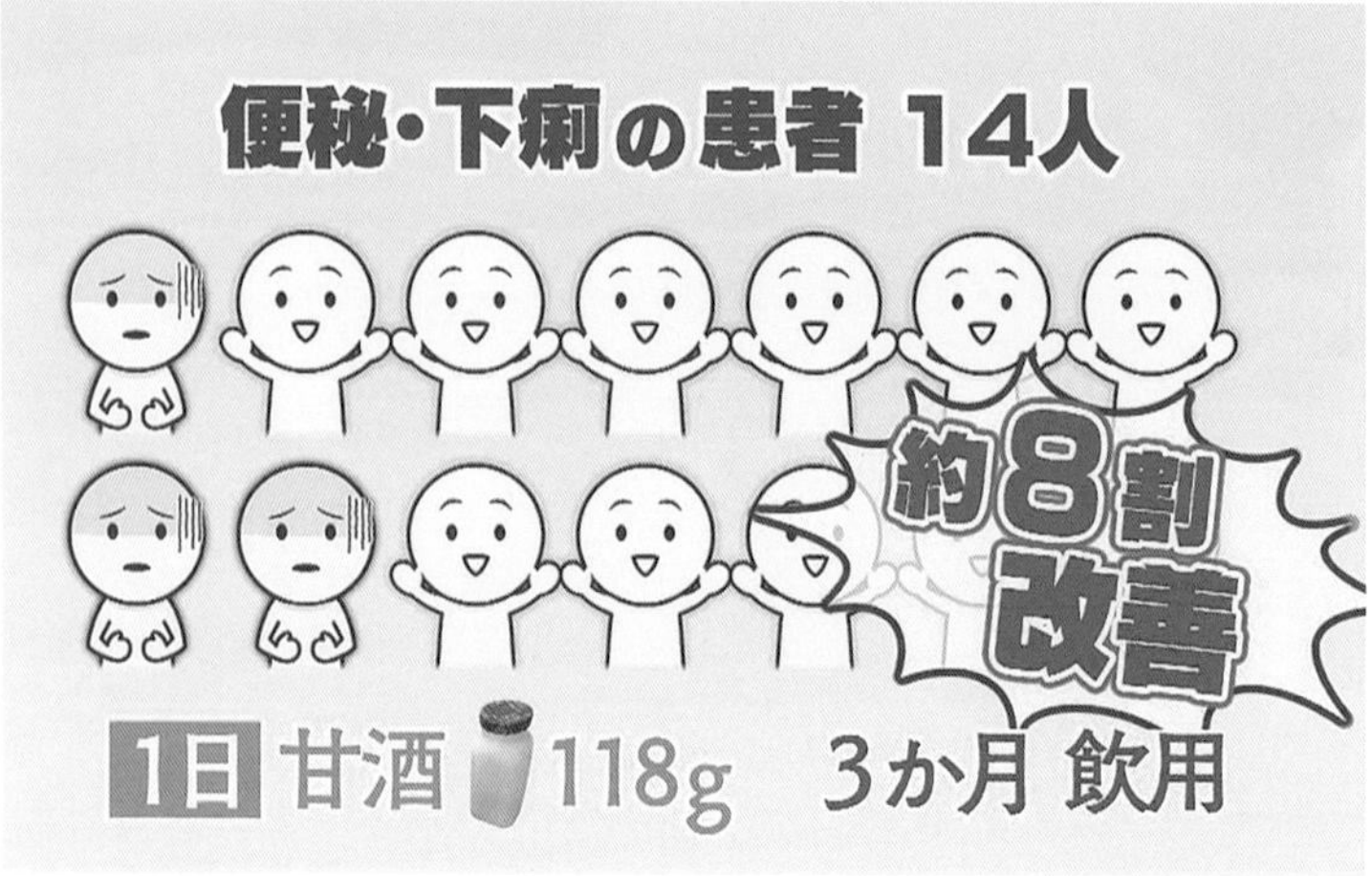
便秘・下痢の患者 14人
約8割 改善
1日 甘酒 118g 3か月 飲用

便秘や下痢に悩む透析患者に、1日118gの甘酒を3か月間飲んでもらったところ、およそ8割の患者の便の状態が改善した。

便秘で苦しむ患者さんを何とかしてあげたいと思いました

研究を行った

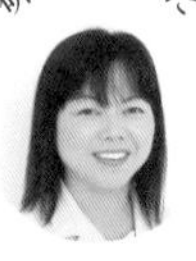

管理栄養士
上原由美さん

どんな調理法でもOK

こうじ菌は調理方法によって変化しにくいため、どんな料理に入れてもOK。

甘酒コップ半分で米こうじ40g分

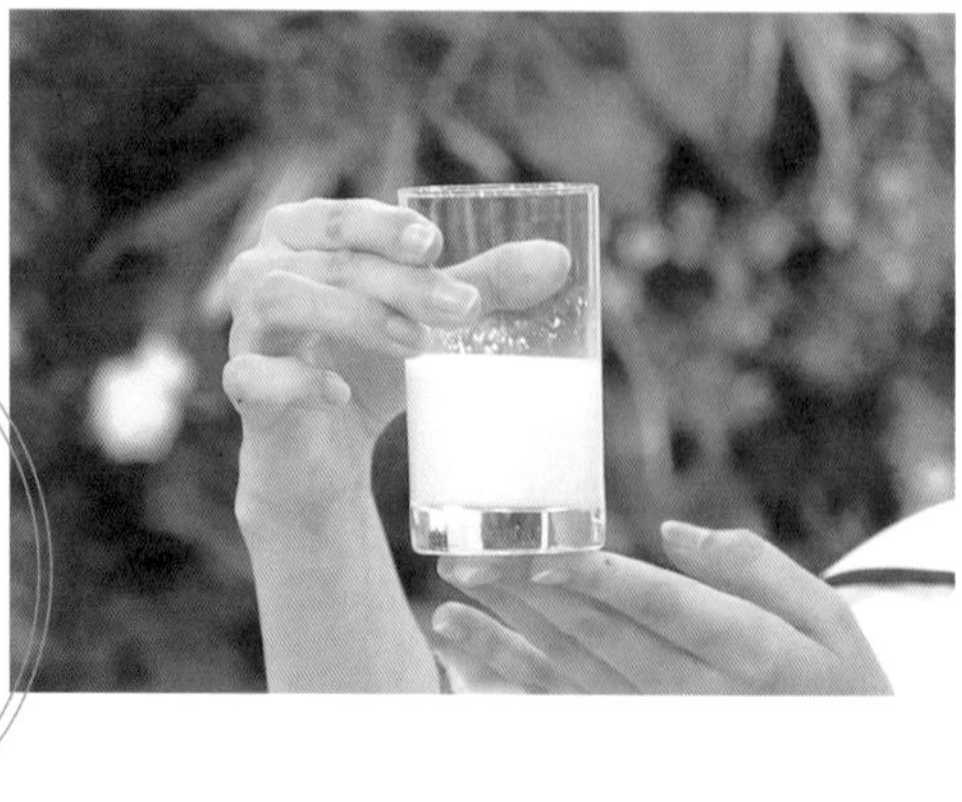

こうじ菌そのものが便通をよくしている

教えてくれたのは

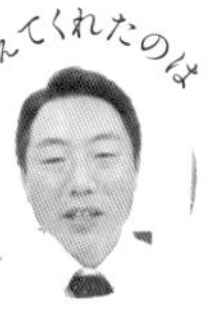

酒造メーカー
取締役製造部長
倉橋 敦さん

便通改善のメカニズムを解明した、大手酒造メーカーの倉橋敦さんによると、便通をよくしたのは、米こうじに含まれるこうじ菌そのものだといいます。

腸内に入ったこうじ菌は、腸の壁や腸内細菌を刺激します。それにより腸内のバランスが変わり、その結果、腸内環境がよくなったと考えられるのです。

ここ10年ほどで研究が急速に進んできている米こうじ。今後も新しい健康効果などが発見されるかもしれません。

こうじ菌が便通を改善するメカニズム

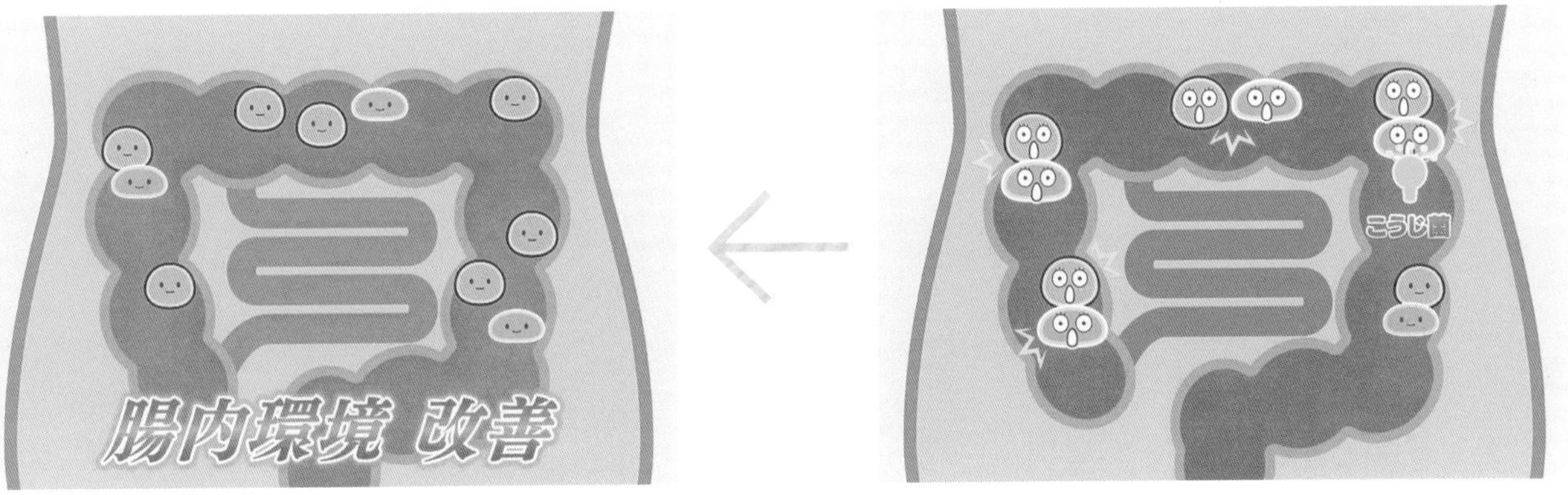

体内に入ったこうじ菌が、
腸の壁や腸内細菌を刺激する。

腸内のバランスが変わり、
腸内環境が改善されると考えられる。

こうじ菌が日本の酪農の救世主になる!?

国内の大学や企業が共同で開発したのが、世界で初めてこうじ菌で熟成させたチーズ。見た目はカマンベールに似ていますが、うまみ成分のグルタミン酸がなんとカマンベールの約5倍。やわらかいタイプのチーズでうまみがこれだけ強いのは、世界でも珍しいのだそう。牛乳の消費量が落ち込むなかで、酪農業界を救うような人気の国産チーズになるかも?

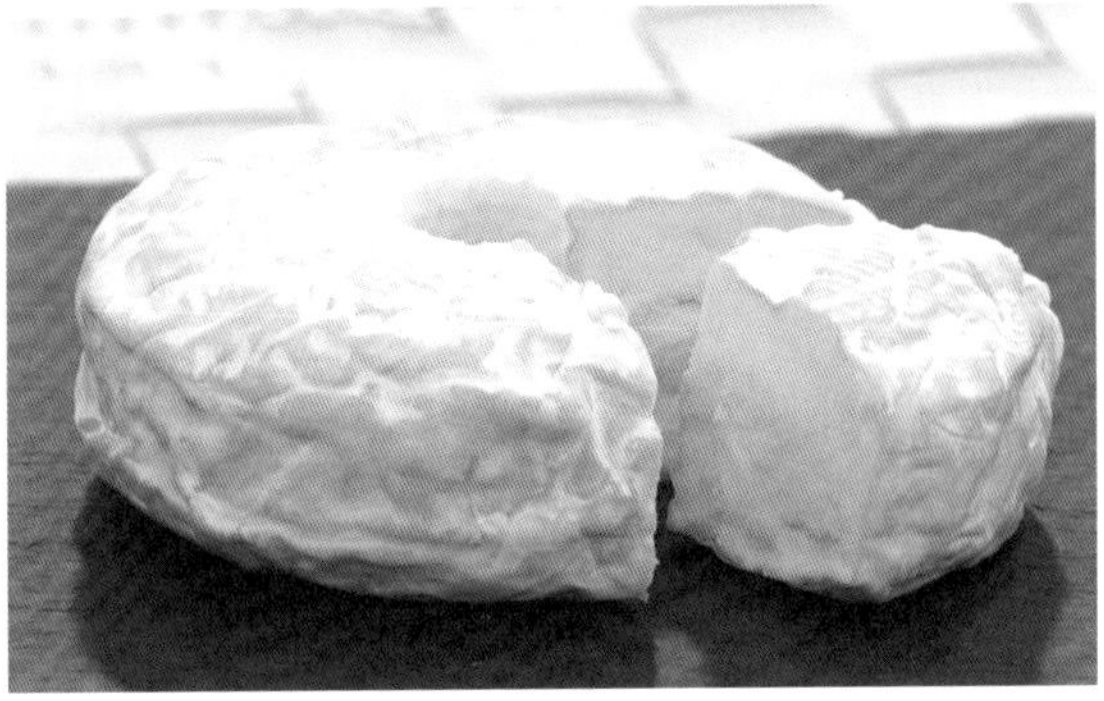

本書にご協力いただいた専門家の方々

（敬称略・五十音順）

あ

青江誠一郎

P34・P38・P41・P48

大妻女子大学教授

大妻女子大学家政学部食物学科教授。日本食物繊維学会副理事長。食物繊維の機能性、消化管機能、メタボリックシンドロームなどを研究。日本栄養・食糧学会学会賞などを受賞。

浅利妙峰

P89

こうじ屋ウーマン

大分県佐伯市で米糀の専門店として330年以上続く「糀屋本店」の9代目。もっと身近に麹を感じてほしいと、麹文化の普及活動を行っている。

い

井上 亮

P8・P14・P16・P26・P30

摂南大学農学部教授

摂南大学農学部応用生物科学科 動物機能科学研究室教授。20年以上にわたり腸内細菌叢を研究している。医療・福祉・栄養などの多分野から腸内細菌叢の活用をめざしている。

今泉マユ子

P52

防災食アドバイザー

管理栄養士、防災士、災害食専門員。管理栄養士として、大手企業社員食堂、病院、保育園に長年勤務。現在はレシピ開発だけでなく、防災食アドバイザーとして全国で400以上の講演を行う。

う

上原由美

P90

管理栄養士

公立碓氷病院栄養科係長、博士（環境共生学）、公認スポーツ栄養士、日本糖尿病療養指導士、NST専門療法士、臨床栄養代謝専門療法士(腎)。麹甘酒で得られる健康効果などを実証。

え

榎本美沙

P84・P88

料理家・発酵マイスター

発酵食品、旬の野菜を使ったシンプルなレシピが好評で、テレビ、雑誌や書籍へのレシピ提供、イベント出演などを行う。

か

片岡 護

P73

イタリアンシェフ

本格イタリア料理「リストランテ アルポルト」オーナーシェフ。イタリア料理ブームの火付け役としても知られる。日本イタリア料理協会会長。

河村玲子

P56・P58

管理栄養士

「食事と運動の両面からの体づくり」をテーマに専門的な指導を行う。パーソナルトレーニングや食事指導のほか、雑誌や書籍の監修、執筆、商品プロモーションなど幅広く活動。

き

岸村康代

P42

管理栄養士

野菜ソムリエ上級プロ、一般社団法人大人のダイエット研究所代表理事。メタボリックシンドローム指導の経験などを生かし、商品開発、執筆、メディア出演など、多方面で活動。

木村勝紀

P64

食品メーカー研究本部研究員（放送時）

株式会社 明治 乳酸菌研究所研究員、獣医学博士。全国の新たな乳酸菌を探索し、実用化に向けた研究を行っている。

く

國澤 純

P62・P72

国立研究開発法人 医薬基盤・健康・栄養研究所センター長

ヘルス・メディカル微生物研究センター　センター長として腸内細菌を対象にした健康科学研究と病原微生物を対象にした免疫・ワクチン研究を行っている。

倉橋 敦

P91

酒造メーカー取締役製造部長

八海醸造株式会社 取締役製造部長。博士。麹甘酒の研究の中心人物であり、研究成果を学会、論文で公開している。

は

花映
P76・P78

ヨーグルト研究家

菌の種類やアレンジ法など、あらゆる方向からヨーグルトを研究し、魅力を発信。不定期でヨーグルト専門店Dear Mechnikovの運営も行う。

ふ

福田真嗣
P20

慶應義塾大学特任教授

農学博士。慶應義塾大学先端生命科学研究所特任教授。株式会社メタジェン代表取締役社長CEO。(一社) 腸内デザイン学会代表理事、順天堂大学大学院医学研究科特任教授を兼務。

福土 審
P18

東北大学大学院教授

医学博士。東北大学大学院医学系研究科心療内科学分野教授。東北大学病院心療内科長。過敏性腸症候群について心療内科の立場から脳と腸の関係を研究し、治療に取り組んでいる第一人者。

ま

前橋健二
P86・P87

東京農業大学教授

醸造科学科の調味食品科学研究室で調味料を研究している。専門分野は応用生物化学、食品化学、応用微生物学、分子生物学。

牧野直子
P65・P66・P67

管理栄養士、料理研究家

有限会社スタジオ食《くう》代表。ダイエットコーディネーター。生活習慣病予防やダイエットを中心に、メディアや保健所、小児科などで食生活のアドバイスを行う。

よ

吉原一郎
P11

葛飾健診センター長

医療法人社団さわやか済世 葛飾健診センター センター長。

こ

小林暁子
P44

医師

医学博士。医療法人社団順幸会 小林メディカルクリニック東京 理事長/院長。腸内環境と自律神経を軸に便秘外来、漢方外来、更年期外来、人間ドック、予防医学、美容相談の診察を行う。

これぞう
P50

オートミール米化レシピ研究家

オートミールを米のように調理し、主食に置き換えるオートミール米化レシピ研究家。自らも105kgから65kgの減量に成功。テレビ番組などの出演多数。

さ

サカイ優佳子
P68・P70

料理研究家

食品ロス削減、省エネ、もしものときの備えにもなる乾物を未来食ととらえ、現代のライフスタイルに合う活用法を研究、発信。米粉料理にも詳しい。

な

内藤裕二
P12・P24・P28・P30・P40

京都府立医科大学大学院教授

京都府立医科大学大学院医学研究科教授。腸内微生物・消化器・抗加齢医学 が専門。消化器専門医として最新医学に精通し、各地で講演も行っている。

中村直人
P54

都内ホテル料理長(放送時)

ザ・キャピトルホテル 東急 元料理長。現在は下田東急ホテル料理長。

の

野永喜三夫
P74

日本料理店店主

親子3代にわたり宮内庁への出入りを許された老舗名門店「日本橋ゆかり」3代目主人。ニューヨーク・タイムズ紙に日本を代表する若手料理人として選出された。

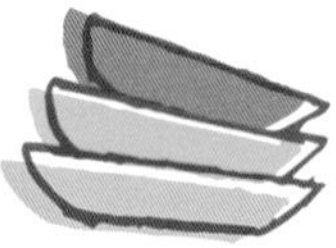
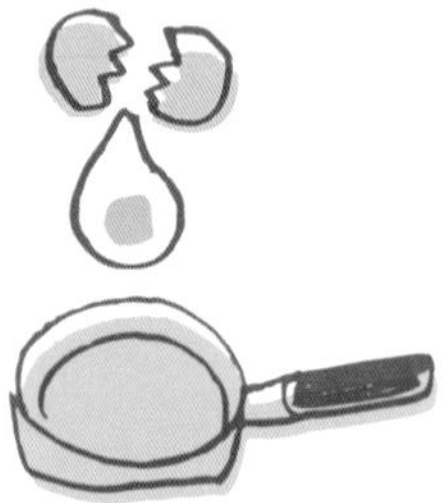
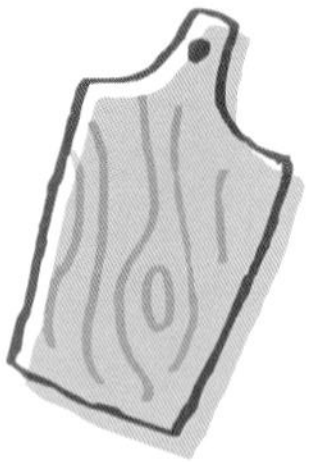
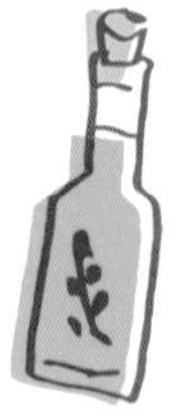

料理インデックス

※料理は50音順に並んでいます。

■ご飯・パン・麺類

■おかず

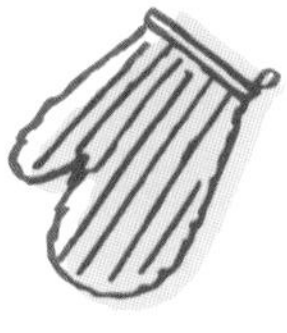
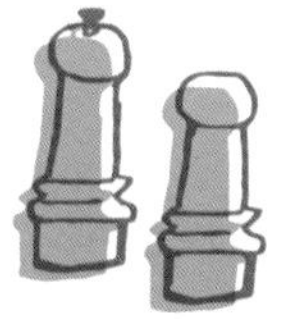
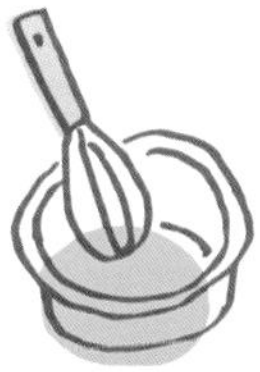
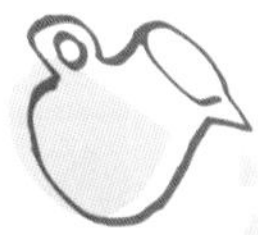

料理レシピの ヘルシー活用法

本書で紹介している料理レシピには、「エネルギー、脂質、塩分」のデータを付けています。1日の献立を考える際、右の表とあわせ、ご活用ください。栄養価データは「日本食品標準成分表2015年版（七訂）」「同　追補2016年」「同　追補2017年」「同　追補2018年」「2019年における日本食品成分表2015年版（七訂）のデータ更新」によるものです。（管理栄養士・牧野直子）

本書の料理レシピに使用の
1カップは200mℓ、
大さじ1は15mℓ、小さじ1は5mℓです。

1日当たりの「エネルギー、脂質、塩分」の目安

	エネルギー(kcal)		脂質(g)		塩分(g)
	男	女	男	女	
18〜29歳	2300	1700	63.9	47.2	男性7.5g 女性6.5g未満
30〜49歳	2300	1750	63.9	48.6	
50〜64歳	2200	1650	61.1	45.8	
65〜74歳	2050	1550	56.9	43.1	
75歳以上	1800	1400	50.0	38.9	

- 身体活動レベルはⅠ（低い）を目安にしています。具体的には、日常生活の大部分が座位で、静的な活動が中心の場合です。
- 脂質は、総エネルギー比20〜30％（中央値25％）で算出しています。

※『日本人の食事摂取基準』（2020年版）より。

■おやつ

■スープ・飲み物

■調味料・その他

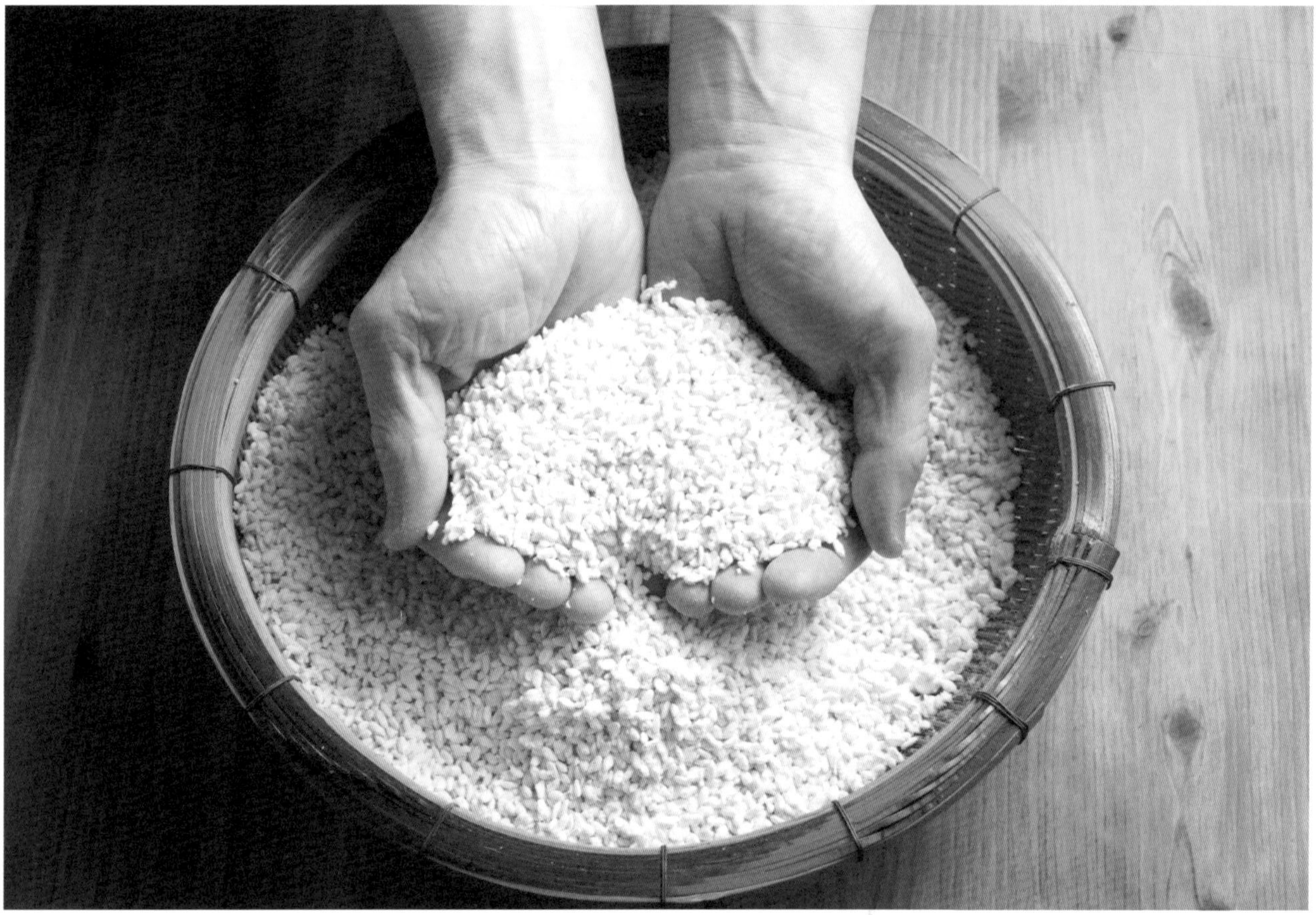

NHKあさイチ

2週間で変わる！ 整う、「腸活」

著　者　NHK「あさイチ」制作班
編集人　栃丸秀俊
発行人　倉次辰男
発行所　株式会社 主婦と生活社
〒104-8357　東京都中央区京橋3-5-7
電話 03-5579-9611（編集部）　03-3563-5121（販売部）　03-3563-5125（生産部）
https://www.shufu.co.jp/
製版所　東京カラーフォト・プロセス株式会社
印刷所　大日本印刷株式会社
製本所　共同製本株式会社

Staff

企画協力　NHK「あさイチ」制作班
制作協力　NHKエデュケーショナル
デザイン　平田 毅
DTP　天龍社
栄養価計算　牧野直子
校正　滄流社
編集　小林杏菜
澤村尚生

ISBN978-4-391-16084-0